名老中医专家临证精要

主　编　苏凤哲
副主编　周光春　王小娟　周梦佳
　　　　苏博洋
编　委　郭晓谨　李瑞青　李　亚
　　　　郭丽璇　武亚田　马　哲

科学技术文献出版社
SCIENTIFIC AND TECHNICAL DOCUMENTATION PRESS
·北京·

图书在版编目（CIP）数据

名老中医专家临证精要 / 苏凤哲主编. —北京：科学技术文献出版社，2024.5
ISBN 978-7-5235-1360-6

Ⅰ.①名… Ⅱ.①苏… Ⅲ.①中医临床—经验—中国—现代 Ⅳ.① R249.7

中国国家版本馆 CIP 数据核字（2024）第 097257 号

名老中医专家临证精要

| 策划编辑：薛士兵 | 责任编辑：郭　蓉 | 责任校对：张吲哚 | 责任出版：张志平 |

出　版　者	科学技术文献出版社
地　　　址	北京市复兴路15号　邮编 100038
编　务　部	（010）58882938，58882087（传真）
发　行　部	（010）58882868，58882870（传真）
邮　购　部	（010）58882873
官方网址	www.stdp.com.cn
发　行　者	科学技术文献出版社发行　全国各地新华书店经销
印　刷　者	北京九州迅驰传媒文化有限公司
版　　　次	2024年5月第1版　2024年5月第1次印刷
开　　　本	710×1000　1/16
字　　　数	253千
印　　　张	15.5
书　　　号	ISBN 978-7-5235-1360-6
定　　　价	96.00元

版权所有　违法必究

购买本社图书，凡字迹不清、缺页、倒页、脱页者，本社发行部负责调换

前　言

中医的发展，一是源于多年的临床实践；二是由历代名老中医丰富的学识和临床经验，不断完善，传承精华，创新发展而成。历代名医的学术思想和临床经验代表着同时代中医学术发展的最高水平。中医是以人体为研究对象，从整体角度审识疾病，从临床实践中不断发展、充实、完善而来的。临床实践是中医的精髓，临床疗效是中医的生命力。疗效取决于精准的中医辨证思维，但精准的辨证思维不是一朝一夕形成的，只有凝练数十年的经验，才能提高临床疗效。"传承精华，守正创新"，传承是发展之基，守正是传承之本，只有把原汁原味的中医系统地传承下来，不断创新，才能保持中医的生命力。

中医的传承中，师承是最重要的途径。我于1977年参加首届高考后进入医学院，经过了学院本科教育，又相继进入硕士、博士、博士后阶段的师承教育，在成长的路上，每一步都离不开导师的教育与培养。硕士研究生期间，导师教导要博览群书，凡中医新著都要浏览；单独上课时，导师讲述其师——当代名医施今墨先生的临床经验及历代各家的学术思想，我便从此形成了治学理念。博士研究生期间，导师的精品课程对于今天的带教授课，无一不是良好的启迪；跟随导师的科研活动，对于以后的科研、临床相互促进起到了指导作用。传承博士后期间，我跟随首届国医大师，侍诊抄方，耳濡目染，导师高尚的医德、精湛的医术、缜密的辨证思维，以及治疗收到的神奇的疗效，对我以后学术的发展形成了重大影响。终日效之，倾心专注，渐入佳境，稍有感悟，即随笔成文，开方治病也得心应手，疗效得到大大提升。传承博士后出站后，患者盈门逾百人，出现了一号难求的局面，作为一名中医有了充实之感。今应出版社邀请出版《名老中医专家临证精要》，追忆个人的成长之路，不觉唤起师承之感慨——中医之师承伟矣！

本书分四章：一是学术思想精要，包括成才之路、湿病证治传承与创新、五脏辨证论治、血液病治疗特色；二是治疗湿病的辨证思路、用方规律及用药特色；三是治疗常见病、多发病、疑难病的临床医案；四是临床经验方。本书为40年临床经历的总结，也是传承导师经验基础的习作。本书在编写过程中，得益于各位弟子的全力合作，其中弟子周光春编写10万字，王小娟编写10万字，对本书的完成起到积极作用，再此一并致谢。同时本书不足之处也冀希同道斧正。

苏凤哲

2024年4月12日

目 录

第一章 苏凤哲学术思想精要 ………………………………………… 1

　一、成才之路 ………………………………………………………… 1
　二、湿病证治传承与创新 …………………………………………… 2
　三、五脏辨证论治 …………………………………………………… 22
　四、血液病治疗特色 ………………………………………………… 39

第二章 治疗湿病的辨证思路、用方规律及用药特色 ……………… 57

　一、中医临床辨证六字诀 …………………………………………… 57
　二、中医湿病常用方剂 ……………………………………………… 62
　三、湿病常用对药 …………………………………………………… 80

第三章 治疗常见病、多发病、疑难病的临床医案 ………………… 120

　一、血液病医案 ……………………………………………………… 120
　二、癌症肿瘤医案 …………………………………………………… 127
　三、肝胆病医案 ……………………………………………………… 143
　四、心病医案 ………………………………………………………… 155
　五、脾胃病医案 ……………………………………………………… 173
　六、肺病医案 ………………………………………………………… 184
　七、肾病医案 ………………………………………………………… 192
　八、妇科病医案 ……………………………………………………… 200
　九、肢体经络病医案 ………………………………………………… 210

第四章 苏凤哲临床经验方 …………………………………………… 220

参考文献 ……………………………………………………………… 239

第一章 苏凤哲学术思想精要

一、成才之路

苏凤哲,男,河北高阳人,幼时聪敏好学,勤奋努力,初中阶段即越级考入高中,高中毕业成为初中教师,1977年参加首届高考进入华北煤炭医学院中医系学习,由于文科基础好,领会经典,苦读背诵,成绩优异,于1984年考入山东中医学院攻读伤寒论文献硕士研究生。其导师徐国仟教授为山东中医学院四大元老之一,1944年毕业于华北国医学院,为京城四大名医施今墨的亲传弟子,饱读经书,学识渊博,从事伤寒论文献研究多年,为1987年山东中医学院首批博士研究生导师。苏凤哲攻读研究生期间,以四部经典为硕士研究生课程,每周跟导师单独上课,虽是单独教学,依然如上大课堂,从历代伤寒大家的学术思想,到施今墨先生的医德医风、临床经验、治学理念,导师无不倾囊相授,上课之余更广涉医籍,图书馆的线装古籍无不浏览,学识日博。苏凤哲治学理念初步形成。1987年研究生毕业,被分配到河北省职工医学院附属医院中西医结合科工作。次年被选派到中国援非医疗队,工作2年,其间苦学法语,1990年回国后出版法语译著《波德莱尔诗选》。之后在西医内科轮转,后定在中西医结合科从事临床工作。1993年晋升为副主任医师,主要在血液病、脑血管病的中西医结合方面提出自己的观点,血液病方面提出"细胞逆转法"治疗白血病,"激发生髓法"治疗再生障碍性贫血,"免疫清血法"治疗血小板减少,"多靶向抑瘤法"治疗骨髓瘤,"三合一综合治疗脑梗死"等一系列中西医结合的新观点,使得临床治愈率大大提高。2000年晋升为主任医师,同时调往河北省中医药发展中心,为河北省中医事业的发展而奔忙。2002年成为河北医科大学中西医结合博士研究生,导师为原河北中医学院杨牧祥教授(河北十大名中医)。杨老师精勤不倦,每晚在办公室工作至12点,教学、科研俱佳。苏凤哲深深被导师的敬业精神所感动,跟随导师从事脑血管病、呼吸疾病的科研工作,发表数篇学术论文,获得河北省科技进步奖2项。2003年国家中医药管理局开展全国中医临床优秀人才研修项目，苏凤哲在河北全省50余名主任医师选拔考试中名列前茅，进入国家优秀中医临床人才研修班。2004年跟师路志正教授，侍诊抄方，2008年成为中国中医科学院路志正教授的传承博士后，从事路志正教授学术思想传承研究工作，将路志正教授临床病例1000余例进行总结。2009年路志正教授被评为首批国医大师，同年提出调脾胃十八字方针（持中央，运四旁，怡情志，调升降，顾润燥，纳化常），并要求弟子浏览中医文献，旁纳各家，弥补中药知识的不足，练就写作能力，成为中医临床高手。苏凤哲随导师抄方6年，耳濡目染，从导师高尚的医德、精湛的医术、缜密的中医辨证思维、神奇的疗效中得到宝贵的经验与启迪。苏凤哲2011年传承博士后出站，共发表了反映路志正教授学术经验的论文48篇，出版了《中国中医科学院著名中医药专家学术经验传承实录：路志正》《路志正经方验案集萃》《路氏四季养生经》等学术著作。2011年传承博士后出站后，任北京市通州区中西医结合医院国医馆馆长、副院长，继续从事路志正教授学术经验传承工作，先后成立"通州国医传承创新基地""苏凤哲湿病工作室"，在湿病的传承方面，不断揣摩，总结提炼，创新发展。2018年北京市中医药薪火传承"3+3"工程设立"苏凤哲基层老中医传承工作室"，苏凤哲以导师路志正教授调脾胃十八字方针及湿病证治理论为本，带教授徒，医脉薪传，强调师徒开方三相似（思路相似、立方相似、用药相似）。高徒努力学习，不断进取，3年后临床辨证思路及处方水平均有明显提高，门诊量也有大幅上升，成为医院骨干力量。苏凤哲在传承导师湿病证治理论及总结临床经验过程中，创新性提出治湿十八字方针"审三因，察病属，明三焦，本中土，法机圆，药有度"，并以此带教，开展湿病的深入研究。苏凤哲近年来发表中医学术论文140余篇，获得省部级科技进步奖3项，作为主编出版中医专著21部，其中有关湿病的专著有《苏凤哲临床经验集》《苏凤哲中医湿病证治精华》《湿病效验名方》《湿病对药》《中医湿病辨证思维及案例分析》等。其于2021年5月被评为首都名中医，2022年8月中国老年医学学会成立湿病医学分会，其任主任委员。继续湿病的传承研究，并组织各位弟子开展湿病源流、病因病机、辨证思维、临床应用及标准化研究，以及临床著书立撰工作。

二、湿病证治传承与创新

六淫致病，历代医家皆有所论，而对湿邪的论述则较少。然湿邪为害范围更广，遍涉内、外、妇、儿各科。国医大师路志正教授集数十年临证经验，在继承前人中医湿病理论的基础上，结合当今人类社会生产、生活方式，生态环境和疾病谱的变化，创新性地提出了"湿邪不独南方，北方亦多湿病"的新观点。他指出："湿邪分为感触雾露的'天湿'、居处卑湿之地的'地湿'、饮食所伤的'人之湿'。湿病之所以重要，首先是因为湿病存在的广泛性，不仅南方多湿病，北方亦多湿病；不仅中国多湿病，外国也多湿病；不仅亚洲有湿病，欧洲也有湿病；不仅夏季有湿病，一年四季都可以发生湿病；不仅脾胃多湿病，心、肺、肝、胆、脑、肾、膀胱都可以有湿病；不仅内科有湿病，外、妇、儿、皮肤、五官科也有湿病。"故"百病皆由湿作祟"。路志正教授的学术观点扩展了叶天士"吾吴湿邪害人最广"的论述，对进一步充实、完善中医湿病理论，推动中医湿病学的研究意义重大。

在湿病的治疗上，国医大师路志正教授亦指出湿性重浊黏腻，易阻气机，因此在治疗上当着眼于肺脾二脏，以理气为先。因为脾居中州，灌溉四旁，既有坤静之德，又有乾健之能，是人身气机升降的枢纽；而肺居上焦，象天主气，具有宣发、肃降，助脾运化水湿的功能，肺脾健则可使心肺之阳降、肝肾之阴升，而成天地交泰之常，故气化湿化，气机得畅，"湿邪"自化。依据这一理论，路志正教授在对湿病辨治的过程中，始终把"顾护脾肺之气"这一原则放在首位。无论苦温燥湿、清热祛湿、淡渗利湿或扶正祛邪，均在方中佐入一二味宣降肺气、化浊醒脾之品，如杏仁、桔梗、苏梗、藿梗、荷梗、藿香、佩兰、白蔻仁、枳壳等，在宣肺气、醒脾运、畅三焦的同时，以利于其他药物更好地发挥作用。

在湿病用药方面，路志正教授强调，治疗湿病药不在多而在精，量不在大而在能中病，贵在轻灵活泼，恰中病机。所谓轻灵，即药量不宜过大，药味不可过多、庞杂，量大药杂则味厚气雄，难以运化，脾胃不伤于病而伤于药；所谓活泼，即药物要选辛散芳香流动之品，不可壅滞滋腻，壅滞则涩敛气机，滋腻则有碍脾运，助湿生痰。轻灵之药多为轻清宣肺、芳香流动之品，以之为活泼醒脾、调畅气机、推陈致新之用。路志正教授常说："补而勿壅，滋而勿腻，寒而勿凝，疏其气血，令其调达，而致和平。肺气畅、脾胃健则湿邪可祛"。

为完善湿病证治理论，路志正教授历经20余年，九易其稿，终于完成了全面论述中医湿病理论和证治的学术专著《中医湿病证治学》，并于2007

年1月出版。该书内容"议论赅博，术理通幽"，被同道誉为"中医药学继承与创新的模板之一"，对当前湿病的防治有着重要的参考和指导意义。

我跟随导师路志正教授研究湿病近20年，通过总结导师经验，不断揣摩，反复验证，思路逐渐清晰，以导师路志正教授于2009年提出的调脾胃十八字方针"持中央，运四旁，怡情志，调升降，顾润燥，纳化常"指导湿病的治疗，渐有所悟，临床疗效进一步提高，但仍感觉湿病之诊疗，需要一个系统的指导思路。因此，在编写《中医湿病辨证思维及案例分析》时，苦思冥想，有所悟即录之，积年有获，凝练出治湿十八字方针，即"审三因，察病属，明三焦，本中土，法机圆，药用度"。以下简述其内容。

（一）治湿十八字方针

1. 审三因

（1）审体质：体质是疾病发生、发展及传变的依据，病证的产生以体质为背景，不同的体质对疾病发生具有不同的易感性，如气虚、阳虚、痰湿、湿热、气郁体质，均易生湿或招致湿邪为患。

气虚体质的人平素语声低弱，气短懒言，容易疲劳，精神不振，易感冒，出汗，舌淡，舌边有齿痕，脉弱。气虚之人，脾胃运化失常，致使水液代谢障碍，容易产生内湿，有内湿之人容易招致外湿。若卫气不足，肌表不固，则风湿之邪容易侵犯肌表经络，则患感冒、风湿性关节炎等；气虚清阳不升，浊阴蒙蔽清窍则眩晕；下焦元气亏虚，导致肺肾虚，湿蕴痰阻，纳气不能归根，则易患咳喘、呼吸困难。

痰湿体质常见于先天遗传，或喜食肥甘厚味、嗜烟酒等导致脾胃受损，运化失职，湿蕴中焦，聚为痰湿，症见痰多、头发油腻、面部长痘、大便不成形、腹胀、食欲不佳、口淡不渴、易水肿等。《医宗必读》曰："若脾胃运化失职，土不制水，则导致水津不行，停聚而为痰、为饮。""脾为生痰之源，治痰不理脾胃，非其治也。"脾为湿困，津液转输不利，化为痰湿，上输于肺，故有"脾为生痰之源，肺为贮痰之器"的说法。脾虚生湿，湿聚为痰，痰阻气滞，郁于心胸则痰阻胸闷；郁于肺则咳嗽、多痰；郁于脾胃则呕恶、腹泻；郁于肝则咳逆、胁胀满；郁于肾则咳痰、腰酸水肿。故痰湿不化，则五脏功能失调，百病由生。

湿热体质可见于先天禀赋不足，或嗜烟酒、常熬夜之人，可出现面垢油光，多有痤疮粉刺，常感口干口苦、舌苔黄腻、眼睛红赤、心烦懈怠、身重困倦、小便赤短、大便燥结或黏滞，男性多有阴囊潮湿，女性常有带下增多。湿热在皮肉则为湿疹或疔疮；在关节筋脉则局部肿痛；脾胃湿热可见脘闷腹满，恶心厌食，便溏，尿短赤，脉濡数；肝胆湿热表现为肝区胀痛，口苦食欲差，或身目发黄，或发热怕冷交替，脉弦数；膀胱湿热见尿频、尿急、涩少而痛，色黄浊；大肠湿热见腹痛腹泻，甚至里急后重，泻下脓血便，肛门灼热，口渴。

气郁体质是由长期情志不畅、气机郁滞而形成的以性格内向不稳定、忧郁脆弱、敏感多疑为主要表现的体质状态，多见于中青年，以女性多见，性格多孤僻内向，易多愁善感，气量较狭小。气郁体质者的发病以肝为主，兼及心、胃、大肠、小肠，易伤于情志及饮食，易产生气机不畅，如郁病、失眠、梅核气、惊恐等，现代研究发现此类体质易生肿瘤。症见面色苍暗或萎黄，性情急躁易怒，易激动，或忧郁寡欢，胸闷不舒，时欲太息，舌淡，舌边红，苔白，脉弦。由于气机郁滞会导致湿的代谢障碍，故气郁体质也容易生湿。

(2) 审时令：湿病有一定的季节性，故湿病辨证，要注重时令节气的变化。湿与时令的关系体现为如下方面。

1) 四季皆有湿病。春天大地回暖，雨水后气温回升，地气上升，冰雪融化，万物萌动，百虫复苏，春雨降临，地湿化为寒水，寒湿伤人阳气，过敏性鼻炎、哮喘、腹泻、类风湿、腰腿痛疾病高发；伴随太阳的普照，湿与热结，湿热秽浊之气弥漫，湿热环境为病原微生物滋生创造了条件；春风吹拂，风温流感猖狂，荨麻疹、水痘、风疹等亦高发。

立夏后，天气炎热，农作物茂盛，又到了"芒种"季节，农民挥汗如雨，汗湿沾衣，随着气温高升，昼长夜短，热度高，睡眠少，食欲差，又贪凉饮冷，内湿招来外湿，暑湿、湿热之邪乘虚而入，暑湿感冒、呕吐、腹泻、痢疾、风湿痹痛等成为夏秋季节常见病、多发病。

秋季金风送爽，气候转凉，但初秋高温、高湿的"秋老虎"天气依然存在，湿热交蒸，关节痹痛、老年咳喘、脾胃病等极易复发。中秋之后，天气转凉，万木萧疏，秋燥伤人，肺病、心脑血管病、风湿免疫病、代谢性疾病成为此季节的重要杀手。

冬天千里冰封，万里雪飘，寒风刺骨，寒气伴随着环境的湿气侵入肌肤、筋骨、血脉，成为风湿病、心血管病、代谢性、免疫性疾病高发的季节。冬季取暖，东北的火炕、火墙，加之冬季饮食肥甘厚味，虽外有风寒湿邪，内则湿热内阻，多呈现上热下寒、内热外寒等复杂病证。

2）昼夜之湿影响五脏病变。五脏之病势趋向与春夏秋冬时令之气的盛衰变化有关，如《素问·脏气法时论》曰："病在脾，愈在秋，秋不愈，甚于春，春不死，持于夏，起于长夏，禁温食饱食，湿地濡衣。"又曰："心病者，日中慧，夜半甚，平旦静。""慧"指病情缓解，"静"指病情稳定，"甚"指病情加重，即心病在白天病情缓解，后半夜病情加重，早晨病情稳定。一天之中疾病随着五脏之气的盛衰呈现病理变化。冠心病夜半发病率最高，这与夜间阳气衰、寒湿之气较重有关。脾阳虚五更泻的患者，每于清晨时分腹痛、腹泻，是《素问·脏气法时论》所言脾病"日出甚"的一个典型实例；脾主肌肉四肢，周期性瘫痪的患者，发作多在清晨初醒时，这也是脾病"日出甚"的表现。肺病咳嗽多在下午加重，与肺病"日中甚"相吻合。五脏病变均是在该脏气所主阳气衰、寒湿气重时加重，说明昼夜之湿对五脏功能有一定的影响。

3）治湿用药注重时令变化。金元时代的大家李东垣在《脾胃论》中，非常注重审时令用药，在《脾胃论·脾胃将理法》中曰："《内经》：必先岁气，毋伐天和，是为至治。又曰：无违时，无伐化。又曰：无伐生生之气，皆此常道也。用药之法，若反其常道，而变生异证，则当从权施治"。其认为在治疗中既不能违背四时节气的自然规律，又不要克伐人体的生生之气，结合药物本身的四气五味进行治疗，才是用药的正常之道。

李东垣的清暑益气汤为长夏季节的常用方，治疗外感时，在春暖多风季节，应在疏风清热解表基础上，加炒白术、白茅根、芦根、生黄芪等益气固卫护津之品；暑湿阴雨连绵季节，应加芳香化湿药物，宣畅气机、透表达邪，如藿梗、荷梗、佩兰、厚朴花、苏梗等。治疗泄泻患者，在多雨季节，要加健脾益气、燥湿祛湿之剂，如生黄芪、炒白术、炒苍术、生山药、炒薏苡仁、茯苓、杏仁等；在冬季，则加温阳护脾肾之剂，如吴茱萸、补骨脂、肉豆蔻、干姜等温中散寒收敛止泻；在夏季则应在温阳散寒之剂中加入清热之品，如蒲公英、布渣叶、莲子等；在旱季，则加入太子参、五味子、麦冬等益气补阴之剂。时间医学研究成果显示，给药时间或季节的不同，相同剂量的药物其作用的强度有很大的差别。

(3) 审地域：我国南北地域水土性质、气候特点、人们的生活习惯都有较大的差异，这就形成了不同的体质特点和致病因素。因此，南北地域的病证亦有其各自的特点。

1）地域不同、发病不同。《素问·异法方宜论》指出了不同地域之人发病有不同，如东方之人"其病皆为痈疡"，西方之人"其病生于内"，北方之人"脏寒生满病"，南方之人"其病挛痹"，中央之人"其病多痿厥寒热"。这说明地域不同、生活习惯不同，发病特点各异。现代通过流行病学调查发现，不同地域疾病的发病特征有所不同。如北方天气寒冷，1月、12月为呼吸道疾病发病高峰期，同时急诊死亡病例冬季多夏季少。南方气候潮湿多雨、气压低，心脑血管病的发生多与低气温、低气压有关。南方湿热较重，一些脑卒中发病多在春季发生，冬季死亡率高。吉林地区流行病发病率最高的季节是春季，最低的是夏季。昆明地区脑血管病高发时期是1月、3—4月、7月和10月。武汉地区冠心病、高血压多发于春季，上呼吸道感染、脑梗死多发于夏季，哮喘多发在秋季，下呼吸道感染、脑溢血多发于冬季。

2）湿病的发生与地域相关。我国地缘辽阔，地域环境湿度不尽相同，即使同一地区，不同季节，湿度差异亦较为明显。在华东、华南地区，受东南季风影响，盛夏多雨多雾，空气中水蒸气处于饱和状态，湿度较高。如广州、珠海等地，年平均降雨量为1684 mm，居我国之首，最高湿度可达98%以上；海南、云南等有些地区降雨量偏多，相对湿度可达85%以上，长夏季节湿度可达100%。北方地区如北京的年平均湿度为53%，东北平原如哈尔滨平均湿度为67%，位于东南部的上海平均湿度为75%，西南部的成都平均湿度为82%，但每年7—8月，北京和哈尔滨的相对湿度可达79%，与上海的83%、成都的86%、广州的83%非常接近。这说明盛夏季节北方的湿度也比较高，日照和通风较差的地方，室内相对湿度可达90%。不论南方、北方，在某些季节，相对湿度均较高，因此与湿有关的疾病有持续增高的趋势。

3）散寒祛湿因地制宜。《黄帝内经》（以下简称《内经》）指出："治病者，必明天道地理"，唐代孙思邈在《备急千金要方·治病略例》中进一步明确了南北地域的不同用药原则："凡用药皆随土地所宜。江南岭表其地暑湿，其人肌肤薄脆，腠理开疏，用药轻省。关中河北土地刚燥，其人皮肤坚，腠理闭塞，用药重复"，强调临证用药必须考虑水土、气候及患者的体质等因素。《中国医学源流论》中指出："吾国地大物博……是以水土气候、人民体质各地不同，而全国医家之用药，遂亦各适其宜，而多殊异。"火神派产生于我国四川、云南一带，因该地区日照少、湿度大，故善用干姜、附子等火热药物，推崇温热法。四川人常食制附子，医家惯用乌头、制附子数两，麻黄、柴胡、干姜数钱，而绝少伤阴劫津之弊者，乃川人常饮西康雪山之寒水，故用麻黄、柴胡解表散寒，用干姜温中驱寒，用乌头、附子温肾驱寒。

4）同病异治，因地而施。同一病证，地域不同，特点不同，治疗也各异。如自汗症，南方地处卑湿，水土薄弱，人体腠理疏松开泄，自汗则易伤阴，故治疗以北沙参、天冬、淮小麦、白芍、生龙骨、生牡蛎、五味子、糯稻根、乌梅等养阴敛津以清热；北方人腠理致密，自汗多为卫气不固或内热所致，往往是伤阳伤气为主，故使用黄芪建中汤、桂枝汤、参附龙牡汤等。再如久泻证，北方人阳气已虚，久泻者对附子理中汤、四神丸、真人养脏汤类大辛大热之剂反应好，而且姜、附用量宜大；南方患者由于气候和体质等原因，应在使用附、桂温运阳气的同时用健脾利湿、芳香化湿、疏肝清化之品较为合适。

2. 察病属

（1）辨病位浅深：湿病辨证，要明病因、辨病性、定病位、审病势，通过综合分析，确定治法方药。

1）明病因：《内经》根据"湿"不同的存在形式，将"湿"分为天之湿和地之湿两类。天之雾气，为浊中之清，多伤于上；地之湿气，为浊中之浊，多伤于下。《灵枢·百病始生》曰："夫百病之始生也，皆生于风雨寒暑、清湿喜怒……风雨则伤上，清湿则伤下。"《素问·五常政大论》指出："大雨时行，湿气乃用。"《金匮要略·脏腑经络先后病脉证》曰："湿伤于下，雾伤于上……雾伤皮腠，湿流关节。"明代赵献可《医贯·湿论》云："有在天之湿，雾露雨是也，在天者本乎气，故先中表之荣卫。有在地之湿，泥水是也，在地者本乎形，故先伤肌肉、筋骨、血脉。"顾松园说："天之湿，雾露雨露是也；地之湿，冰水泥泞是也；人之湿，汗出沾衣是也。"故伤于湿者，有天之湿、地之湿、人之湿之分，又有外感、内伤之别。而湿病之根本取决于人体正气之虚。《医方考》曰："湿淫于内者，脾土虚弱不能制湿，而湿内生也。"

①外感之湿。湿为自然界常见的气候因素之一，一年四季中，长夏主湿，但四季皆有之。外湿主要涉及天之湿及地之湿。

天之湿：触冒雾露之气，冒雨涉水；梅雨季节，多阴少晴，空气潮湿；夏季暑湿，夜宿室外；空调过用；雾霾伤人，超越了机体的正常防御能力，就会成为病因，导致机体发病。其致病往往伤人之表，或伤人体上部。伤于肌表者症见鼻塞，恶寒，微发热，无汗，肢体酸楚，口不渴，舌苔白腻，或身热不扬，身重胸闷，口渴心烦，乏力，溲黄，舌苔黄而腻，脉濡缓或濡数；伤于人体上部可见头重如裹，眩晕耳鸣，肢体困重，或脘腹痞满，反酸呕恶，便溏。

地之湿：久居湿地，或涉水溅泥，或以水为事等易致湿邪留滞，浸淫机体而犯病。如东南沿海之地，地势低洼，水网密布，环境多湿，易感受湿邪为患。地之湿浊伤人体下部，流注肌肉关节则为痹为痿。症见肢体关节疼痛重着，屈伸不利，肌肤麻木，手足沉重，兼脘痞腹胀，纳呆，大便黏滞不爽，舌苔白腻，脉濡缓等。后期致关节肿大畸形，屈伸不利，腰膝酸软，精神倦怠等。伤于筋脉者，气血运行不畅，经脉失于濡养，则可见痉项强急、四肢抽搐、恶寒发热，或手足蠕动等筋脉拘挛之证，正如《素问·至真要大论》所说："诸痉项强，皆属于湿。"薛生白在《湿热病篇》中指出："湿热证，三四日即口噤，四肢牵引拘急，甚则角弓反张，此湿热侵入经络脉隧中"，亦是指湿热侵犯筋脉导致筋挛脉急之证。

②内伤之湿。内湿为运化之湿，多因脾胃运化失司，水湿内聚而成。内湿产生的原因与以下因素有关：一是素体阳气不足，或久病重病形成阳气虚的体质，这是湿病产生的内因。《素问·八正神明论》曰："以身之虚，而逢天之虚"，说明了机体对于湿邪易感，外界环境湿度过大，即易感受湿邪而形成湿病。二是饮食失调，嗜食肥甘厚味，过食生冷瓜果和食品，或饮冰冻饮料，或食用贮存不当的食物，导致脾胃运化无权而生湿。三是脾胃素虚，加之饥饱不调、劳役过度，日久劳伤脾胃，脾虚失于运化，则水停而成内湿。四是体内湿的代谢需要脏腑的参与，肺、脾、胃、肾、膀胱等，其中一个或者多个脏腑功能失调，均可致水液输布代谢失常，化生湿浊。五是情志失调，作息无度，导致气血紊乱，水湿内停，气郁化热，进一步导致湿热互结。

2）辨病性：湿来源广泛，伤人途径多样，可损伤皮肤、筋脉、骨骼、经络、脏腑、气血津液，根据湿所伤部位不同，其致病特点、病机演变都有显著差异。湿性弥漫，变动不居，其性随环境、体质的变化，或寒或热，或清或浊，具有独特的属性。

一是湿为浊邪，易困阻清阳，蒙蔽清窍，可见头重沉痛、鼻塞不利等症状。《素问·生气通天论》云："因于湿，首如裹。"《素问·至真要大论》

云:"诸痉项强,皆属于湿。""湿淫所胜……民病饮积,心痛,耳聋。"湿性重着趋下,故湿邪易先伤害人体下部。《灵枢·百病始生》云:"浊湿伤下"。《灵枢·百病始生》云:"清湿袭虚,则病起于下。"《素问·气交变大论》云:"雨湿流行……民病腹痛,清厥意不乐,体重烦冤。"《素问·痹论》云:"其风气胜者为行痹,寒气胜者为痛痹,湿气胜者为著痹也。"湿邪流注,影响肠道分清别浊的功能,又可见小便不利、大便稀溏。《素问·至真要大论》指出:"太阴在泉,客胜则足痿下重,便溲不时,湿客下焦,发为濡泄。"《素问·气交变大论》说:"民病腹满,身重,濡泄,寒疡流水。"

二是湿性易变,根据时令、个性差异及湿的兼夹,会产生不同的变化。如湿可随四时而变易,在春为风湿,在夏为湿热,在秋为燥湿,在冬为寒湿;湿邪伤人,根据体质的不同,又有寒化、热化之分。叶天士指出:"酒客里湿素盛,外邪入里,与之相搏。在阳旺之躯胃湿恒多,在阴盛之体脾湿亦不少。"薛生白则明确指出,中气实则病在阳明,中气虚则病在太阴。《湿热病篇》曰:"暑月病初起,但恶寒,面黄,口不渴,神倦,四肢懒,脉沉弱,腹痛下利,湿困太阴之阳",即中焦脾阳虚,感受湿邪则体现为寒湿中阻之证;又曰:"湿热症,初起发热,汗出,胸痞,口渴,舌白,湿伏中焦",即胃中燥热,感受湿邪则可出现湿热中阻之证。

三是湿多兼症,单独伤人较少,多与他邪相兼而病,如风湿、寒湿、湿热、燥湿等。

四是湿痰瘀之演变,湿性黏滞,一旦侵入人体,不易被清除,湿聚为痰,痰阻血瘀,成为多数病证的发病机制,湿痰瘀互结,演变为复杂的病证,甚者导致肿瘤的发生,病重难愈。

3)定病位:湿邪为病广泛,无处不到,外而皮肤肌肉筋脉,内而上中下三焦、脏腑骨髓。湿邪侵犯人体有三条途径:一是从口鼻而入,先侵犯人体的上焦,进而侵犯中、下焦。湿伤于肺卫,出现鼻塞流涕、咽痛、发热的感冒症状;湿邪阻肺,肺失通调之职,则出现咳嗽、痰饮、胸闷、水肿、尿少等;湿伤中焦脾胃,则便溏、泄泻、嗳气、恶心、呕吐痰涎;湿阻于心,心阳不振,则心悸、气短、尿少、水肿;湿阻于下焦肝胆,肝胆失于疏泄,则口苦、黄疸、结石;湿阻于膀胱,气化不利则小便淋沥,或癃闭、水肿;肾虚不固则遗尿、腰痛、水肿。二是湿由肌表而入,先伤肌表,次经络,终于脏腑。湿伤肌表,多与风合,风湿在肌表,表现为发热恶寒、肢体困重、头痛咽痛、咳嗽、舌苔薄白、脉浮数；湿邪浸淫皮肤可出现皮肤湿疹、痒疮；湿伤筋脉，可表现为肢体麻木、重着；湿伤关节，可关节疼痛、肿胀；湿伤脏腑，先伤脾胃，次肝胆，后伤肾出现重症。三是湿邪直接中伤脾胃，此必是脾虚湿重之人。湿邪直接中伤脾胃，表现为脘腹胀满、呕吐泄泻、不欲饮食；脾胃湿郁，肝胆失于疏泄则口苦胁痛，出现黄疸；脾虚湿重损伤肾阳，则脾肾俱虚、形寒肢冷、腰酸腿疼、大便溏稀、尿少浮肿。

4）审病势：病势轻重反映了病证的严重程度及病情的变化。湿性弥漫流动，重浊黏腻，其发病虽缓，但因其流动黏滞的特点，在发病过程中会因重浊留滞郁而化热；湿伤阳气可致正气不足，出现邪盛正衰的局面；湿留而不去导致疾病缠绵难愈，长期可导致多器官损害，从而出现多种病势变化。因此，临证当审湿证的病位传变，正邪盛衰，病性演变，病情缓急。

病位传变：薛生白在《湿热病篇》指出，湿热病与伤寒不同，且与温病大异，三者性质不同，传变各异，因而辨证体系不可因袭。湿病的产生，内因为脾胃升降失调，湿邪停聚；外因为感受外界湿邪，湿土同气，内外相引，故病在脾胃。薛生白曰："太阴内伤，湿饮停聚，客邪再至，内外相引，故病湿热。"湿在脾胃，由于体质的差异，可出现不同的转化，薛生白进一步指出："湿热病，属阳明太阴居多，中气实则病在阳明，中气虚则病在太阴"，《医宗金鉴》也指出："人感受邪气虽一，因其形藏不同，或从寒化，或从热化，或从虚化，或从实化，故多端不齐也"，说明体质差异、中气盛衰，决定了湿证疾病的转归。中气实者阳气旺，湿从热化，表现为湿热病证。根据脾胃虚实的情况，可能出现湿偏重、热偏重、湿热并重三种类型。

正邪盛衰：湿邪日久，凝聚为痰，湿邪是痰饮形成的主要来源。湿邪阻滞经络，血液运行不畅，从而造成湿停血瘀。湿邪困脾胃，脾胃运化不利，气血生成不足，可导致血虚。湿热浊邪，蕴结不散，久经煎熬，可形成砂石样病理产物，即结石。饮食偏嗜肥甘厚味，嗜酒，影响脾胃运化，或情志失调，肝胆气郁，肝失条达，胆汁疏泄不畅，导致胆汁蕴结，日久煎熬，形成胆结石。湿热滞留于下焦，气机不利，日久郁结为肾结石、膀胱结石。湿邪久郁，"湿胜则阳微"，直接损伤阳气；或脾胃为湿所困，造成阳气不足；或治疗过程中，过用寒凉，损伤阳气，均可导致湿胜阳微。

（2）辨湿邪兼夹：湿邪易与他邪合而致病。

湿为无形之邪，黏滞胶着，流动性差，不能独伤人，往往和其他邪气兼夹同时侵犯人体，如风湿、寒湿、湿热、暑湿、痰湿、湿瘀、燥湿等。

湿与风合为风湿，具有风和湿的特点，风为阳邪，其性主动，善行数变，易犯阳位，感邪途径多由上由外始。

寒与湿相合，即为寒湿，寒湿俱为阴邪，最易伤阳气和阻遏阳气，其致病体现寒湿侵犯不同部位的特点。

湿与热合，即为湿热，湿热相合，如油裹面，湿遏热伏，难分难解，病机复杂，症状也比较特殊。

湿与暑合，则为暑湿，夏季暑热当令，暑热必伴有湿重，故暑湿相合。

湿邪是体内的病理产物，湿停日久，湿聚热蒸，炼液为痰，痰湿阻滞。痰饮流动性强，无处不到，但病位较湿邪局限，形成痰核，表现为局限在身体的某些部位，不会形成弥漫之势。

湿瘀，指湿邪阻滞经络，血液在经络中运行不畅，造成湿停血瘀。

湿与燥合为燥湿，湿与燥是代谢的病理产物，气虚水湿不化则生湿，气虚津液不生则生燥，湿与燥可兼夹、转化，在外感病证中，可表现为湿燥合病。内伤疾病中，可湿燥相兼，出现上燥下湿、上湿下燥、外燥内湿、外湿内燥诸证。

3. 明三焦

三焦之名，源于《内经》，阐于《难经》，发于刘河间，完善于吴鞠通。《内经》《难经》中对三焦有如下认识。

一是三焦六腑。《素问·金匮真言论》曰："肝、心、脾、肺、肾五脏皆为阴，胆、胃、大肠、小肠、膀胱、三焦六腑皆为阳。"

二是指部位而言，是上中下三焦的统称。《灵枢·营卫生会》曰："上焦出于胃上口，并咽以上，贯膈而布胸中，走腋，循太阴之分而行，还至阳明……中焦亦并胃中，出上焦之后，此所受气者，泌糟粕，蒸津液，化其精微，上注于肺脉，乃化为血……下焦者，别回肠，注于膀胱而渗入焉。"

三是指功能而言。《素问·灵兰秘典论》曰："三焦者，决渎之官，水道出焉。"《灵枢·营卫生会》曰："上焦如雾，中焦如沤，下焦如渎，此之谓也。"《难经·三十八难》进一步说明了三焦"通行元气，主持诸气"的功能："所以腑有六者，谓三焦也，有原气之别焉，主持诸气。"《灵枢·决气》也阐述了其功能："上焦开发，宣五谷味，熏肤、充身、泽毛，若雾露之溉。"

四是特指手少阳三焦经。如《难经·二十五难》曰："有十二经，五脏六腑十一耳，其一经者何等经也？然，一经者手少阴与心主别脉也。心主与三焦为表里，俱有名而无形，故言经有十二也。"此处所指为经络学中的一条经脉，即手少阳三焦经。

温病学先驱刘河间（1120—1200）首从三焦立论治疗热病及其他病证，且其提出的三焦热病及其治疗，对清代吴鞠通创立三焦辨证理论具有很好的启迪作用。

清代温病四大家之一的叶天士第一个提出"吾吴湿邪害人最广"的湿病病因说，又在治疗上提出"先安未受邪之地""芳香化浊"，湿病夹湿的治疗加芦根、滑石之流，湿热留恋三焦以分消三焦湿浊的方法。

叶天士同乡、同时代的湿病大家薛生白（1681—1770），继承了前贤有关湿热的病因、辨证、治疗理念，结合自己的临床经验，在其所著的《湿热病篇》中，详尽阐述了湿热病的因、证、脉、治，并在叶天士卫气营血辨证的基础上又创新性地提出了湿热之邪治从三焦的辨证思想。

清代温病大家吴鞠通（1758—1836），既继承了吴又可、叶天士诸家治疗温病的经验，遵《内经》三焦之说，领悟了刘河间热病三焦辨证的初始思想；又旁纳各家，如喻嘉言提出的"上焦如雾，升而逐之，中焦如沤，疏而逐之，下焦如渎，决而逐之"三焦治疗思想，薛生白湿热病治疗从三焦论治的观点，创立了湿热病三焦辨证的学术体系。

湿病的三焦治疗：吴鞠通在《温病条辨》中提出了三焦论治的总原则和大法。他说："治上焦如羽（非轻不举），治中焦如衡（非平不安），治下焦如权（非重不沉）。"上焦为心肺所居，轻则以肺经病变为主。肺主气，外和皮毛，宣发营卫之气，性喜肃降，喜洁净而恶浊，肺与口鼻相通，外邪首先入肺，而有发热、恶寒、咳嗽、头痛、口微渴等表卫之证。治疗上，《内经》曰"其在皮者，汗而发之"，叶天士曰"在卫汗之可也"。吴鞠通根据这一原则，立辛凉解表之法，以冀温邪透达外散，并创制了辛凉轻剂桑菊饮、辛凉平剂银翘散，以及新加香薷饮、桑杏汤等，这些均是依据"治上焦如羽，非轻不举"的原则而确立的。至于上焦证中的逆传心包，或热闭心包证，吴鞠通认为，心包证病位在上，病势在血之表，用药仍当为清疏营分轻剂，疏通气机，给邪以出路，使用清营汤时以犀角、玄参、麦冬等清营保津，还配竹叶、连翘、金银花轻清透泄之品，在清营凉血中，寓叶天士"透热转气"之意。中焦温病包括两个方面：一是燥热，以阳明胃热为主；二是湿热，以太阴脾经病变为主。前者以清胃热为务，用大剂量白虎汤。若大肠为有形热结而见腑实证，治宜苦寒攻下，釜底抽薪，药用承气汤，调和中焦脾胃升降，恢复其平衡。湿热为主者，症见身重、呕恶、脘腹胀满、便溏、舌苔滑腻、脉濡数。吴鞠通以五加减正气散，祛湿为主，佐以清热；白虎加苍术汤及三石汤，以清热为主，佐以祛湿；杏仁滑石汤及黄芩滑石汤，清热祛湿并重。治疗中焦温病，抓住一个衡字，无论清热泻火、攻下热结、清热化湿，均以达到脾胃升降平衡为目的。温病后期，病邪深入下焦，耗伤肝肾之阴，病机邪少虚多，治疗以滋、潜、镇为主，取"如权"重坠之品，滋补阴精，息风潜阳。

三焦论治是根据湿邪所在部位采取的因势利导治法，病势急而病位偏于上者，治在上焦；病势急而病位偏于中者，治在中焦；病势急而病位偏于下者，治在下焦，多采取通下祛邪法，即吴氏所言："逐邪者随其性而宣泄之，就其近而引导之。"故湿病三焦论治，上焦宜"宣降"，中焦宜"调达"，下焦宜"温渗"。

湿郁上焦，外犯肌表，内伤心肺，兼及中焦。湿伤肌表，进而入肺，影响肺的宣发肃降，导致三焦气机向外和下降的运动失常，发散排湿和通降排湿的两个出口受到影响，湿停上焦，形成湿伤肌表和肺卫的病证，因此上焦祛湿应重视"提壶揭盖法"，如清代石寿棠在《医原》中所说："启上闸，开支河，导湿下行，以为出路，湿去气通，布津于外，自然汗解。"上焦祛湿以宣降为主，湿在肌表宜芳香化湿，解表和中；湿在肺脏宜宣发肃降，通利水湿；湿邪逆传心包者，则宜涤痰利湿开窍。

湿在中焦，病变中心在脾胃，病机主要是脾胃气机升降和运化失调，影响到肝胆，因此中焦祛湿以调和、舒达为主。湿阻中焦，脾胃气滞，宜调理脾胃的升降和运化，消除中焦气滞，脾湿胃燥、寒热错杂多见，辛开苦降是常用之法；湿热蕴于中焦，往往影响少阳枢机，故和解少阳枢机、利胆祛湿是不可忽略的治法；脾胃湿困必伤肝，故疏肝解郁利湿，这是国医大师路志正教授"治胃必治肝"的不二选择；中焦之湿，极易酿成湿热，故清利之法也是中焦常用之法。

湿在下焦，影响肾之气化功能，引起小便不利、水肿、淋浊、泄泻、痰饮、关节肿痛等，应遵循"治湿不利小便，非其治也"的原则，采用温阳渗湿法。

湿邪弥漫三焦，应芳化、运化、淡渗同用，三焦同治。华岫云在总结叶天士治湿方法时说："今观先生治法，若湿阻上焦者，用开肺气，佐淡渗，通膀胱，是即启上闸，开支河，导水势下行之理也。若脾阳不振，湿滞中焦者，用术朴姜半之属，以湿运之；以苓泽、腹皮、滑石等淡渗之，亦犹低湿处，必多烈日晒之，或以刚燥之土培之，或开沟渠以泄之耳。"我们称之为三焦开泄法。

4. 本中土

清代章虚谷曰："湿热之邪，始虽外受，终归脾胃。"内湿产自脾胃，是脾胃功能失调的病理产物，脾虚有湿，很容易招致外湿侵犯，因此脾胃功能失调是内湿的主因，调理脾胃是湿病治疗最根本的方法，如何调理脾胃呢？我在临床遵从我的导师路志正教授提出的调脾胃十八字方针："持中央，运四旁，怡情志，调升降，顾润燥，纳化常。"

（1）持中央，运四旁：立足于脾胃，调理五脏。脾胃居中焦，灌溉四旁，既有坤静之德，又有乾健之能，是人体气机升降的枢纽；肺居上焦，具有宣发肃降、助脾胃运化水湿的功能，肺脾健则心肺之阳降，肝肾之阴升，而成天地交泰之常，故气化湿化，气机得畅，湿邪自解。故湿病辨治过程中，顾护脾肺之气应放在治疗的首位，无论苦温燥湿、清热利湿、淡渗利湿或扶正祛湿，都要在辨证基础上加入宣肺降气、化浊醒脾的药物，如杏仁、桔梗、苏梗、藿梗、荷梗、佩兰、白蔻仁、枳壳等，肺气畅，脾胃健则湿邪可祛。肝肾位于下焦，在水液代谢中起着重要的作用，肝肾亏虚则脾胃失去先天的滋养而运化无力，湿的输布与排泄障碍，造成水湿内停。因此，调脾胃祛湿的同时，要依据辨证，适当加入疏肝补血、补肾填精的药物，如肝血不足者要加熟地、当归、白芍、女贞子、桑葚、枸杞子、川芎等；肾气亏者要加入补骨脂、菟丝子、黄精、芡实、巴戟天、鹿角霜等。

（2）怡情志，调升降：通过调畅情志、疏肝以保障水液通道正常运行，气机正常升降。肝在水液代谢中的作用有三个，一是可以调畅气机，使三焦水道正常运行；二是协调升降，共同完成水液代谢；三是调畅气血，保证气血运行通利，水道畅通。因此，在湿病的治疗中，多肝脾同治，以调畅气机为先。疏肝多采用轻清宣畅的药物，如玫瑰花、佛手、香附、绿萼梅、香橼、八月札、婆罗子等。调升降不仅指脾胃的升降，肝气升发，肺气肃降，肾气开合，均在调升降范畴。脾胃居中为升降之枢纽；肺气位于上焦，其宗气贯心脉而行呼吸，气血从右侧下降；肝主升发，气机从左侧上升，协助肺胃之气从右侧下降；肾位居下焦，肾阴蒸腾上滋于脾，心阳下温于胃，心肾上下相交依赖于脾胃升降的通达，由此构成水液代谢的循环系统。黄元御

《四圣心源》曰："中气者,和济水火之机,升降金木之轴,道家谓之黄婆,婴儿姹女之交,非媒不得,其义精矣",道出了脾胃与心肾、肺肝的关系。调理脾胃升清降浊的功能,注重心肺阳气的下降、肝肾阴气的上升,方可保障水湿代谢的平衡。

(3) 顾润燥,纳化常:调整脾胃的习性,以中正平和使脾胃发挥正常升降功能的治法。脾喜燥而恶湿,胃喜润而恶燥,脾为阴土,其性喜燥,脾燥则升,脾气健运,水液代谢正常,水精四布。反之,湿浊内生,困于脾胃,脾气不升,影响代谢功能,故脾恶湿。脾喜燥指对脾湿证要用燥湿之剂治疗,胃喜润说明胃病要用滋润之剂治疗。清代石寿棠认为燥湿二气是百病之源,在《医原》曰:"人禀阴阳五行之气,人生于天地间,无处不与天地合。"人之生病亦是感天地之气以病,亦必法天地之气以治。"然天地之气,在于阴阳之气,即燥湿之气也",认为乾为天,天气主燥;坤为地,地气主湿,燥湿之气的偏盛和偏衰是导致百病的原因。国医大师周仲瑛教授指出:"在正常生理状态下,燥湿有如水火互济的关系,保持不干不润的动态平衡;病则盈亏失调,互为影响,燥湿同病,转化相兼。其病理特点为'燥胜则干',表现为阴血津液的亏耗不足;湿性濡润,为津液的潴留不能输化,故治燥需润之,治湿应燥之。"顾润燥就是调理脾湿胃燥,使脾得升清、胃得降浊,达到阴阳的平衡,升降和谐,则水液代谢归于正常。胃主受纳,脾主运化,二者功能简曰纳化,纳化常是恢复脾胃功能的治法之一。路志正教授指出:"不纳者胃损,不化者脾伤,纳化皆难则脾胃俱困,脾升而善磨,水谷腐熟,精气不能化者,乃胃不病而脾病也,当治脾;凡纳呆,食之而安然者,乃胃病而非脾病。"临证当审证求因,随证治之,纳化常,中焦运,升降乃调,湿去正存,诸病不生。

5. 法机圆

湿病的治疗不可拘泥于一法一方,应审机立法,法随机圆,运用中医圆机活法的辨证思维,在涉及燥润、升降、寒热、消补等方面时,应常中寓变,灵活施治。

燥润相济:脾胃同居中州,互为表里,脾主湿,"喜刚燥",对脾湿患者,宜"以刚燥之土培之"。脾虚湿盛,应用苦辛温、苦辛凉之剂,缘苦能燥湿,辛以宣散升阳除湿,凉以滋润而补阴。同样,因"胃喜柔润",对胃燥阴伤者,应以甘凉濡润、酸甘济阴、甘缓益胃之品,佐行气利湿,以防滋腻太过。常用燥湿药物为炒杏仁、薏苡仁、苍术、白术、防风、羌活、黄芩、厚朴、半夏、茵陈；濡润相济为太子参、西洋参、炒麦冬、沙参、玉竹、生地黄。

升降相依：脾胃为人体气机升降之枢纽，脾以升为健，胃以降为和，对于脾阳受损，运化失司，中气下陷，以致出现头晕乏力，精神萎靡，四肢倦怠，大便溏泄，或脏器下垂，舌淡胖、边有齿痕，苔白滑，脉濡缓者，治宜升提中气，同时为防止升提太过，稍佐以润降。胃气不降者表现为恶心欲呕，食欲不振，胸脘满闷，或脘胁胀痛，大便不爽，舌质暗，苔白厚腻，脉滑实。治当和胃降逆、下气除胀，为防降气太过，应稍佐以升阳之品，所谓升中有降，降中有升。常用升阳药物有黄芪、升麻、柴胡、防风、羌活、葛根、苍术、僵蚕等；降胃药物为木香、枳实、厚朴、枇杷叶、旋覆花等。

寒温并用：脾阳不足则生寒湿，胃阴不足则生燥热，脾湿胃热形成中焦湿热之候。症见口苦口黏，恶心欲吐，胸脘痞满，大便不成形或黏滞不爽，舌质暗红，苔黄腻，脉滑数或濡数。湿为阴邪，治当温化燥湿；热为阳邪，当用寒凉清热；湿热中阻，当寒温并用，辛开苦降。寒、热药之量要随脾阳、胃阴损伤程度而定。常用热药为桂枝、干姜、淡附片、半夏、厚朴、肉桂、吴茱萸、艾叶、乌药；寒药为黄连、黄芩、栀子、猫爪草、布渣叶、黄柏、知母、蒲公英、茵陈、大黄等。

消补兼施：胃主受纳、腐熟水谷，脾主升清，二者同居中州，共同完成饮食水谷的消化、吸收过程。饮食失节可伤脾胃，脾胃功能失常又可导致饮食停滞，二者互为因果。饮食失节，食滞中焦，影响脾胃运化功能，导致气机痞塞者，症见脘腹胀满疼痛、嘈杂、嗳气腐臭、矢气频作、大便臭秽不爽、舌质暗、苔白厚腻、脉滑。治应消积导滞、疏通气机，同时加健脾益气之品，一助其运化，二防止消导太过耗伤气血，所谓"消补兼施"。主要消导药为生麦芽、炒麦芽、焦三仙、炒枳实、木香、八月札、厚朴、山楂、槟榔片、鸡内金、炒莱菔子；益气健脾药为人参、黄芪、白术、党参、甘草、山药等。

肝脾同调：五脏是一个整体，功能上相互制约，病理上相互影响，尤以肝脾关系最为密切。肝（胆）属木，脾胃属土，脾胃功能健运，有赖于肝气条达，肝气过旺，易克制脾土。故治疗脾胃病，莫忘调肝（胆），木气条达，脾胃功能自健，否则土壅木郁，症见头晕口苦、性急易怒、胁肋胀满、乳房胀痛、腹痛腹泻、舌暗边尖红、苔薄腻、脉弦。治疗应在健脾益气的同时加入调肝药物，如郁金、柴胡、八月札、木香、白芍、生麦芽、娑罗子、素馨花等。

6. 药有度

（1）轻灵活泼：治疗湿病，药不在多而在精，量不在大而在中病，贵在轻灵活泼，恰中病机。所谓轻灵，即药量不宜过大，药味不可庞杂，量大药杂则味厚气雄，难以运化，脾胃不伤于病而伤于药；所谓活泼，即药物选用辛散芳香流动之品，不可壅滞滋腻，壅滞则涩敛气机，滋腻则有碍脾运，助湿生痰。轻灵之药多为轻清宣肺、芳香流动之品，以为活泼醒脾、调畅气机、推陈致新之用。近代名医曹炳章认为湿病治法"必以化气为主，在上焦则宣肺气，在中焦则运脾气，在下焦则化膀胱之气"。国医大师路志正教授也十分强调使用调畅三焦气机法来治疗湿病，倡导"善治湿者，不治湿但治气，气化则湿化，气行则水行"的说法。路志正教授用药善用化湿醒脾、开胃理气之品，常用方剂如三仁汤、藿朴夏苓汤、甘露消毒丹。宣畅肺气，多用杏仁、枇杷叶、桔梗、桑白皮、芥穗、薄荷等；醒脾运湿，调畅三焦则用薏苡仁、草果仁、草豆蔻、苏梗、荷梗、藿梗、炒苍术、茯苓、炒枳实、厚朴花、六一散、木香、砂仁；理气解郁祛湿多用玫瑰花、鸡冠花、素馨花、佛手花、绿萼梅、娑罗子；清热解毒常用玉蝴蝶、凤凰衣、金荞麦、金蝉花、猫爪草；清利湿热则多用鸡矢藤、炒椿皮、滑石、石见穿。其反对过用苦寒、滋腻之品，认为湿为阴邪，"非阳不化，气滞则难消"，过用苦寒则耗伤阳气，致湿邪更甚，弥漫难消；过用滋腻则助湿为害，阻滞气机，胶着难解。

（2）因势利导：《证治汇补》中对祛湿的方法进行了全面概述："湿证总治，势轻者宜燥湿，势重者宜利便，在外宜微汗，在内宜渗泄，所贵乎上下分消其湿。凡风药可以胜湿，泄小便可以引湿，通大便可以逐湿，吐痰涎可以祛湿，湿而有热，苦寒之剂燥之，湿而有寒，辛热之剂除之，脾虚多中湿……故治湿不知理脾，非其治也。湿乃津液之属，随气化而出者也，清浊不分，则湿气内聚，故治以利小便为上。湿淫所胜，助风以平之，有阳气不升、湿邪内陷者，当用升阳风药，以辅佐之，不可过服淡渗，重遏其气。"祛除湿邪，应根据湿邪所在部位，采取因势利导的方法，"随其性而宣泄之，就其近而引导之"，这是祛除湿邪的重要法则。湿在肌表宜汗法，药用防风、藿香、羌活、香薷、苍术、前胡、麻黄等，以微微出汗为佳，不可令大汗淋漓，否则湿去热存，逆传心包，成为危证；湿在上焦宜芳香化湿，药用藿香、佩兰、苏叶、苏梗、草果、豆蔻、石菖蒲等；湿在中焦宜苦温燥湿，药用苍术、厚朴、陈皮、草豆蔻、草果仁、砂仁等；湿在下焦宜淡渗利湿，药用通草、滑石、车前子、灯心草、竹叶、茵陈、茯苓、猪苓、泽泻、薏苡仁、萆薢、金钱草等；湿在大肠可攻下逐湿，药用皂荚、瓜蒌、莱菔子、大黄、槟榔等；湿邪下陷宜升阳除湿，药用升麻、柴胡、葛根、羌活、防风等；湿在体内积聚，形成水饮，如腹水、胸腔积液等，宜攻逐水饮，药用甘遂、大戟、牵牛子、商陆等；湿在经络筋骨，形成痹证，宜通络祛湿宣痹，药用独活、威灵仙、桑寄生、海桐皮、豨莶草、伸筋草、五加皮、白花蛇、络石藤、海风藤等；湿郁成毒，溃烂皮肤，宜燥湿祛毒，药用苦参、白鲜皮、地肤子、炒椿皮、蛇床子、木槿皮、土茯苓、黄柏、苍术、枯矾等。针对病机，因势利导，方可达到较好的祛湿效果。

（3）量化有度：湿病感邪有深浅，证候有轻重，将病情的寒热虚实、升降浮沉予以量化，根据其轻重缓急用药治疗，是实行精准治疗的前提和保障。

深浅轻重：湿邪伤于肌表，继而传入脾胃，出现湿在肌表和脾胃湿蕴的症状，应弄清几分肌表，几分里证，从而决定用药的比例，以及祛湿解表和调脾胃祛湿药物的侧重与搭配。感受湿热之邪，根据脾胃的虚实之别，病情的转化，可出现湿偏重、热偏重、湿热并重的类型，应决定治疗是以祛湿为主，还是清热为主，或者湿热并治。湿偏重者，多见于脾阳虚，表现为湿邪困脾、清阳被困的证候；热偏重者，多见于胃阳素旺，表现为邪热炽盛、津液耗伤的证候，脾阳虚和胃火旺的程度要以量化的形式分清，以确定温阳益气还是清泻胃火。

升降出入：内湿的产生主要是由于脾胃升清降浊的功能失常，心阳温煦，肝气升发，肺气肃降，肾之开合，均影响脾胃升清降浊的功能，因此要明确五脏气机的升、降、出、入。如心阳的温煦参与湿气的代谢，心功能强健，则湿的代谢正常，水湿顺利排出；心功能衰弱，则血液循环减慢，湿的代谢缓慢，湿气内停，就会出现胸闷憋气、肢体浮肿、纳呆便溏、清气不升、浊阴积聚、脾胃升降乖离。肝主疏泄气机，湿为阴邪，最易阻滞气机，湿邪蕴结中焦，肝胆气机疏泄受到困阻，可出现胸胁胀满、口苦、情志不畅、湿疹、少腹痛、睾丸肿胀疼痛、白带过多等。肺主气机宣发肃降和通调水道，对气机的升降出入有调节作用，湿邪为有形之邪，很容易阻碍气机，影响肺气的升降出入活动，湿气郁阻，肺气宣发受阻，则咳嗽、气喘；肺气失宣，腠理开合失司，则出汗异常。肺为水之上源，对水湿的输布、运行、排泄起到调节作用，湿邪阻肺，水道不通，可引起全身的湿病。肾为决渎之官，司气化，所主膀胱有储存和排泄尿液的作用，湿邪流注下焦，影响肾与膀胱的气化，开合失司，则尿频、尿急、排尿不畅、小便浑浊，甚者癃闭等。因此，心阳温煦、肝气升发、肺气通调、肾气开合在脾胃升降活动中起重要的作用，也影响水湿代谢的不同环节。故治疗首先要厘清病证中五脏气机是升还是降，几分升，几分降，从而决定用药以升为主，还是以降为主。有几分证则用几分药，顺势而为，才能达到巧力拨千斤的目的。

（二）升阳除湿法的临床应用

1. 学术渊源

升阳除湿法源于李东垣的《脾胃论》，之前张仲景提出治湿利小便说，张元素亦云"治湿不利小便非其治也"。李东垣认为，湿为阴病，利湿为阴药，治湿利小便，复益其阴而伤其阳，可损伤脾阳；脾虚湿盛，易伤阳气，脾阳升则水湿行；升清降浊，恢复脾胃功能，则水湿之邪尽除。故其提出了用升阳除湿法治疗脾虚湿盛之证。

2. 升阳除湿的内涵

（1）升阳的内涵包括以下几个方面。①升举阳气：阳气下陷，脾不升清，升阳即升清气。②伸展阳气：阳气被湿气所遏制，补气通阳，气通畅则湿气化。③恢复升降：清气升，浊气降，升清降浊正常则湿气祛。

（2）除湿的内涵即祛湿的方法，有以下几个方面。①三焦祛湿法：上焦芳香化湿，中焦燥湿，下焦利湿。②五脏祛湿法：养心保护湿邪排泄的出口，护肝调节全身的水液代谢，健脾护好水液代谢之枢纽，补肺畅通水湿排泄的通道，补肾维持水液代谢的总开关。③辨证祛湿法：如祛风除湿、清热利湿、辛开利水、活血利水、化痰行水、养阴祛湿等，根据不同病证，采取辨证施治的方法。

3. 升阳除湿的适应证

《脾胃论》记载升阳除湿汤："治脾胃虚弱，不思饮食，肠鸣腹痛，泄泻无度，小便黄，四肢困弱。"此为脾胃虚弱，阳气不升，水湿停留为患，从而出现多种病证。如湿邪上扰清明而头晕；扰于鼻窍可出现鼻炎；湿邪化热扰心可不寐；湿热蕴结，津液不能下行则便秘，如此均由脾胃内伤、湿浊内生所引起。特设升阳除湿汤升阳除湿、和胃安中，药物组成为防风、升麻、柴胡、苍术、猪苓、泽泻、羌活、陈皮、半夏、甘草、大麦、神曲、益智仁。李东垣的《脾胃论》中方子共63首，其中升阳除湿的方子有16首，如升阳散火汤、升阳益胃汤、补中益气汤、清暑益气汤等，其立意皆是以升阳除湿为主。

4. 升阳除湿运用法则——六结合法

湿性弥漫重浊，可多元化伤人，既可随体质而转化，出现寒化、热化、夹虚、夹瘀、夹痰等多种变化，又有在表、在里之不同。故治疗湿邪应圆机活法，单一治法恐难切中病机。运用升阳除湿法时，常采取"六结合法"，即升降结合、升补结合、升利结合、升泻结合、升散结合、风药的配合。

（1）升降结合：叶天士认为，脾宜升则健，胃宜降则和。升阳除湿法以升清降浊为中心，可恢复脾升清功能，使湿的代谢及运化归于正常，则湿邪尽祛矣。但脾胃一升一降，胃气不降则脾气不升，因此在升脾气的同时要降胃气，需配降胃气的药物，才能更好地升脾气。因此，在临床使用黄芪、防风、柴胡、升麻、葛根等升脾气的同时，还要结合半夏、木香、枳实、厚朴、旋覆花、丁香、沉香等降胃气的药物。

（2）升补结合：脾虚湿盛的病机反映出两个方面的矛盾，一为脾虚，二是湿盛。脾虚是根本，湿盛是标象。升阳除湿一是升阳，二是除湿。升阳则通过补益脾气体现出来，脾主升清，脾气充足方可体现升清之力，故应升补结合。脾气得益于肺气和肾气的充足，所以升阳除湿要酌加补益肺气、脾气的药物，如黄芪、党参、白术、山药等；同时脾虚日久可伤肾气，还要酌加补肾药物，李东垣常用益智仁，还可用仙茅、仙灵脾、补骨脂、鹿角霜等药。

（3）升利结合：升阳祛湿法通过升阳达到祛湿的效果，但湿邪积蓄，重者可伴有水肿，这时升阳除湿力又单薄，应加用利水祛湿的药物，曰之升利结合。常用茯苓、猪苓、薏苡仁、泽泻、玉米须、葫芦等，湿邪较重的可用虫类药，如蝼蛄、蟋蟀等。

（4）升泻结合：脾虚湿盛，湿郁久则化热，出现湿热相间的情况，对此李东垣多加入黄柏、黄连等清利湿热药，还可用晚蚕沙、萆薢、土茯苓、赤小豆、椿根皮等。

（5）升散结合：脾虚到一定程度可出现脾虚下陷的病证，阳气内陷，虚火内郁而出现火郁于内，阳气不能透达，伴有四肢发热如烙，肌肤干燥无汗，麻疹隐伏不透，表证发汗不应等症。此时当升阳除湿于内、发散火郁于外，李东垣的升阳散火汤（防风、炙甘草、升麻、葛根、独活、白芍、羌活、人参）为常用方剂。发散火郁，重在一升一散，升者使阳气升腾，浊阴自化；散者使阳气外越，火郁透达。所以一是要用人参、黄芪等补元气，二是要结合蝉衣、荆芥穗、僵蚕等发散药物。

（6）风药的配合：李东垣善用风药，以风药具有祛风、升提阳气、发散火郁、化解内外湿邪、祛湿降浊的作用。路志正教授认为"治脾以燥药升之"，风药即风燥升阳药，具有升发、疏散的作用。李东垣以升麻、柴胡、防风、羌活应用最多。常用风药如下。

祛风升清：僵蚕、蝉衣、羌活、荆芥穗、蔓荆子、天麻、葛根、白芷、白蒺藜。

升阳止泻：苍术、防风、荆芥穗、柴胡、葛根、升麻、桔梗、荷叶、白术、补骨脂。

发散火郁：僵蚕、升麻、柴胡、防风、蝉衣、青蒿、黄芩、栀子、郁金。

祛风通络：威灵仙、桂枝、羌活、独活、防风、海桐皮、乌梢蛇、葛根、桑枝、天麻。

祛湿降浊：防风、僵蚕、升麻、苍术、草决明、柴胡、枳实、荷叶、生麦芽、生谷芽。

春季风药：薄荷、菊花、桑叶、防风。

夏季风药：升麻、青蒿、连翘、金银花。

秋季风药：荷梗、荆芥穗、苏梗、桔梗。

冬季风药：羌活、白芷、细辛、藁本。

三、五脏辨证论治

（一）从肝治疗咳嗽

《素问·咳论》指出："五脏六腑皆令人咳，非独肺也"，并进一步指出其机制曰："皮毛者，肺之合也，皮毛先受邪气，邪气以从其合也。其寒饮食入胃，从肺脉上至于肺而肺寒，肺寒则外内合邪因而客之，则为肺咳。五脏各以其时受病，非其时，各传以与之。"这里指出了五脏病传之于肺，可导致肺咳。我们在临床上对于慢性咳嗽的论治也多以肺、脾、肾为主，但随着生活环境的改变，情志因素在咳嗽的发生、发展中起着越发重要的作用。凡肝气郁结、肝火犯肺、肝血不足、肝肾亏虚、肝经郁热、肝经受寒、肝气滞血瘀等因素，影响肺之宣发肃降而咳者，皆可依肝咳论治。肝咳的治疗，以宣肺化痰止咳治其标，疏肝养肝以治本。

1. 肝咳的文献记载

《素问·咳论》指出："五脏六腑皆令人咳，非独肺也。""肝咳之状，咳则两胁下痛，甚则不可以转，转则两胁下满。"隋代巢元方《诸病源候论》把咳分为"风咳""寒咳""支咳""肝咳""心咳""脾咳""肾咳""胆咳""厥阴咳"等十种，并对这十种咳嗽做了症状的描述及鉴别。如"肝咳，咳而引胁下痛是也""风咳，欲语因咳，言不得竟是也"，对后世有较大影响。唐代孙思邈《备急千金要方》、王焘《外台秘要》、宋代方书《太平圣惠方》《圣济总录》等，均多宗巢氏之说。宋代陈无择《三因极一病证方论》将咳嗽分为内因、外因、不内外因所致的三类。至金代刘完素、张子和更明确地把咳嗽与六气联系起来，提出"风、寒、暑、湿、燥、火皆令人咳"，阐明了咳嗽与自然界"六淫"的关系。朱丹溪在《丹溪心法·咳嗽》中则将咳嗽分为风寒、痰饮、火郁、劳嗽、肺胀五种，并指出肝咳治疗应"疏肝气，以青皮挟痰药，实者白芥子之类，再后以二陈汤加南星、香附、青黛、青皮、姜汁"治之。明代龚廷贤《万病回春·咳嗽》指出"从来咳嗽十八般，只因邪气入于肝"。明代吴昆《医方考》认为肝咳乃"肝移热于肺而咳嗽"，当以"当归芦荟丸"为主方治之。明代王纶《明医杂著》认为春天肝气上升，易发肝咳，宜用润肺抑肝之法治疗。明代秦昌遇《症因脉治》则对肝咳的症状、病因、脉证、治疗分别进行了论述。明代周文采《医方选要》认为肝咳乃"因七情而得，又当随其各经之证而治之"。清代陈念祖《医学从众录》记载"治肝咳嗽，两胁下满。以皂荚树根皮三两，杏仁、贝母各三两，炙甘草一两"。清代林佩琴《类证治裁》记载："治肝胆之气升犯肺者，泄木降逆，钩藤、栀子、枳壳、丹皮、陈皮之属。"又云："上气呛咳胁痛，肝木乘肺也，七气汤加白芍、金橘。"清代叶天士《临证指南医案》云："人身气机合乎天地自然，肺气从右而降，肝气由左而升，肺病主降日迟，肝横司升日速，呛咳未已，乃肝胆木反刑金之兆。"他认为肝气郁结、肝火犯肺、"肝阳逆行，乘肺则咳"、"肝逆乘胃射肺"等均可发生肝咳。近贤秦伯未指出："左右为阴阳之道路，肝升火及肺降不利，两胁刺痛，咳稀痰多……即拟平肝肃肺"，说明了咳嗽治肺调肝的重要性。

2. 肝咳的病因证治

随着社会环境的改变及生活节奏的加快，精神紧张、情志因素在咳嗽发病中的作用越来越重要，尤其是素有因肝气不调导致疾病的患者，出现咳嗽，可表现为肝咳的典型症状。如情志失调，精神抑郁，或忧思恼怒，肝郁化火，影响肺之肃降，肺气上逆而咳；或平时睡眠不佳，或月经失调，或患有乳腺增生、甲状腺结节、子宫肌瘤等内分泌失调疾病，而感受风寒之邪，风寒犯肺，肺失宣降上逆而咳。尤其是工作压力较大的人群，一般都有肝气郁结、肝血虚等证，若有外邪侵犯，引动内因，则出现顽固性的咳嗽。

肝咳的病机变化主要体现在肺与肝的联系上，二者在经脉、五行生克、个性特点及功能上有着密切的关系，具体概括为如下方面。第一，肝经与肺经相连，《灵枢·经脉》有云："肝足厥阴之脉……其支者，复从肝别贯膈，上注肺。"肝经的支脉与肺相连，二者气血相通。第二，肺属金，肝属木，金克木，从五行生克规律而言，肺克肝，肝又可反克肺，这在临床上比较多见，如"木火刑金"。第三，从个性特点看，肺为相傅之官，不耐寒热，肝为将军之官，体阴而用阳，肺为娇脏，肝为刚脏，二者一阴一阳，一刚一柔，刚柔相济，才能保证五脏和谐。第四，从功能上看，肝主疏泄，调畅气机，肺主肃降，和顺降气，肝气上升于左，肺气下降于右，形成气机的循环。咳嗽乃肺气上逆所致，是气循环障碍的结果，肝气不升则肺气不降，肺气上逆而为咳嗽。肝咳之咳嗽可有多种表现形式，如干咳、无痰或少痰、阵咳、呛咳、刺激性咳嗽、咽痒而咳等，且肝咳多伴有肝经的症状，如咳则两胁胀满疼痛。明代秦昌遇《症因脉治》指出"咳则两胁下痛，痛引少腹，或寒热往来，面青色筋急，此肝经咳嗽"。

在治疗上，或从于肝，或从于肺，或肺肝同治，当灵活权变。临床常见的治法概括如下。

（1）疏肝解郁法：肝失疏泄，气机郁滞，风邪外袭，化火犯肺。治以疏肝解郁宣肺止咳，方选四逆散、柴胡疏肝散加减。或疏肝解郁佐以化痰，以逍遥散加减治疗。

（2）和解少阳法：邪犯少阳，气机郁遏，郁而化火，上逆犯肺，肺失宣降而作咳嗽。治以和解少阳、宣肺止咳，以小柴胡汤加减治疗。

（3）疏肝治肺法：肝火素旺之人，外感风热，风气通于肝，肝气不调，肺气失宣，导致肝肺二经风热，治以疏肝泄肺，以柴胡桂枝汤和升降散加减治疗。如表邪内郁，少阳枢机不利，致肺失宣降，气血津液输布受阻，治以疏肝润肺法，方取柴胡桂枝汤和荆防败毒饮加减。

（4）清肝法：肝火素盛，咳嗽因情志而发，肝火引动肺火。治以清泻肝火、肃肺止咳，以泻白散、黛蛤散、百合固金汤加减。

（5）养阴柔肝法：肝血不足，阴虚血燥，上逆犯肺而致咳。治以滋阴疏肝，润肺止咳，以一贯煎加味治疗。

（6）平肝潜阳法：肝风扰动，叶天士云："肝阳化风，旋扰不息，致呛无平期。"《王九峰医案》指出："肝脏阴虚阳僭，是以呛咳。"阴虚阳亢，肝阳化风，上扰于肺致咳。治以叶天士"镇补和阳息风法"，以镇肝熄风汤合泻白散加减。

（7）暖肝温肺法：肝体阴而用阳，肝阳不足，肺失温养，上逆而咳。治以温补肝阳佐以宣肺化痰止咳，以暖肝煎加减。或以温肝利肺法，以柴胡桂枝干姜汤加减治疗。

（8）调和肝脾法：肝气犯脾，痰湿内生，痰湿阻肺而咳。治以调和肝脾，化痰止咳，以柴胡疏肝散合六君子汤加减治疗。

（9）清肝活血法：肝气郁结，气滞血瘀，肝郁化火，影响肺之肃降，上逆而咳。治以清肝活血法，以柴胡疏肝散合三七粉、青蒿鳖甲汤加减。

（10）清利湿热法：肝胆湿热内蕴，影响肺之肃降，上逆而咳。治以清利肝胆湿热止咳，方以龙胆泻肝汤加减。

（11）通络法：肝之脉络瘀阻，导致"胁痛久嗽"，《类证治裁》"肝木性升散，不受遏郁，郁则经气逆"正是指此。治宜用疏肝通络法治疗，实证取仲景旋覆花汤加桃仁、桂枝、牡蛎、泽兰、郁金等；虚证以桃红四物汤加减；或以逍遥散加枳壳、青皮、丹皮、延胡索等治疗。

（12）泄肝和胃法：肝气犯肺、胃，导致咳而呕逆。治以疏肝肃肺和胃，方以旋覆代赭汤加减。

3. 病案举例

张某，女，51岁，主因咽部不适、咳嗽、咳痰半年，于2015年8月20日初诊。患者半年前感冒后，出现咽部不适、咳嗽、咳痰稀白，经治疗感冒愈，而咳嗽、咳痰症状始终未能缓解，咳痰以晨起明显，吃辛辣、油腻食物咳嗽加重，伴有心烦易怒，口苦，胸胁胀满疼痛，睡眠不佳，纳食可，大便正常，舌体胖，质紫暗，苔薄黄，脉弦细。患者1年前查出甲状腺瘤，诊断为冷结节。中医辨证：感受外邪，邪入于肺，肺宣降失常，肺气上逆而咳。因患甲状腺疾病，肝经瘀滞，进一步导致肺气不利，故咳嗽不愈。治以疏肝解郁，健脾肃肺化痰。处方：八月札15 g，厚朴花12 g，炒薏苡仁20 g，法半夏10 g，夏枯草12 g，胆南星8 g，地龙8 g，当归12 g，郁金12 g，茯苓30 g，黛蛤散（包煎）10 g，枳实12 g，枇杷叶15 g，桃仁、杏仁各9 g。14剂，水煎服。药后患者咳嗽、咳痰减轻，二便调，睡眠可，舌质淡暗，苔薄白，脉沉细小弦。治宗上方，加疏肝解郁、宣肺化痰、散结软坚之品，上方加黄药子12 g，山慈菇12 g，川牛膝15 g。14剂，水煎服。药后咳嗽基本消失，自觉甲状腺瘤较前略有减小，饮食正常，心情舒畅，二便调，舌质淡红苔薄白。

按语：本案患者咳嗽半年，伴有心烦易怒、口苦、胸胁胀满疼痛、睡眠不佳、舌体胖、质紫暗、苔薄黄、脉弦细等症，并患有甲状腺瘤。证属肝气郁结、肝郁化火、木火刑金，故治以疏肝解郁、宣肺降逆止咳。药用八月札、郁金疏肝解郁；夏枯草、黛蛤散清肝热；胆南星、地龙、枇杷叶清肺化痰；桃仁、当归活血、清心肝之火；厚朴花、炒薏苡仁、半夏、茯苓、枳实健脾渗湿以绝生痰之源；杏仁降肺气以止咳。诸药从肝、脾、肺入手调肝气降肺气，使气机升降顺畅，上下相宜，则咳嗽之证得以缓解，兼以健脾祛湿，以杜绝痰之来源。由于用药得法，咳嗽较快平息。继而宗上法加散结软坚之品治疗甲状腺瘤，也获得较好的效果。

（二）从脾胃治疗五脏病

明代医家张景岳曰："五脏中皆有脾气，而脾胃中亦有五脏之气"，这一观点说明了脾胃与五脏有密不可分的联系。

脾胃的功能特点之一就是升降运动，即脾胃将营养物质上归于肺，到达全身的上升运动，以及脾胃主受纳、腐熟水谷，传化水谷糟粕的下降运动。脾胃的一升一降，一运一纳，共同完成了饮食物的消化吸收过程。关于脾胃升降理论，自《内经》中就有明确的记载。《素问·灵兰秘典论》指出："脾胃者，仓廪之官，五味出焉"，说明脾胃是受纳腐熟水谷，化生五谷精微的器官。《素问·经脉别论》又指出："饮入于胃，游溢精气，上输于脾，脾气散精，上归于肺，通调水道，下输膀胱，水津四布，五经并行……"说明了脾将营养物质上归于肺的升清运动。《素问·五脏别论》指出："胃、大肠、小肠、三焦、膀胱，此五者天气之所生也，其气象天，故泻而不藏，此受五脏浊气，名曰传化之府，此不能久留，输泻者也……"说明了胃传化物的下降运动。张仲景在《伤寒论》中将《内经》脾胃升降的理论运用于临床，认为脾胃居于中焦，连通上下，为升降之枢纽。因为脾主湿，易从寒化，胃主燥，易从热化，脾胃不和，则易产生寒热错杂证，故在治疗上张仲景创立了辛开苦降之法，以半夏泻心汤、生姜泻心汤、甘草泻心汤治疗升降失常、寒热错杂之证。还创立了养胃阴以和胃降逆的竹叶石膏汤，通腑泄热的三承气汤，治表湿以健脾升阳化湿的麻黄加术汤，降胃气以和解少阳的小柴胡汤，温中降逆治疗脾胃虚寒的理中汤等诸多调理脾胃升降的方子，开创了调理脾胃升降治疗之先河。后世金元时期李东垣创立了脾胃学说，在《脾胃论》中多篇论述了脾胃的升降问题，他认为脾胃升降障碍是百病形成的根源，指出："或下泄而久不能升，是有秋冬而无春夏，乃生长之用，陷于殒杀之气，而百病皆起；或久升而不降，亦病焉。"他认为脾气升发，则水谷之精气化生气血，有升然后才有降，如果升降悖逆，以致"清气不升，浊气不降，清浊相干，乱于胸中，使周身气血逆行而乱"，脾胃升降失常，百病由生。脾胃升降失常，关键在于阳气的升发不足，阳气不能升发则阴火上冲，故治以升阳益气、泻火降浊的方法。李东垣创制了补中益气汤、调脾胃泻阴火升阳汤等升阳泻火的方子；使用蔓荆子、葛根、升麻、柴胡等风药升阳除湿；同时创制了升降相因的通幽汤，升胃气降肺气的升阳益胃汤，升元气降阴火的制熟干地黄丸，升脾气除积滞的橘皮枳术丸、半夏枳术丸、木香人参生姜枳术丸等，为后世广为沿用。后世对于脾胃升降理论的阐发，皆本李东垣之说，其弟子罗天益，治疗营卫失和外感，从调理脾胃升降入手，重用甘辛温补而慎用寒凉，即是在李东垣之说的基础上发挥的。明代薛己受脾胃学说的影响，倡导"人以脾胃为本"，并将胃分为胃气、胃血，脾分为脾气、脾血，提出"命门火衰而脾土虚寒"，主张升阳补脾应从补肾入手。张景岳则强调脾胃与五脏的联系，认为"五脏中皆有脾气，而脾胃中亦皆有五脏之气，此其互为相使"，故脾胃升降失调可导致五脏病，五脏有邪亦可导致脾胃病。他在治疗上提出"善治脾者，能调五脏，即所以治脾胃也；能治脾胃而使食进身强，即所以安五脏也"。后贤李中梓明确提出"脾胃为后天之本"，同时强调脾胃升降的重要性，认为"明乎脏腑阴阳升降之理，凡病皆得其要领"，并主张补肾与理脾兼行。清代叶天士崇脾胃学说，而将脾、胃分论，认为脾主藏，胃主通，运化主脾，受纳主胃，脾宜升则健，胃宜降则和，同时认为李东垣大补阳气，重在治脾，仲景急下存阴，重在治胃。并提出脾阳不足，胃有寒湿者，宜宗东垣法，温燥升运；而脾阳不亏，胃有燥火者，则应甘凉濡润，以养胃阴为主；进一步耗伤肝阴者，则以酸甘济阴法为主。叶氏将脾胃升降与润燥结合起来，不仅创新了胃阴说，更丰富了升降理论。后世吴鞠通创立三焦辨证，尤重视中焦脾胃，提出湿热在中焦应清化宣畅的理论，将脾胃升降理论与湿热的治疗紧密结合起来，丰富了脾胃升降学说。清代医家吴澄认为脾阴是脾气的物质基础，提出劳倦忧思、脾阴暗耗、内伤七情、五志化火、大病久病、五脏之阴大亏皆可伤及脾阴的理论，认为脾阴不足则升降失司，其脾阴说是薛己脾气、脾血说的进一步发挥，与叶天士胃阴说相应，补充和完善了李东垣的脾胃学说。

概言之，脾胃升降之说，源于《内经》，发展于张仲景，成熟于金元时期，明清时期又得到了进一步发展。路志正教授采各家之说，参以己验，提出"持中央，运四旁，怡情志，调升降，顾润燥，纳化常"的调理脾胃十八字方针，并运用调脾胃学术思想灵活治疗五脏各科杂症，认为"脾主中州，与胃相合，并与五脏相关"，只有脾胃和，五脏安，气机通畅，阴平阳秘，才能纳化正常，身体健康。

脾胃的升降活动，不仅依赖于本身功能的强健，还需要肝的升发条达，肺的肃降宣发，心火的下降温煦，肾阳的蒸腾及肾水的上济。朱丹溪云："脾居坤静之德，而有乾健之运，能使心肺之阳降，肝肾之阴升，而成天地之泰"，说明脾胃居中，与五脏相系，是五脏升降运动的枢纽。

1. 脾胃升降失调的病机演变

由于外感、情志所伤、饮食不节、劳逸过度影响脾胃的升降，出现升降反作，一方面清气不升，精微物质不能上达，输送到全身，出现"清气在下，则生飧泄"的病理现象；另一方面浊气不降，运化的代谢产物不能排出，出现"浊气在上，则生䐜胀"的病理表现。由于脾胃居于中焦，为上下升降之枢纽，脾胃气虚，升降失常，不仅是脾胃本身，五脏六腑、四肢九窍都会发生病变。

心主血，全赖于脾胃化生的水谷精微物质的充养，脾不能升清则心血不足，久则心脾两虚，影响到全身的气血，气血不能安神则心烦不寐，不能滋养全身则神劳、气力不足。

肺与脾同主气，"脾气散精，上归于肺"，肺才能发挥正常的功能，如脾不能升清，肺就不能正常和降。李东垣指出："脾胃虚，则肺最受病。"脾胃与肺为母子之脏，脾胃虚损，肺气会因之不足，亦即"土不生金"，临证可出现气喘、倦怠懒言、四肢乏力等脾肺两虚的症状，路志正教授治疗肺气不足常易感冒之人，常用补脾升清的方法，即"培土生金"法。

脾胃与肾，具有先天温后天、后天补养先天的中医辨证关系。脾气不运，化生无源，日久及肾，以致肾气亦虚；或先天之气不足，不能资助后天，致脾肾气虚，日久脾肾之阳受损，可形成脾肾阳虚。脾胃之阴不足，日久累及肾阴，也可形成脾肾阴虚证。路志正教授在治疗脾肾两虚之证时，常从调理脾胃入手，以健运脾胃、化生精血养肾。

脾胃与肝在饮食的纳化，气机的调节，血液的生成、储藏方面有密切的联系。脾主生血，运化食物，调节全身气机的升降。肝主藏血，主疏泄，帮助饮食物的消化、传送，调畅情志与气机。若脾胃升降功能失常，可影响肝的疏泄，形成"土虚木壅"之证；脾失健运，生湿蕴热，可熏蒸肝胆，形成肝胆湿热；脾生血不足，肝无所藏可致肝血虚；进而肝不藏血，脾不统血，可见多种出血之证。肝气不舒可导致情志异常，情志失常可导致气机不畅，首先会影响脾胃的升降功能。路志正教授在治疗脾胃病时，常结合调肝之法，肝脾同调。

脾胃为传化之官，与胆、小肠、大肠、三焦、膀胱均有密切的联系。①胆有促进食物消化的作用，若胆汁不足，则可影响脾胃的消化，反之脾胃湿热，也可累及胆，导致肝胆湿热。②小肠将食物进一步消化，泌别清浊，清者由脾转于全身各部，浊者下注于大肠，或渗入于膀胱，成为大小便排出体外，若小肠发生病变，不能泌别清浊，就会影响胃中食物的下降和脾的运化转输功能，出现小便异常。③大肠主要接受小肠所下传的浊物，经过吸收剩余的水液，变为粪便，排出体外。大肠发生病变，就会影响小肠、胃、脾的功能活动，使食物残渣不能变化成粪便而及时排出；脾胃运化不健，也可影响大肠的功能活动，使大肠传导失司，引起泄泻或便秘等。④膀胱为贮尿和排尿的器官，《素问·灵兰秘典论》曰："膀胱者，州都之官，津液藏焉，气化则能出矣。"水液经过胃的作用下传于膀胱，通过气化而排出体外，膀胱的气化不但与肾阳的温煦有关，与脾气也有关。如脾气虚弱，转输无权，小便亦可发生异常。《灵枢·口问》曰："中气不足，溲便为之变。"⑤三焦是上、中、下焦的总称。上焦包括心、肺，中焦包括脾、胃，下焦包括肝、肾。三焦的功能是总司气化，凡饮食的受纳、腐熟，水谷精微的输布，水液的代谢及糟粕的排泄等，均与三焦有关，故《素问·灵兰秘典论》说："三焦者，决渎之官，化物出焉。"在三焦的气化活动中，中焦起着转输的作用。脾胃有病，则三焦气化受阻，水液代谢壅滞，水湿泛滥可引起水肿等多种疾病。

总之，脾胃可影响其他脏腑，其他脏腑有病，也可影响到脾胃。《内经》中还指出"脾不及，令人九窍不通""九窍不利，肠胃之所生"，说明脾胃与肢体、肌肤、四肢九窍关系密切。李东垣指出："饮食入胃，其营气上行，以输于心肺，以滋养上焦之皮肤腠理之元气"，如此以维持人体的正常体温，如脾胃内伤，升降失常，精微物质不能充养肌肤，则容易出现外感之证。李东垣把恶寒的病机解释为脾胃之气不足，"心肺无所禀受，皮肤间无阳，失其营卫之外护，故阳分皮毛之间虚弱，但见风见寒，或居处阴寒无日处，便恶之也"。李东垣弟子罗天益进一步认为脾胃居中州，有"生育营卫，通行津液"的作用，脾胃运化失常则"营卫失所育，津液失所行"，营卫失和，可感受外邪而形成外感之证，治疗上应重点调理脾胃，使"脾胃健则营卫通"。

2. 调脾胃治疗冠心病

心与脾胃有多方位的联系，其一是脾胃主受纳、运化水谷，乃多气多血之脏腑，为气血生化之源，心脏血脉中气血之盈亏，实由脾之盛衰而决定。其二是心与脾经脉相连，脾胃居于中焦，心脏居于上焦，从形体上看，以膈为界，互不相连，但二者之间以脾胃之支脉、大络、经筋紧密联系，经气互通，互相影响。其三是在五行相生的关系上，脾胃属土，心属火，心与脾胃乃母子关系，若子病及母或子盗母气，均可使脾胃失调而波及心脏。总之脾胃与心关系密切。

脾胃失调可影响心脏。随着人们生活水平的提高，物质文明高度发达，人们过食肥甘厚味、起居无常、劳逸过度、工作精神压力大造成脾胃失调，纳化失常，湿浊内生，水液代谢失常，可引发血脂代谢的异常。脾胃主运化水液和精微物质，若饮食失常，损伤脾胃，则水液停留为湿，湿浊入脉，凝聚为痰，痰浊在血，与血中的异常代谢产物搏结则产生血瘀。湿、浊、痰、瘀等异常代谢产物阻涩脉道而形成高血脂，进而导致冠心病。因此，饮食失常是血脂代谢异常、冠心病发生的原因，其中脾胃失调是根本，湿浊是源头，痰浊是过渡，痰瘀是关键。所以，治疗冠心病不能仅着眼于心脏本身，依据"不通则痛"的道理而简单地以攻逐、破散、疏通，而应从源头抓起，辨证求因，审因论治，从湿、浊、痰、瘀论治冠心病，标本兼治，重在治本。《医贯》指出："气郁而成湿滞，湿滞而成热，热郁而成痰，痰滞而血不行。"湿聚生浊，浊留变为痰，痰阻成瘀，瘀又能生湿、变浊、化痰，四者互为因果，相兼为病，影响气血运行，导致冠心病的发生。因此，立方应从湿、浊、痰、瘀入手，而重在湿、浊、痰。这与常用的活血化瘀法有所不同。

曾治疗患者张某，男，58岁，主因左胸阵发性疼痛半年，于2012年3月初诊。患者年后由于劳累，突发胸闷、心前区疼痛，经当地医院检查诊为冠心病心绞痛，曾用冠心苏合丸、复方丹参片、硝酸异山梨酯缓释片、中药汤剂治疗，一时缓解，但时有复发。特来求诊，刻下：患者心前区隐痛，胸闷，兼见心悸气短，倦怠乏力，失眠多梦，腹胀，纳呆食少，大便溏薄，面色萎黄，舌淡胖有齿痕，苔薄白，脉沉细小弦，重取无力。心电图呈ST-T改变。中医诊断：胸痹心痛。中医辨证：中气不足、心脉瘀阻。治以健脾益气、宁心通脉法。处方：太子参15 g，生黄芪30 g，炒苍术15 g，干姜10 g，炒白术10 g，云茯苓12 g，陈皮9 g，砂仁（后下）6 g，炒枳实10 g，桂枝6 g，白芍10 g，丹参12 g，炙甘草6 g，炒枣仁12 g。7剂，水煎服。药后胸痛次数减少，程度减轻，自觉体力有增，食欲增加，便溏消失，舌淡红，苔薄白，脉沉细。续以上法服药14剂，药后胸痛明显减轻，心悸、胸闷、气短、失眠均未发作。

3. 调脾胃治疗萎缩性胃炎

萎缩性胃炎是指胃黏膜表面反复受到损害后导致黏膜固有腺体萎缩，甚至消失，黏膜肌层常见增厚的病理改变。常伴有肠上皮化生，炎性反应及不典型增生。慢性萎缩性胃炎多由慢性浅表性胃炎失治或误治转化而成，少数萎缩性胃炎可演变为胃癌。萎缩性胃炎主要表现为腹胀、胃脘隐痛不适、疲乏、消瘦、纳差、贫血等，属中医"痞满""胃脘痛"范畴。

中医认为脾胃虚弱、气机壅滞是慢性萎缩性胃炎的基本病机。本病的发生与饮食不节，情志内伤，劳倦过度有关。李东垣在《脾胃论》中指出本病"先由喜怒悲忧恐为五贼所伤，而后胃气不行，劳逸饮食不节继之，则元气乃伤"。饮食不节，情志内伤，劳倦过度导致脾胃升降失常，气机运行不畅，而出现胃脘部胀满、隐痛、纳差、乏力等症状。萎缩性胃炎初病在气，久则阴虚络瘀，治疗重点在于调气，恢复脾胃的升降功能。临床应选用具有健脾益气升清、和胃降逆、疏肝理气作用的药物，如太子参、竹节参、生黄芪、当归、炒白术、苏梗、荷梗、旋覆花、炒枳壳、白扁豆、山药、延胡索、砂仁、白蔻仁、香附、佛手、八月札、绿萼梅等；肝失条达，气机郁滞，日久可化热伤阴，故在疏肝健脾基础上，要加入养阴清热药物，如沙参、石斛、麦冬、茵陈、知母、芦根、女贞子、墨旱莲、枸杞子等；肝脾不和，升降失司，气血不畅，可造成气滞血瘀，胃络痹阻，故应加入活血通络之品，如丹参、川芎、赤芍、延胡索、川楝子、姜黄、桃仁、鸡血藤、水红花子、益母草等。除药物治疗外，还要注意饮食规律，劳逸适度，保持心情舒畅，节郁怒，避免思虑太过，忌生冷、辛辣、炙煿及厚腻之品，避风寒，再配合药物可达到事半功倍的效果。

曾治疗患者张某，男，53岁，2013年8月初诊。患萎缩性胃炎已3年余，每因情志不遂而复发。刻下：胃脘胀满，饱食后疼痛，面色萎黄，睡眠欠佳，大便有时不成形，舌质暗红，苔根部厚腻，脉弦滑。西医诊断：萎缩性胃炎。中医诊断：胃脘痛。中医辨证：肝郁气滞、痰湿中阻。治以疏肝解郁、健脾祛湿法。药用太子参15 g，生白术15 g，生山药20 g，炒薏苡仁20 g，香附12 g，郁金10 g，厚朴花12 g，姜半夏9 g，鸡内金10 g，高良姜12 g，蒲公英12 g，肉豆蔻12 g，娑罗子10 g。药后胃胀满疼痛即减轻。继以上方微调，14剂。药后胃胀满消除，饮食正常。本证调情志疏肝以祛除胃胀满疼痛，健脾益气以助运升清，降肺胃之气以和胃。随访示胃胀满之证未再复发。

4. 调脾胃治疗肺病

"脾为后天之本"，在水液代谢中起着重要的作用。《内经》中指出："饮入于胃，游溢精气，上输于脾，脾气散精，上归于肺"，这是水液代谢的上输过程；"通调水道，下输膀胱，水精四布，五经并行"，这是水液下"谢"的过程。在整个水液代谢过程中，脾胃是关键。其次肺为水之上源，肾为主水之脏，两脏在水液代谢中相互配合，共同调节人体的水液代谢活动。脾位于中州，主运化水湿，其精微物质上润肺，下滋肾，在水液代谢和气机升降的过程中，肺脾肾三脏相互协作，始能发挥其正常的生理功能。水液代谢异常则易形成水肿。张景岳指出："凡水肿等证，乃肺脾肾三脏相干之病，盖水为至阴，故其本在肾，水化于气，故其标在肺，水唯畏土，故其制在脾"，说明了水肿的发生，以肾为本，肺为标，脾为中流砥柱。关于水肿的治疗，清代喻嘉言在《医门法律》中认为，应"以实土为先务"。清代王九峰进一步指出："治水之法，禹功、疏凿虽善，然非羸弱所宜，虚则补中土，一定成法"，主张使用异功散和五苓散，治中虚补脾胃，培土制水，为治水湿之重要法门。

支气管哮喘出自肺、肾，但与脾关系尤为密切，脾气虚衰，运化无力，则聚湿为痰，停饮积水，正所谓"脾为生痰之源"。痰浊壅阻气道，肺气上逆而为喘，肾虚少纳而为促，甚者出多入少不能平卧。哮喘与肺脾肾关系密切，治疗喘促之证，也重在补脾益气、温运中州，兼顾肺肾。盖脾气健运，痰湿祛咳喘平，精气自复，故在补脾中寓培土生金、助肾纳气之义。孟河医家费伯雄治疗金水亏虚、中土尤弱之咳痰、不能平卧、大便微溏、痰中夹血之症，以"平调中土，顺气涤痰"为主。又治疗秋燥伤肺、咳喘、痰中带血者，认为"内热便泄，形神日羸，饮食日少，肾损于下，肺损于上。上损从阳，下损从阴，上下交损，从乎中治"。咳喘带血，肺肾两伤，以异功散去茯苓，加生姜、山药、虫草花主之，药后诸症即平。以上均说明肺肾两虚咳喘，从脾胃入手治疗，可兼顾两脏，起到根本的治疗作用。

曾治疗哮喘患者杨某，女，60岁，主因哮喘20年，于2016年10月初诊。缘于20年前出现哮喘，后每遇换季、感冒后诱发。刻下症见喘息，喉中有痰鸣，咳嗽痰多，色黄质黏，胸闷气短，夜寐欠安，夜尿频多，腰酸，乏力，纳差，心烦急躁，大便干结，舌质紫暗，苔花剥，脉弦滑尺弱。中医诊断：哮喘。中医辨证：肺肾两虚，肺虚失于肃降，肾虚失于摄纳，脾胃气虚，湿浊中阻，痰阻气壅，上逆而喘，喘证日久，肺脾肾三脏皆虚。治以健脾益气、宣肺化痰、益肾纳气法。处方：太子参12 g，生黄芪12 g，地龙12 g，炙麻黄6 g，生石膏（先煎）20 g，浙贝母12 g，炒杏仁10 g，生山药15 g，姜半夏10 g，百部15 g，炒白术15 g，茯苓20 g，白果6 g，补骨脂12 g，南沙参12 g，僵蚕12 g，炒苏子12 g。药后患者喘促之症即明显减轻，继如法调理3月余，喘息未再发作。本案例说明肺肾同病，从脾论治，化湿，清化痰热，乃治病求本之法。通过调理脾胃之升降，使肺得清肃，肾得受纳，三脏功能恢复则喘自平。

5. 调脾胃治疗肝病

肝主疏泄，一疏泄情志，二指调畅气机。肝脏的疏泄功能正常，则气机条畅，气血调和，经脉通利，精微物质的化生、输布，水液的代谢，脏腑器官的活动正常协调。脾胃为后天之本，气血生化之源，位居中焦，连通上下左右，为气机升降的枢纽。脾胃升降的协调，完成了饮食物的受纳、消化、输布、排泄过程，使精微物质到达全身。在水液的代谢中，脾胃起着重要的转输作用。肝气参与脾胃的升降活动，只有肝的疏泄正常，脾胃才得以正常升降，食物的传输、水液的代谢方正常。反之，肝的疏泄异常，就会影响胆汁的生成与排泄，导致脾胃升降功能的紊乱。肝气犯脾，脾气不生，清气不能上荣于头则头晕；清浊并走于肠则为泄泻；肝气犯胃，影响胃的和降，浊气不降，上逆则为恶心、嗳气、呃逆；肝气犯脾胃，升降失司，脾失运化，胃失受纳，则纳呆、食欲不振；中焦气机阻滞，则脘腹胀满疼痛。

肝气郁结可犯脾胃造成脾胃功能虚弱，形成"木克脾土"；脾胃虚弱更容易影响肝的疏泄，造成"土虚木郁"。肝和脾胃相互影响，非脾气上行，则肝气不升，非胃气下行，则胆气下降。临证中，一方面肝的病变很容易犯脾，出现脾胃失和的症状；另一方面，脾胃的病变又很容易影响肝的疏泄，出现气机阻滞的症状，如胸胁胀满、乳房胀痛、月经不调、急躁易怒等。故在治疗上，治肝必护脾胃，治脾胃也必调肝。

曾治患者王某，男，45岁，主因肝区疼痛、乏力、便溏，于2017年5月来诊。曾经西医诊断为肝炎，以清热解毒、疏肝理气为法治疗，其症不减而转来求诊。症见右胁胀痛，腹满便溏，食欲不振，倦怠乏力，小便量少而黄，夜寐不安，望之形体肥胖，两目无神，舌质暗红，苔薄腻微黄，脉濡数。中医辨证：肝郁脾虚，湿热内蕴。治以疏肝健脾化湿法。以茵陈五苓散加减化裁。处方：茵陈30 g，荷叶12 g，茯苓15 g，苍术9 g，泽泻15 g，猪苓15 g，干姜12 g，白蔻仁（后下）9 g，炒薏苡仁15 g，车前草12 g，郁金9 g。7剂，水煎服。药后肝区胀痛减轻，饮食渐增，大便稀溏改善，夜寐稍安。后以养肝实脾、化湿和胃为法，续进14剂，化验示肝功能正常，诸症消失。本案重在疏肝气，助中州运化，使肝气疏泄正常，脾胃升降得复，则诸症消失。

6. 调脾胃治疗肾病

肾内寓元阴元阳，为先天之本。肾阳可温煦脾阳，激发、推动脾的运化功能；肾阴可滋养脾阴而使其发挥正常的功能；但肾精必须得到脾运化的水谷精微之气，不断资生化育，才能充盛不衰。两脏为先天与后天的关系，又在水液代谢过程中，肺为水之上源，肾为主水之脏，脾位中州，三脏相互协调，共同完成水液的代谢，如三者功能失常，则可形成水肿。治疗肾炎水肿，常宗"其本在肾，其标在肺，其制在脾"的原则，以健脾益气制水为正治之法，健脾温肾、健脾肃肺为权变法。

曾治疗慢性肾炎患者梁某，男，41岁，主因患慢性肾炎10年，于2015年4月求诊。来时症见面部浮肿，腰酸乏力，胃胀，口干欲饮，大便干燥，舌体偏胖边有齿痕，苔白腻，质暗滞，脉弦滑。化验尿蛋白（++）。中医辨证：脾肾虚化源不足，气化失司而水湿内停。治宜健脾补肾，祛湿利水。处方：太子参15 g，西洋参（先煎）10 g，生白术30 g，厚朴花12 g，滑石

15 g，瓜蒌 15 g，荷梗 10 g，茯苓 20 g，砂仁 8 g，炒薏苡仁 20 g，炒杏仁 10 g，肉苁蓉 15 g，补骨脂 12 g，炒枳实 15 g，六一散（包煎）30 g，药后胃胀减轻，口干、疲劳亦好转，大便不干。继以上法调理 3 个月，诸症消失，化验结果也恢复正常。

（三）从肾治疗老年肺纤维化

1. 老年肺纤维化主症为喘虚瘀

肺纤维化是由多种原因引起的，以弥漫性肺泡炎和肺泡结构紊乱为特征最终导致肺间质纤维化的疾病。其发病过程可概括为肺损伤和肺纤维化两个阶段。中医将肺纤维化归属于"肺痿""肺痹""咳喘"等范畴。《素问·痹论》认为肺痹乃"皮痹不已，复感于邪，内舍于肺"，"肺痹者，烦满喘而呕"。在《素问·痿论》中，指出了肺痿乃"肺热叶焦，则皮毛虚弱急薄，著则生痿躄也"。《内经》中所说的肺痿与肺痹概括了肺纤维化的特点，说明了肺纤维化是以喘、虚、瘀为主症的疾病。气上逆而喘，气不归根曰虚，气虚不能推动血液运行为瘀。因喘、因虚、因瘀，其主要表现是气短，气不能接续主要责之于肺肾，肾主纳气归根，肾失于摄纳则为喘、为虚、为瘀，故在肺纤维化的病机演变中，肾虚是根本，因此补肾应是治疗肺纤维化的关键。

（1）喘。气上逆为喘，喘者，气短不能接续也。肺主气，司呼吸，肺之宣发、肃降完成了肺的呼吸功能，呼吸包括外呼吸（肺通气和肺换气）及内呼吸（气体在血液中的运输），内外呼吸的整体运动仅靠肺是难以完成的。《难经》曾曰："呼出心与肺，吸入肾与肝。呼吸之间，脾受谷味也，其脉在中"，指出了呼吸过程是由五脏共同参与完成的。清代医家林佩琴曰："肺为气之主，肾为气之根，肺主出气，肾主纳气，阴阳相交，呼吸乃和，若出纳升降失常，斯喘作焉"，指出了肺肾在呼吸中的重要作用。一般认为，呼气在于肺，吸气在于肾主纳气的作用，若肾不能纳气归根，则会出现呼多吸少的症状，亦即气喘。如肺纤维化的气喘，气喘乏力者为肺脾气虚；语言低怯，动则喘甚，多为肺肾气虚；气喘伴冷汗为肾阳虚；气喘伴燥热为肾阴虚。老年肺纤维化主要临床表现为呼吸功能减弱和微循环障碍，以气短、发绀为突出症状。此时着重于补肾，化痰祛瘀通络脉，临床使用西洋参、白果、虫草花等补肾，浙贝母、地龙、全蝎、穿山甲等化痰祛瘀通络，标本兼治，可收到很好的效果，是治疗老年肺纤维化的主要治法。

（2）虚。老年肺纤维化归于中医"肺痿"范畴，肺痿发病多因于虚，以肺燥阴伤和肺气虚冷为主要病机。素体阴虚燥热或热病、久病、药后伤阴，肺阴虚可致虚热肺痿；素体阳虚及久咳耗伤阳气，肺虚有寒，失于濡养而致虚冷肺痿。阴虚肺痿及阳虚肺痿，最终都会伤及肾，造成肺肾两虚，肺叶萎弱。因此，肺纤维化的整体特点为本虚标实，正气虚，气虚运行不畅，水津失布，血脉瘀阻，导致痰浊、瘀血互结；另一个特点是肺纤维化初期就有肾虚的表现，久之肾精亏损，吸气不能降纳，肺主气的功能进一步受损，不能辅心、佐肝、助脾，终致五脏功能"瀑布样"紊乱、丧失，终致出入肺而神机化灭。老年肺纤维化早期为（肾）虚邪袭，肺失宣降；中期正（肾）虚痰瘀互结；末期肺肾亏虚，肾不纳气。肾虚贯串老年肺纤维化的全过程，因此老年肺纤维化一旦发生，就要补肾。治疗上应紧紧围绕补肾通络的主线，对兼症的治疗应在此基础上辨证论治。

（3）瘀。瘀血既是病理产物，又是致病因素。瘀血的形成不外两个原因，一是气滞血瘀；一是气虚血瘀。肺纤维化以本虚标实为主要病机。本虚主要是肺脾肾三脏的虚损，标实主要是痰瘀互结。因肺脾肾的功能失调，致使痰、瘀等病理产物阻于肺络，从而产生一系列病变。也有感受外邪，肺失宣降，气血不通而致瘀者，究其内因还是正气亏虚而致外邪入侵，正气足则外邪无以侵犯。肺气亏虚，津液失布，聚饮为痰，痰阻血瘀；脾虚生湿，湿聚为痰，痰瘀互结；肾虚失于气化，水液停聚为痰，因痰致瘀。痰瘀阻痹则胸闷、气短、憋气、口唇发绀，形成肺纤维化的主要症状。痰瘀不去，则进一步阻遏阳气，出现畏寒肢冷；瘀血内阻，瘀久化热，可致发热；瘀血阻滞气机的升降可致胸闷胁痛；痰瘀互结，正气损伤，致久咳不愈。祛除痰瘀，温阳通脉、清热化瘀、行气散瘀、化痰祛瘀等法必不可少，但正虚是其病变的主要原因，故补虚祛瘀为正治之法。又因为激素、免疫抑制剂、细胞毒性药物的西医治疗，可进一步导致元气的亏损，元气发于肾，为气血运行的动力，邪毒羁留，痰瘀交结，正气损伤日益加重，单一治法实难奏效，应融补肾纳气、化痰祛瘀解毒等多法为一炉，随证加减，方可改善症状，提高患者生存质量。

总之，老年肺纤维化病证复杂，肾虚贯串始终，故在治疗中，不论早期、中期还是晚期，补肾是治疗的关键，通过补肾可以驱散外邪，祛除痰瘀，排出毒邪，从而达到扶正祛邪、邪去正安的目的。

2. 老年肺纤维化治疗在于补肾

老年肺纤维化起病隐匿，初期以活动后呼吸困难、进行性加重、干咳、喘憋为主要特征，中期咳嗽、咳痰等症不易与早期区分，晚期呼吸浅短、咳嗽无力、病情危重。本病病位在肺，与五脏相关，其病机主要是"虚、痰、瘀"，虚则主要在肺肾；而现代医家认为其早期以肺气阴两虚为主，进展到中期可兼有瘀血，晚期可累及肾脏。本病病机特点是本虚标实而以本虚为主，早期就可累及肾脏，实则痰瘀阻络、脉络不通，并非只有瘀血一种病理因素。

（1）肾虚为本：由于肺纤维化的平均发病年龄为66岁，故肺纤维化是一种老年病。疾病早期可仅见咳嗽，有痰或无痰，症状较单一，随疾病发展到晚期可见咳嗽无力、咳痰、呼吸困难、喘促等肺系疾病症状，可伴随纳食不佳、消瘦、周身乏力等病证。肾主纳气，《类证治裁·喘证》云："肺为气之主，肾为气之根，肺主出气，肾主纳气，阴阳相交，呼吸乃和。"《灵枢·天年》云"五十岁，肝气始衰……六十岁……心气始衰……七十岁，脾气虚……八十岁，肺气衰……九十岁，肾气焦，四脏经脉空虚"，说明随着年龄增长，五脏之气日益衰绝，尤其肾脏之气虚衰日益彰显。另外，关于呼吸的记载，《难经》指出："呼出心与肺，吸入肝与肾。"肺纤维化患者随着疾病的发展，肾虚之症表现日益明显，如咳嗽无力、呼吸浅短，可见，老年特发性肺纤维化肺肾亏虚，肾不能纳气归根是其主要病机。

本病虽病情复杂，但其病机以肾气虚为本。本虚归属脏器为肾，以气虚为主，晚期伴有阳虚。可将肺纤维化分为三期：早期为正虚邪袭、肺失宣降，其治疗以祛邪为主，兼以补肾；中期正虚痰瘀互结，其治疗在补肾同时，兼以化痰通络；末期肺肾亏虚、肾不纳气，治疗要重点放在补肾固肾。可见肾气虚贯串肺纤维化的全过程，补肾应贯串治疗始终，同时兼顾他证。

（2）痰瘀阻络为标：标实指痰浊、瘀血、热毒，病势发展，早期以痰浊、热毒伤肺为主；中期痰瘀互结，影响肺肾功能，形成正虚邪实并见的局面；晚期以正虚为主，肺肾俱虚，累及心脾。《素问·至真要大论》云："诸气膹郁，皆属于肺。"《仁斋直指方》云："唯夫邪气伏藏、痰涎浮涌，呼不得呼，吸不得吸，于是上气促急。"肺主气，司呼吸，肾主纳气，肺肾亏虚，津液不布，津停为痰，痰阻气机，血行瘀滞，脉络痹阻而成本证。其病位在肺、肾，本虚为主，标实为辅。本病病程长，肺气耗损，血液生化乏源，气血运行失畅，滞留于脉中为瘀血；气统摄津液运行，气虚则津液运行不畅，脾胃上输水谷精微受阻，且久病及肾，肾气受损，气不化津，日久则水液停聚于脏腑腠理煎熬成痰。痰瘀阻络，阻于肺脉，出现咳嗽、气短、呼吸困难等症状。痰瘀既是本病的致病因素，又是本病的病理产物，痰瘀互结，肺肾亏虚，使疾病迁延难愈。肺纤维化的病证以本虚标实为主要病机，故治疗要标本兼治。

（3）标本兼治：本病虽病情复杂，但以肾虚为本，痰瘀、脉络瘀阻为标，标本互为因果。本着治病求本的原则，治疗以补肾为主，但单补肾而不化痰通络，疗效不突出，故在补肾基础上加用化痰通络药物，标本兼治，相辅相成，能提高疗效，并缩短疗程。通过对60例老年肺纤维化患者的临床总结，证实肾虚痰瘀阻络为老年肺纤维化的主要病机，由此拟定了补肾通络方为治疗老年肺纤维化的有效方剂，药物组成为西洋参、虫草花、蛤蚧、全蝎、浙贝母、穿山甲、地龙、僵蚕、三七、桃仁，临证加减，经临床观察研究，取得了满意疗效。

（4）病案举例：患者，女，68岁，北京市人，主因活动后呼吸困难10年，加重2周，于2016年12月20日就诊。10年前无诱因出现活动后呼吸困难，咳喘伴咳痰呈白色，以后多以干咳为主，长期口服止咳药。2周前感冒后，出现彻夜咳嗽，痰不易咳出，口唇发绀，食少，腹胀，稍动即喘息不止，二便不利，舌苔白腻，舌质淡，脉弦滑。于某院查肺CT显示双肺纹理增多、紊乱，双肺下可见多发磨玻璃样密度增高影，纹理呈细网状及多发囊状病变，可见小叶间隔增厚，支气管血管束毛糙。动脉血气分析：PaO_2 65 mmHg。既往患冠心病3年，服用阿司匹林及辛伐他汀治疗。西医诊断：老年特发性肺纤维化，冠心病。根据患者咳嗽、气喘、咳白痰、食少、腹胀、口唇发绀、舌苔白腻、舌质淡、脉弦滑等症状，辨证为肺肾气虚、痰湿内蕴，治则：祛湿化痰，止咳平喘，予以补肾通络方加减。处方：陈皮10 g，厚朴6 g，炒苍术6 g，茯苓10 g，甘草6 g，炒白术15 g，西洋参6 g，虫草花3 g，蛤蚧6 g，全蝎3 g，浙贝母10 g，穿山甲3 g，地龙10 g，僵蚕6 g，三七3 g，桃仁6 g，焦三仙30 g。上方服用1周后，咳痰好转，食少腹胀减轻，痰湿之邪去后，给予院内协定方补肾通络方汤剂治疗。处方：西洋参6 g，虫草花3 g，蛤蚧6 g，全蝎3 g，浙贝母10 g，穿山甲3 g，地龙10 g，僵蚕6 g，三七3 g，桃仁6 g。7剂，水煎服，日1剂，分次温服。治疗1月余，患者自觉呼吸困难减轻，动脉血气分析示PaO_2升高为80 mmHg。之后继续给予汤剂治疗6个月，来院复查，干咳及喘息等症均较前好转，各项指标亦有改善,继续服药 6 个月。患者一般情况良好,可行简单体力劳动,疗效较满意,至今已 3 年,患者健在。

按语:根据患者症状辨证为肺肾气虚、痰湿内蕴。此时患者痰湿之邪旺盛,应以祛湿化痰、止咳平喘为治则,予以补肾通络方加减,以陈皮、厚朴、炒苍术为君药化湿祛痰,病情好转后,再给予院内协定方补肾通络方汤剂治疗,此时以西洋参、虫草花、蛤蚧为君药,以补肾为主,佐以活血通络化痰之品,坚持服用病情好转。考虑到老年患者的特点,补肾通络方寒温并用,升降相宜,补肺肾而不致燥,化痰瘀而不伤正。选用西洋参补气养阴清热生津,配伍蛤蚧、虫草花补益肺肾、纳气平喘,浙贝母清热化痰散结,三七、桃仁活血祛瘀通络,全蝎、穿山甲、地龙活血散结、通经活络,僵蚕化痰散结、解除气管痉挛。全方补气、补肾、化痰、活血、化瘀、通络,切中病机,选药精当,配伍严谨,临床应用取得较好效果。

四、血液病治疗特色

(一)中医治疗急性白血病

急性白血病是获得性造血祖细胞突变而引起的克隆性疾病,特点为骨髓中某系原始、幼稚的细胞明显增生而分化受阻,同时抑制正常造血。外周血白细胞有量与质的异常,常伴贫血和血小板减少。其临床主要表现为发热、感染、出血及脏器的白血病细胞浸润。急性白血病的西医治疗以化疗、骨髓移植、基因治疗、免疫治疗为主要手段。中医药可在一定程度上抑制白血病细胞的增殖生长,诱导分化白血病细胞,介导白血病细胞凋亡,并可提高化疗药的敏感性,逆转多药耐药,有效地治疗并发症,通过增强人体免疫力,提高免疫介导功能,清除残留的白血病细胞。故中医药在急性白血病的治疗中仍有用武之地。笔者通过临床体会,浅谈一下急性白血病的治疗思路。

1. 急性白血病的治疗思路

(1)病因病机:急性白血病归于中医"急劳""热劳""血证""癥瘕"等范畴,外因为感受邪毒(胎毒、热毒);内因为正气虚弱,或禀赋不足,劳倦、饥饱、房欲所伤,内脏失调,或情志所伤。正气虚弱,热毒内侵或毒自内发,邪蕴骨髓,骨髓受损,热毒之邪自骨髓向外蒸发,弥漫三焦,脏腑壅滞,气分热盛。或伤及营血,营血热炽,高热不退,热毒炼津为痰,痰瘀热毒,交织为患。热毒伤及血脉,迫血妄行,或瘀血内阻,经脉瘀滞,瘀热相搏，血不循经，致出血诸症。邪毒侵袭机体，潜伏经络，阻碍气血运行，气滞血瘀痰阻，结于肋下可形成肿块，肝脾大，淋巴结肿大，骨痛等。邪毒深伏骨髓，日久消灼精血，可致阴阳气血亏损。概言之，本病热毒、痰凝、血瘀、正虚互为因果，形成虚实夹杂之证，贯串疾病的始终。

(2) 治法用药：急性白血病的中医治疗，本着辨证、辨病相结合的原则，发病期治疗以解毒为主，配合凉血止血、活血化瘀、化痰散结、益气养阴诸法；缓解期治疗以解毒化瘀活血、清利湿热、益气养阴、健脾和胃、补脾益肾诸法参伍。根据急性白血病的病机特点，结合临床体会，从辨证、辨病相结合的角度，笔者治疗急性髓系白血病以解毒益气、活血通络为法，基本药物为狗舌草、全蝎、人参等；急性淋巴细胞白血病以解毒化痰、散结消瘀为法，基本药物为长春花、浙贝母、三七等。

(3) 截断病势：急性白血病起病急，病情演变快，大部分患者出现高烧、出血才到医院就诊，此时骨髓检查幼稚细胞已很高，患者高热日久，正气已虚，或合并肛周、肺部感染，肝脏损害，血小板过低等。若立即给予化疗药，恐身体不支，正气受损而出现败血症、严重内脏出血等并发症，故先予中医药治疗以缓其势，常用中药为苦参、六神丸、牛黄、熊胆、犀角、三七粉、白血病胶囊等，待热退毒减，出血已止，病势略有缓和，再予化疗方案。通过临床对照发现，使用中医药治疗，骨髓幼稚细胞可有不同程度的下降，临床症状也明显减轻，再予标准化疗方案，病情可有效控制，缓解率也可提高。

(4) 病案举例：中医药治愈白血病只限于个例报道，笔者有几例纯中医药治疗急性白血病长期缓解 20 年的患者，兹举一例说明。

段某，女，18 岁，河北人，1999 年 3 月初诊。患者 1 个月前出现发热，到当地医院接受抗生素、抗病毒药治疗，未见好转，后出现下肢散在小出血点，遂转到省医院就诊，经骨髓穿刺、组织化学染色检查，确诊为急性髓系白血病（M5a），骨髓报告显示幼稚单核细胞 52%。因家庭经济困难，无力住院，求助于中医治疗。诊见轻度贫血貌，双下肢散在出血点，每日最高体温 38.2 ℃，食欲不佳，舌质红，苔薄黄，脉弦数。血常规化验示白细胞 $3.5 \times 10^9/L$，血红蛋白 9.2 mg/dL，血小板 $42 \times 10^9/L$。中医辨证：外感热毒，内蕴骨髓，热毒壅盛，迫血妄行。治以解毒凉血退热佐健脾益阴通络。处方：狗舌草 15 g，冬凌草 20 g，白花蛇舌草 20 g，黄药子 15 g，猪殃殃 15 g，白茅根 20 g，仙鹤草 15 g，羊蹄根 20 g，虎杖 15 g，金钱白花蛇 1 条，三七粉10 g，羚羊角粉（冲）5 g，生薏苡仁20 g，女贞子15 g，生山药15 g，生麦芽20 g，墨旱莲15 g，全蝎6 g。水煎服，每日1剂。另配合白血病胶囊5粒，日3次。服药7天后热退，出血点消失，中草药随证加减，分别于服药3个月、半年、8个月、1年、1年3个月、1年8个月时行骨髓穿刺检查，半年后幼稚细胞已消失，1年半后停服中草药，仅口服白血病胶囊，2年半后停药，骨髓复查未见幼稚细胞，患者身体情况良好，已参加工作至今。

按语：本病例使用中药长期缓解达7年余，说明中药治疗是有效的，中药治疗不同于西医的化疗，中药治疗可使白血病细胞缓慢下降，而疗效巩固不易发；且服药期间患者身体状态好，有利于免疫力的恢复。另外在M2型、M3型患者治疗中，笔者全部结合中医药治疗，大部分患者缓解已超过3年，基因检查均已转阴。这说明对不同类型急性白血病进行中医药治疗是必要的，也是十分有效的。

2. 急性白血病多药耐药的中医药治疗

急性白血病多药耐药是导致治疗失败的主要原因之一。中医药着眼于整体治疗，注重多方位、多靶向调节，通过激活机体特异性和非特异性免疫系统，逆转耐药基因表达的作用，达到抗耐药的目的。临床用于逆转多药耐药的药物较多，如环孢素A、维拉帕米、汉防己、浙贝母粉、人参提取物、参麦、川芎嗪、槲皮素等。笔者通过临床体会，认为抗耐药治疗应根据不同的细胞类型采取不同的方法，基本原则是联合、足量、多靶向用药。

（1）急性淋巴细胞白血病的抗耐药治疗：急性淋巴细胞白血病和急性淋巴细胞白血病伴髓系表达的杂合白血病多因化疗耐药而失败。本着联合、足量、多靶向用药的原则，先予川芎嗪静脉滴注，熊胆、白血病胶囊、解毒活血化瘀益气养阴中药口服，约10天后给予化疗药物，患者均收到单纯化疗未及的效果，有些已用化疗却未能缓解的患者，可重新得到缓解。在缓解期继续予中药口服，间断化疗，患者可保持缓解状态。逆转耐药还应根据分子生物学分类，采取针对性用药，如前B急性淋巴细胞白血病患者，病情复发用化疗药不能缓解，我们选用抗前B细胞耐药的药物，先予羟喜树碱、参麦注射液、白血病胶囊、解毒活血健脾养阴中药，10天后行VAMLP方案化疗，1个月后达完全缓解，而后行中医药结合化疗，患者一直处于缓解状态。

（2）急性髓系白血病的抗耐药治疗：急性髓系白血病耐药的中医药治

疗，亦是根据不同的发病类型，采取不同的用药。如急性髓系白血病 M2 型的抗耐药治疗，应酌选川芎嗪、苦参碱、亚砷酸、浙贝母粉、白血病胶囊、中药汤剂等，先予中药，再与化疗药一起使用，大部分耐药的患者可得到缓解。又如急性髓系白血病 M6 型的患者，针对此型对化疗药不敏感、临床缓解率低的特点，我们以维 A 酸、沙利度胺、干扰素、白血病胶囊、中草药等结合化疗药一起应用，大部分患者得到了缓解。

对于急性白血病耐药，中医药治疗是有效的。由于多药耐药机制复杂，是由多方面的原因造成的，故中医药多采用联合、足量、多靶向治疗原则，使已耐药的白血病细胞"致敏"，并通过中西药的综合治疗作用，使患者重新获得缓解的机会。

3. 中医药治疗并发症

（1）中医药治疗急性白血病高热：发热是急性白血病的常见并发症，因其有阴血损伤，但见发热，不宜纯用汗、清、泄诸法，唯用和解之法，能扶正祛邪、散热解毒。笔者在临证中使用小柴胡汤加减治愈急性白血病高热多例。方中柴胡轻清升散，既可疏散表热，又可疏散半表半里之邪，专治寒热往来，其透泄之功又可解肝胆郁热、退虚热、清痰热、散热毒郁结，是治疗急性白血病高热的首选药物，用量一般为 30~100 g 才能达到作用。恐其辛散劫阴，多配太子参、女贞子等。小柴胡汤中黄芩苦寒清热、泻火解毒，起协同作用。他药配伍根据临床辨证酌情选用。如有肺热配金荞麦、鱼腥草，胃热配生石膏、知母、焦栀子，肝热配茵陈、龙胆草，肛门湿热配滑石、苦参、槐花、生地榆，瘀血癥瘕配八月札、鳖甲、桃仁、红花。临床辨证应掌握小柴胡汤适应证，如寒战高热、口苦胁胀、默默不欲饮食等，并根据其他兼证，精当选药，可收到满意的退热效果。

（2）中医药治疗急性白血病出血：急性白血病热毒内蕴骨髓，迫血妄行，可致出血诸证；邪毒内侵骨髓，耗伤阴血，正气衰败或化疗药耗伤气血，亦可导致各种出血。出血证的中医治疗，本着未病先防、既病防变的原则，血小板已低者，即使未见出血症状，也应使用升血小板药物，化疗期间为防止化疗药损伤致血小板下降，亦可配合升血小板药物一起使用。出血证的中医治疗，本着审证求因、审因论治的原则，以解毒凉血止血、益气养阴为法。常用药物为羚羊角、水牛角、牛黄、半枝莲、白花蛇舌草、茜草、紫珠草、仙鹤草、紫草根、白茅根、羊蹄根、卷柏、花生衣、侧柏炭、地榆炭、棕榈炭、大黄炭、三七粉、太子参、黄芪、女贞子、墨旱莲等。为便于服用，出血不明显者，亦可用大蓟、小蓟、白茅根、卷柏等代茶饮用。

4. 中医药在急性白血病缓解期的应用

急性白血病化疗缓解期，热毒已减，气阴两伤，中医辨证多见热毒内蕴、痰瘀阻滞、湿热蕴结、气阴两虚、脾胃虚弱、脾肾两虚等证型，治疗以解毒、化瘀活血、清利湿热、益气养阴、健脾和胃、补脾益肾为主。临床还要结合舌苔、脉象、体质、症状等辨证施治。中医药治疗可达到如下作用：一是调整阴阳气血，修复受损的骨髓，使正常细胞尽快恢复；二是促使幼稚细胞凋亡，进一步诱导分化白血病细胞，抑制白血病细胞的增殖，与化疗药配合不间断地打击幼稚细胞；三是调节免疫，修复受损的免疫功能，通过免疫介导作用抑制白血病细胞的增殖；四是通过中医药的作用，可消除症状，提高机体抵抗力，延长化疗间期。

（二）从郁论治原发性血小板增多症

原发性血小板增多症系骨髓增生性疾病，临床以持续性血小板增多，伴自发性皮肤黏膜出血、血栓形成、脾大为特征。本病的治疗，西医常以骨髓抑制剂如羟基脲、甲异靛、白消安等抑制和减少血小板生成，或予干扰素，或施血小板单采，或予抗血小板功能药物如阿司匹林、双嘧达莫等，经治疗后血小板均有不同程度下降，有的可达缓解。但其作为慢性疾病，需长期服药维持，仅用如上药物仍存在一定的局限性：①部分患者因药物的不良反应，如胃肠道反应、肝功能异常、细胞毒作用等而被迫停药；②药物减量后，病情复发，需长期大量维持，药物难以减停；③本病除抑制血小板数量外，改善血管功能状态也是长期缓解的关键，如上药物解决不了这一问题；④有报道，接受白消安、羟基脲治疗者，疾病转化为急性白血病的概率可增强。中医药参与治疗可使血小板数量迅速下降，不良反应消除，改善血管功能状态，调节机体功能，并能明显减少并发症。兹将中医药治疗本病的体会做如下总结归纳。

1. 中医理法方药分析

原发性血小板增多症起病缓慢，临床表现不一，多以头昏、头晕、乏力、肢体麻木为主要临床表现，重者可有出血或血栓形成，表现为皮肤紫癜、齿衄，甚至便血、呕血，血栓形成于足部可引起间歇性跛行，肠系膜血栓形成可致腹痛、呕吐，颅内血栓形成可致偏瘫、昏迷，多数患者可伴轻、中度脾大，部分患者有肝大，还可表现为食欲不振、肢体困重、疼痛、口干口苦、身体烘热、两目暗黑、口唇发绀、舌质紫暗或瘀斑、舌苔白腻或黄腻及脉弦滑数等。

根据上述临床表现，中医将本病归属于"血瘀""积聚""血证"范畴。本病起病缓慢，多见于中老年人，其发病与饮食、情绪、劳倦、感受热毒等多种因素有关。由于情志郁结，气血运行不畅，致气滞血瘀，可见腹痛、肢体疼痛、周身紫斑、口唇发绀、舌质紫暗；郁久化热或热毒内蕴，血热妄行可致各种出血、鼻衄、齿衄、便血、呕血等；肝气不调，饮食劳倦，影响脾胃运化功能，脾失运化，痰湿中阻，可见食欲不振、四肢困重、乏力头昏、舌苔白腻等；瘀血内停，瘀之不去则新血不生，致成"干血"，结于胁下致胁下痞硬满，肌肤失去营养，可见肌肤甲错、两目暗黑；痰瘀阻于经脉可见肢体麻木；郁久化热伤阴，可见口干口苦、周身烘热、舌苔黄、脉细数。

综上所述，本病的主要病机是因郁致瘀，气郁、血郁、痰湿郁致血行不畅，郁久化热伤阴，以致痰瘀交结，升高的血小板久羁不下，成为顽症。治疗当以解郁理气、活血通络、化痰祛湿为正治之法。本病的传统治疗以活血、破血、逐瘀为主，病情虽有缓解，但血小板降到一定程度再难以下降，对于改善血管功能状态和全身症状，仅以活血化瘀亦非万全之法。清末名医先贤唐容川在《血证论》中治疗血瘀证，以调气为先，认为出血、瘀血之证多与肝气失调有关，治疗当以和肝降逆平冲、宁血止血为大法。张仲景《金匮要略》："五劳虚极羸瘦，腹满不能饮食，食伤、忧伤、饮伤、房事伤、饥伤、劳伤、经络营卫气伤，内有干血，肌肤甲错，两目暗黑，缓中补虚，大黄䗪虫丸主之"所论饮食、情志、劳倦、房事所致瘀血内停，形成干血，与本病血小板久升不降、伴脾大者相吻合。宗先贤之法，结合辨证求因、审因论治的原则，立足于调气解郁，从气血痰湿入手治疗本病。并自拟解郁降板汤，药物组成为郁金、夏枯草、佛手、浙贝母、地龙、炒莱菔子、水红花子、八月札、莪术、泽兰、全蝎、土鳖虫、穿山甲、水蛭、当归、黄芩、女贞子、金雀根。方中以郁金、佛手、夏枯草、八月札疏肝解郁、理气散结，浙贝母、地龙、炒莱菔子清热化痰，穿山甲、全蝎化瘀通络，土鳖虫、水蛭、莪术活血破血，当归和血，泽兰活血利水，水红花子散血消癥，金雀根、女贞子益气养阴，黄芩清热。全方集理气、散结化痰、和血活血破血、逐瘀通络、清热益气养阴为一体，攻补兼施，攻而不伤正，补而不留邪。该方验于临床，每多取效且久服无不良反应。

2. 临床资料

临床以解郁降板汤治疗原发性血小板增多症 20 例,兹将临床治疗情况分析如下。

(1) 一般资料:20 例患者源于 2001 年至 2005 年门诊及病房,其中男 9 例,女 11 例,年龄为 35~75 岁,平均年龄 54 岁,症状不明显而因其他原因检查确诊者 3 例,有出血症状者 3 例,脾大者 18 例,肝大者 8 例,有头晕、乏力、肢体麻木、胸闷、腹胀等症状者 17 例,舌质紫暗、口唇发绀者 20 例,诊断标准参照全国统一标准。

(2) 实验室检查:血常规:WBC 14×10^9 L,RBC 4.23×10^{12} L,Hb 121 g/L,PLT 125×10^9 L。骨髓细胞学检查:所有病例有核细胞增生均在活跃以上,粒细胞和红细胞增生正常,巨核细胞明显增多,每片 86~780 个,平均 168 个。20 例中有 2 例谷丙转氨酶升高,余 18 例肝肾功能正常。凝血 4 项检查:APTT 延长者 4 例,TT 延长者 5 例,纤维蛋白原减少者 2 例。头颅 CT 检查有脑血栓形成者 2 例。

(3) 治疗:20 例患者中接受甲异靛治疗者 4 例,接受羟基脲治疗者 13 例,1 例先用羟基脲后改为伊马替尼治疗,2 例单纯用中药治疗,2 例脑血栓患者使用血栓通等治疗。使用甲异靛、羟基脲治疗者,血小板有一定幅度下降,当药物减量后血小板复升。全部病例采用中药治疗,西药使用半年至 1 年逐渐减停,中药给予解郁降板汤。处方:郁金、夏枯草、佛手、莱菔子、莪术、土鳖虫、全蝎、穿山甲、黄芩各 10 g,金雀根、浙贝母各 12 g,女贞子、当归、地龙各 15 g,泽兰、八月札各 12 g,炒水红花子 30 g,水蛭 6 g。水煎服,每日 1 剂,分 2 次服,血小板将近正常时,改用中成药大黄䗪虫丸口服。

(4) 疗效判断标准如下。完全缓解:临床表现及血小板数恢复正常。部分缓解:血小板数较治疗前下降 >50%,临床表现有所减轻。无效:达不到部分缓解。

(5) 治疗结果:20 例患者以中医药为主治疗 6 个月至 12 个月后,完全缓解者 8 例,部分缓解者 12 例,5 年随访无转化为白血病的病例,亦无其他并发症出现。

3. 体会

原发性血小板增多症是一种原因不明的骨髓增生性疾病,我们临床经验是血小板在 100 万左右时,应以中医药为主治疗,并体会到如下优势和特点：一是能迅速改善临床症状。二是可使羟基脲、甲异靛等西药逐渐减量，维持治疗半年至1年可将西药全部停掉，以中药取代，说明中药对抑制骨髓巨核细胞增生具有一定的作用。三是通过中药的整体调节，血小板功能和血管功能亦有一定的改善。四是在中医药运用方面，如血小板偏高伴热象，可加用清热解毒药物，如半枝莲、白花蛇舌草、山慈菇、龙葵、狗舌草、龙胆草以解体内热毒，有效地降低血小板。由于解毒之药易伤脾胃，故同时应佐以生山药、炒白术、炒薏苡仁等药。五是血小板增多伴乏力、气短等气虚症状者亦不可使用人参、黄芪等温补之品，应使用五爪龙、金雀根、绞股蓝等清补之品。六是血小板增多伴胸闷、肢体困重、舌苔白腻等湿象，可用藿梗、佩兰、荷叶。七是本组病例用中医药治疗后，无1例转化为白血病和合并其他疾病，说明中医药参与治疗本病具有一定的效果，其机制尚待进一步揭示。

（三）多靶向抑瘤法治疗多发性骨髓瘤

多发性骨髓瘤是以浆细胞恶性增生，单克隆免疫球蛋白分泌，并伴有正常免疫球蛋白减少及广泛骨病变和骨质疏松为特征的肿瘤。本病多见于中老年人，西医以常规化疗为主要治疗手段，不主张大剂量化疗。一般情况下，化疗持续1年，患者会进入平台期，此时疾病停止进展，如继续化疗可继发骨髓增生异常综合征或急性白血病，但不继续化疗则会复发，使治疗难以进行。部分患者对诱导治疗无反应，化疗后疾病仍进展者，称为原发耐药；还有一些患者浆细胞快速增长，不断复发，致使生存期缩短。鉴于上述情况，如何有效地控制病情，使多发性骨髓瘤尽快进入平台期，且较长时间处于稳定状态，是我们重点研究的问题。

在临床实践中，有些患者接受常规化疗后并不能有效地控制浆细胞增生及减轻骨损害和骨痛症状，我们采取中西医结合方法，实施个体化治疗方案，在杀伤骨髓瘤细胞的同时，结合益气解毒、补肾活血的中药，协同化疗控制浆细胞的反弹，使之稳定在平台期，并有效地控制溶骨性病变，迅速缓解骨痛症状，使患者生存质量得到提高。兹结合临床体会浅谈多发性骨髓瘤的中医药治疗。

1. 中医药为主治疗

由于本病多发于60岁以上老年人，部分患者伴有高血压、心脏病、高黏滞综合征、反复感染、肾功能损害等并发症，难以承受化疗，对这部分患者我们采取以中医药为主，结合沙利度胺、干扰素等西药治疗的方法。

（1）病因病机：本病属中医"腰痛""骨痹""虚劳"等范畴，临床表现为骨痛、贫血、发热等。其病因病机主要是由六淫、饮食、情志、房劳等因素使阴阳气血失调，脏腑亏损，致气血失和，痰瘀互结，热毒内蕴而成。痰瘀搏结，痹阻经络，经脉筋骨失于濡养而致骨痹、周身痛；老年人肾精亏虚，或病久气血不足，肝肾失调，脏虚毒瘀，故腰痛、贫血；热毒内蕴可致发热。

（2）治法用药：本病中医治疗以益气补肾、解毒活血通络为法，药用包括太子参、黄芪、西洋参、黄精、生薏苡仁、生山药、炒杜仲、川牛膝、补骨脂、骨碎补、透骨草、白花蛇舌草、半枝莲、黄药子、浙贝母、水红花子、桃仁、红花、全蝎、穿山甲等，根据病情灵活选用。

（3）辨证治疗：本病临证，首先，应辨别虚实，虚则责之肝肾、气阴，实则热毒、痰瘀、血瘀、络阻。临床往往虚实夹杂，当分清孰轻孰重，决定补肾、益气养阴、解毒、化痰、祛瘀、通络等药物的用药数量及用量大小。其次，肾虚辨证多以肾阴虚为主，伴有阳虚者，治疗应本着阴中求阳原则，补肾益阴同时佐温阳散寒药物；因肝肾同源，故治疗中应兼补肝阴、调肝气、补肝血。再次，解毒化瘀药物有一定的毒性及毒副作用，临证当根据患者的体质情况，佐益气、健脾药物。最后，应根据兼证加减用药，如合并两胁疼痛，当配合理气止痛药延胡索、川楝子、九香虫、制香附、素馨花、玫瑰花等；若面色萎黄、乏力可加鸡血藤、白芍、墨旱莲、女贞子、枸杞子、仙鹤草等；纳呆，腹胀满可加焦楂曲、炒谷麦芽、炒莱菔子、炒枳壳等；合并肺部感染加鱼腥草、金荞麦、枇杷叶、川贝母等。

2. 中医药配合化疗治疗

本病骨髓检查示浆细胞水平较高，贫血、骨痛症状明显，无明显其他脏器并发症，身体一般情况较好，可以化疗为主治疗。化疗基本药物由烷化剂、肾上腺皮质激素及其他化疗药物联合组成，临床多采取 VAMP、VMCP、改良 VAD 等化疗方案，通过化疗可使病情缓解，血细胞恢复，骨痛症状得到控制。为提高疗效，在临床中多采取化疗与中医药结合的方法治疗，可见以下情况。

（1）中医药配合化疗：此即化疗中配合中医药治疗，此法可增强化疗的效果，减少化疗的不良反应，恢复骨髓造血功能，提高免疫功能。此阶段中医治疗以补气阴、健脾为主，活血化瘀为辅，基本处方为太子参、黄芪、女贞子、枸杞子、五爪龙、金雀根、灵芝、绞股蓝、浙贝母、丹参、当归、半夏、生薏苡仁、山甲珠，或配合苦参碱、六神丸、犀角地黄丸等中成药。

（2）化疗间歇期配合中药：患者接受常规化疗，在骨髓恢复后积极配合中药治疗，此期间中药作用旨在不断地打击、消灭残存的骨髓瘤细胞。此阶段中药以解毒祛瘀为主，益气养阴补肾为辅，基本处方为白花蛇舌草、猪殃殃、水红花子、狗舌草、冬凌草、鳖甲、三七、全蝎、桃仁、红花、西洋参、黄芪、女贞子、墨旱莲、麦冬、天冬、炒杜仲、川牛膝、薏苡仁、生山药，并可配合沙利度胺、维 A 酸、干扰素等治疗。

3. 中医药治疗多发性骨髓瘤并发症

（1）骨痛、骨质疏松：其病机为肾虚邪毒瘀阻、经脉失养，治以补肾解毒祛瘀、强筋壮骨。用药原则：偏于肾阳虚者选用温肾补阳之品，如补骨脂、鹿角霜、狗脊、杜仲、巴戟天；偏于肾阴虚者选用滋阴补肾泄热之品，如生熟地、龟板、鳖甲、枸杞子、女贞子、石斛、青蒿、白薇；两种类型均可加用强筋壮骨之品，如千年健、川断、桑寄生、五加皮、鹿衔草。还应酌加化痰、活血通络之品，如僵蚕、胆南星、全蝎、穿山甲、地鳖虫、姜黄、五灵脂、牛膝、骨碎补、血竭、马钱子等。

（2）蛋白尿：其病机为脾肾亏虚、封藏失职，治以调补脾肾、益气固摄。常用药物为人参、黄芪、紫河车、肉苁蓉、巴戟天、菟丝子、桑葚子、枸杞子、怀山药、山萸肉、莲子、金樱子、玉米须等。脾气健运，统摄有权，肾气充沛，精关得固。若蛋白尿经久不消，缠绵难愈，可加用三七、益母草、白及等；伴有血尿者，可加白茅根、藕节、仙鹤草、茜草、苎麻根；伴尿素氮、肌酐升高者可加滑石、车前草、萹蓄、石韦、大黄、土茯苓、泽兰等。

（四）中医治疗特发性血小板减少性紫癜

特发性血小板减少性紫癜是以出血及外周血小板减少，巨核细胞数正常或增多并伴有成熟障碍为主要表现的出血性疾病。本病是一种由于患者体内产生抗自身血小板抗体，致使血小板出现以寿命缩短、破坏过多、数量减少为病理特征的自身免疫性疾病。本病治疗重点在于改善巨核细胞成熟障碍，抑制血小板的免疫破坏，故西药激素、丙种球蛋白、长春新碱、环孢素等免疫用药见效快，部分患者经调整用量、巩固治疗而痊愈；部分患者在激素、环孢素治疗减量后，病情反复，甚至缠绵难愈；也有部分患者使用上述药物无效,成为难治性特发性血小板减少性紫癜。因此,本病的中医治疗在一定范围内发挥着重要作用。该病中医属"发斑""血证"范畴,一般病机概括为外感和内伤,可见于外感邪热,血热妄行;脾气虚损,气不摄血;脾肾阳虚,统摄无权;肝肾阴虚,虚火上炎;瘀血内阻,血不循经等。由于中医接诊时,大部分患者已经历经西医治疗,激素、丙种球蛋白、长春新碱、环孢素等的应用,使患者体质被掩盖,出现了比较复杂的病证。目前的中医辨证分型已不能概括其证,按照常见的中医分型治疗效果亦不甚理想,笔者在临证中根据辨证,灵活使用解毒凉血、活血化瘀、益气养阴、补肾健脾宁心、疏肝健脾诸法,收到很好的效果,兹将临床病案总结归纳如下。

1. 解毒凉血法

此法用于急性特发性血小板减少性紫癜,甚以青少年人多见,身体强壮,病机为火热毒邪内伏,内热炽盛,复感六淫之邪,化火动风,灼伤脉络,络伤血溢,出血斑点鲜红,以实证为突出表现,或伴咽痛、口腔溃疡等,舌质红,苔黄,脉数有力。有些人虽然已用激素等治疗,火热证已减,出血点已消退,但仍有舌质红、苔黄、脉滑数,化验示抗血小板抗体增高,治疗依然按热毒、血热论治,治法为解毒清热、凉血止血。

案例:艾某,男,12 岁,陕西省米脂县人,2015 年 2 月 25 日初诊。患者于 1 个月前因感冒出现咽痛、发烧等症状,而后出现周身出血点,当时查血小板为 2 万,经用抗感冒药、抗生素、激素治疗后,感冒愈,但血小板仍无上升,在 2 万~3 万徘徊,周身出血点时长时消,遂求于中医治疗。中医诊察:患者双下肢及背部可见细小出血斑点,色鲜红,咽红,舌质红,苔黄,脉滑数。证属外感热毒,伤及营血,血热迫血妄行,络伤血溢。治以解毒凉血止血。处方:半枝莲 15 g,山豆根 10 g,紫花地丁 10 g,紫草 12 g,紫珠草 15 g,白茅根 20 g,仙鹤草 20 g,茜草 15 g,侧柏炭 15 g,地榆炭 15 g,土大黄 15 g,长春花 10 g,卷柏 15 g,生山药 15 g,生薏苡仁 20 g,墨旱莲 15 g。14 剂,水煎服。二诊:服上药后,周身出血点逐渐消退,化验示血小板已升至 6 万,咽痛等症状消除。上方减紫花地丁、长春花,加麦冬 12 g,枸杞子 15 g,炒谷麦芽各 18 g,继服 15 剂。服药后化验示血小板已达 11 万,继用中药依法调理,共服药 8 个月,血小板一直处于正常状态,1 年后查抗血小板抗体基本恢复正常,4 年后随访未再复发。

2. 活血化瘀法

此法用于急、慢性特发性血小板减少性紫癜,其以中老年人多见,或伴高血压、糖尿病等，病机为瘀血内阻、血不循经，表现为暗红色出血斑点，伴口唇、舌质紫暗，脉涩等；或伴气机郁滞之症；瘀血既久，可化火伤阴，出现口干、手足心热、脉细数等。此型往往血小板不是太低，但病情缠绵难愈，虽已遍用激素等西药，效果均不理想，治疗以活血化瘀佐凉血清热养阴法。

案例：刘某，女，64岁，北京市西城区人，2014年8月24日初诊。于2012年患血小板减少性紫癜，曾用泼尼松、长春新碱、丙种球蛋白、白介素-11等，血小板一度上升，之后又下降，最低血小板为2万，后吃中药、维血宁等仍无确切效果，今日来院查血小板为2.9万。中医诊察：双下肢散在小出血点，右侧面颊紫斑，口唇血疱，胸胁部可见对称性紫斑，腰腿痛，周身皮肤瘙痒，舌质紫暗，苔薄黄，脉弦涩。证属瘀血内停，肾虚阴伤。治以活血化瘀，益阴补肾。处方：羊蹄根20 g，丹参20 g，当归15 g，三七10 g，紫草12 g，紫珠草12 g，丹皮12 g，白茅根20 g，仙鹤草15 g，墨旱莲12 g，女贞子15 g，芦根20 g，侧柏炭20 g，大黄炭5 g，川牛膝15 g，炒杜仲12 g。14剂，水煎服。二诊：服药后双下肢出血点消退，面颊紫斑消退，腰腿痛好转，舌质紫暗，脉弦。化验示血小板已升到5万。上方去侧柏炭、川牛膝，加麦冬、卷柏，继用15剂，血小板升至8.5万，上方调理1个月后，血小板达12万，继用如法巩固。

3. 益气养阴法

此法用于慢性特发性血小板减少性紫癜，或继发特发性血小板减少性紫癜伴有干燥综合征、红斑狼疮、白塞病等。患者久用激素，出现激素不良反应，或用达那唑等药伤阴，或用免疫抑制剂如长春新碱等伤气，主要病机为气虚血失所统，阴虚内热，血随火动，可见乏力、气短、自汗、口干、手足心热、便干、舌红少苔、脉细数。治疗以益气养阴为主，佐健脾补肝肾。

案例：张某，女，68岁，河北秦皇岛市人。于2014年7月因周身出血点，在某院被确诊为血小板减少性紫癜，当时血小板为$6 \times 10^9/L$，曾用泼尼松、达那唑、血宝、氨肽素等治疗，血小板升到$40 \times 10^9/L$。曾用泼尼松每日50 mg维持3个月，血小板仍未上升，激素减量后血小板掉到$18 \times 10^9/L$，遂求助于中医治疗。中医诊察：颜面虚浮，乏力腰酸，易感冒，口干欲饮，舌质红，脉沉细。证属气阴两虚，治以益气养阴佐补肾。处方：太子参12 g，西洋参（先煎）10 g，黄芪15 g，五爪龙20 g，墨旱莲12 g，女贞子15 g，麦冬12 g，枸杞子15 g，花生衣30 g，白茅根20 g，芦根20 g，炒杜仲 12 g，茜草根 15 g，生山药 15 g，炒白术 10 g，龟板 10 g，知母 10 g。服药 15 剂后，血小板升到 8 万，腰酸乏力、口干等症状均减轻，自觉精神状态较前明显好转，继以上法服 15 剂，化验示血小板为 12.3 万。继用中药，激素半个月减半片，中药如法调理，血小板一直在正常范围，激素减停后，中药巩固并减量，用药半年后停药。至今随访未再复发。

4. 化湿祛湿法

此法用于慢性特发性血小板减少性紫癜，多见于体型丰盈之痰湿体质，久用激素等西药及凉血解毒补肾的中药，血小板仍未见明显上升，病情缠绵难愈者。病机为湿阻气机不利，脾虚难以运化水湿，脾功能受抑制，致气不生血，可见湿象症状如胸闷、肢体困重、头晕沉重、食欲不振、咳痰、咽部不爽、舌苔白腻、脉濡等；或症状不典型，只具备一二个症状，使用其他药物无效，均可按湿证治疗。治湿之法，应以芳香化湿、健脾燥湿、淡渗利湿为主，佐益气、清热利湿药物。

案例：田某，女，18 岁，2015 年 9 月 25 日初诊。患血小板减少性紫癜已 2 年，曾用泼尼松、丙种球蛋白、环孢素等治疗无效，又遍用凉血止血、活血解毒、益气补脾肾的中药，血小板一直在 2 万~3 万。平时上学，有时下肢足部可见细小出血点，其他无明显症状，激素使用 2 年，经逐渐减量，最近已停用激素 2 周。中医诊察：患者体胖，无明显不适主诉，只是自感口甜，舌苔白腻，脉濡细数。证属湿邪内停，治以化湿利湿、益气健脾。处方：藿梗（后下）12 g，苏梗（后下）12 g，荷叶 12 g，佩兰 10 g，砂仁（后下）8 g，炒杏仁 10 g，白豆蔻 10 g，炒薏苡仁 18 g，炒白术 10 g，茯苓 15 g，花生衣 20 g，羊蹄根 15 g，黄鼠狼肉粉 20 g，五爪龙 20 g，金雀根 15 g。服药 15 剂后，血小板升到 4 万，继用 15 剂，血小板升至 9 万，口甜症减轻，舌苔白微腻，症已好转，上方加女贞子、白茅根、芦根。继用 15 剂，血小板已达 10.2 万，口甜、舌苔白等症已除，用上法加减巩固，间断服药半年，血小板一直正常，1 年后随访血小板未下降。

5. 补肾健脾宁心法

本法适于慢性特发性血小板减少性紫癜，以中老年人常见，病程长，发病缓，劳累后加重，平时体质弱，使用激素等西药不良反应较大。其主要病机为肾虚精血不足，心脾两虚血失所统。本病可见头晕目眩，耳鸣，腰酸软，乏力，多梦，心悸气短，饮食不化，舌淡，脉沉细等。治疗以补肾填精、健脾益气补心为主。

案例：徐某，女，49岁，2015年3月初诊。患者于2年前患血小板减少性紫癜，曾用泼尼松、环孢素、丙种球蛋白、达那唑等治疗，效果不佳，血小板一直在3万~4万，曾口服中成药升血小板胶囊、唯血宁等，仍无效果，今年3月求于中医治疗。中医诊察：患者面色晦暗，疲倦乏力，腰酸腿软，头晕，偶有耳鸣，睡眠欠佳，脱发，白头发增多，舌尖红，脉沉细。证属肾虚精亏，肾水不能上滋于心，心火内盛，脾虚不荣四肢。治以补肾填精，健脾宁心。处方：龟板12 g，墨旱莲20 g，女贞子20 g，鹿角胶（烊化）10 g，炒酸枣仁20 g，熟地15 g，砂仁5 g，狗脊12 g，太子参15 g，黄芪20 g，生山药15 g，白茅根20 g，何首乌12 g，丹参15 g，羊蹄根20 g，花生衣30 g，炒杜仲15 g，柏子仁20 g。15剂，水煎服。二诊：服上药后，化验示血小板升至8万，头晕、耳鸣、腰酸乏力症状有所改善，既已见效，守法如前，继用上方15剂。三诊：化验示血小板为8.5万，睡眠好转，上方减狗脊、酸枣仁，加阿胶、仙鹤草，30剂，1个月后化验示血小板已升至11万。继用上法巩固，服药7个月后停药。

6. 疏肝健脾法

此法用于慢性特发性血小板减少性紫癜，以中老年女性为多见，大部分患者已用激素等西药治疗。由于本证多见于平时性情抑郁、气机不调的女性，用过西药虽对出血症状有所控制，但燥药伤阴、阴虚内热。然本病久蕴难愈，主要病机为肝郁气滞、横逆犯脾、化火伤阴，可见性情抑郁或急躁，两胁、乳房胀痛，或月经不调，食欲不振，打嗝，口干，舌质红，脉弦细，治疗以疏肝健脾为主，佐益阴清热。

案例：王某，女，42岁，2014年1月12日初诊。患者于1年前就诊血小板减少性紫癜，曾用激素、达那唑、氨肽素、中药等治疗，血小板一直在4万~5万，为求进一步治疗来诊。中医诊察：患者平素性情急躁，两胁胀满不适，经前乳房胀痛，乏力，食欲不振，有时睡眠欠佳，舌红苔黄，脉弦细。证属肝郁气滞，脾失健运。治以疏肝健脾。处方：醋香附10 g，佛手10 g，素馨花12 g，厚朴花10 g，炒枳壳15，炒白术10 g，炒山药15 g，花生衣30 g，黄芪12 g，白茅根20 g，芦根20 g，黄柏12 g，仙鹤草15 g，女贞子20 g，麦冬12 g，当归10 g，酸枣仁30 g，炒麦芽18 g。14剂，水煎服，服药后胁胀、乳房胀痛症状减轻，睡眠亦好转，化验示血小板为7万。上方酸枣仁减为15 g，去香附、佛手，加枸杞子、沙参，14剂，水煎服。服药后血小板升至9万，继用上方化裁，2个月后血小板达12万，如法调理，用药半年后停药。

（五）和法治疗血液病发热

和法为"八法"之一，在血液病的治疗中有广泛的应用，尤其是在血液病发热的治疗上。由于该病多属本虚标实之证，治疗应时时顾护正气，故常以和法治疗为主。笔者结合临床经验及体会，探讨和法在血液病发热中的应用。

1. 和法渊源

中医之和法思想源于《内经》，如《素问·生气通天论》云："凡阴阳之要，阳密乃固，两者不和，若春无秋，若冬无夏，因而和之，是谓圣度。"《素问·至真要大论》云："气之复也，和者平之，暴者夺之"，既阐述了人体生理状态的和，又说明了和之原则。张仲景《伤寒杂病论》对《内经》中"和"的思想进行了演绎和深化，明确提出了和的治疗法则，并创制了小柴胡汤、桂枝汤、半夏泻心汤等和法运用的经典方剂；后贤《备急千金要方》创驻车丸，《太平圣惠方》创金铃子散，李东垣创滋肾通关丸，朱丹溪创左金丸，皆是在张仲景思想基础上的发挥。金代成无己在《伤寒明理论》中明确提出了和法，谓"伤寒邪气在表者，必渍形以为汗，邪气在里者，必荡涤以为利，其于不外不内，半表半里，既非发汗之所宜，又非吐下之所对，是当和解则可矣，小柴胡汤为和解表里之剂也"。明代张景岳又进一步阐述了和法的概念，指出"和方之制，和其不和者也，凡病兼虚者，补而和之，兼滞者，行而和之；兼寒者，温而和之，兼热者，凉而和之。和之义广矣……务在调平元气，不失中和之为贵也"。清代汪昂《医方集解·和解之剂》中，则将和解少阳扩展为调和营卫，推动了和法的发展。清代程钟龄《医学心悟》明确提出了和法为八法之一，突出了和法在治法学中的地位，提出："论治病之方，则又以汗、吐、下、和、消、清、温、补八法尽之。"又云："伤寒在表者可汗，在里者可下，其在半表半里者，唯有和之一法焉。"对于少阳兼证，程钟龄指出："有清而和者，有温而和者，有消而和者，有补而和者，有燥而和者，有润而和者，有兼表而和者，有兼攻而和者"，明确阐述了和法的随证变化。戴北山《广温热论》进一步提出"寒热并用之谓和，补泻合剂之谓和，表里双解之谓和，平其亢厉之谓和"，抓住了和法的本质，扩展了传统和法的意义和应用。

和法是通过和解或调和的方法，使半表半里之邪，或脏腑、阴阳、表里失和之证得以解除的一类治法。用中国传统哲学的观点来看待和，其既是一个组方原则，又是解决多方面矛盾，以恢复人体内环境动态平衡的治疗方法，运用起来和之义则一，和之法则变化无穷。概言之，和之法有五。一为和解，如伤寒邪在半表半里，"法当和解，小柴胡汤是也"。二曰调和，如营卫失和之调和营卫。气血失和之调和气血，包括补气生血、补气行血、补气摄血、益气敛阴、行气活血诸法。又有脏腑功能失和之调和脏腑，包括调和心脾、调和心肺、调和心肾、调和心肝、调和肝肾、调和肝肺、调和脾肾、调和脾肺、调和肺肾、调和脾胃、调和胆胃等。其实质是调理脏腑之间气血阴阳、气机升降、水液代谢、运化转输等，对于邪犯脏腑、寒热错杂、升降失常、虚实夹杂之证，又可用调和寒热法。至于组方之调和原则，张景岳谓："合方之制合其不合者也。"《读医随笔》进一步指出："凡用和解之法者，必其邪气之极杂者也，寒者、热者、燥者、湿者，结于一处而不得通，则宜开其结而解之。升者、降者、敛者、散者，积于一偏而不相洽，则宜平其积而和之。故方中往往寒热并用，燥湿并用，升降敛散并用。"三谓缓和，缓者，徐也，轻也，乃缓解病势、以缓制急、峻药缓攻、扶正祛邪等治法，又有平和、中和之义，谓医道平和，善调百疾而使机体臻于冲和之境。四称平衡，正常人体阴阳气血、表里上下、脏腑经络之间相互依存，相互制约，和谐一致进行着正常的生理活动。一旦其正常活动受到干扰，则可出现内环境的平衡紊乱，如阴阳失调、升降失调、开阖失度、寒热错杂、虚实夹杂、清浊混淆等，治之当本着"谨察阴阳所在而调之，以平为期"的宗旨，以和法最为合适。五言淡化轻和，即以味寡量轻之组方，轻灵味淡之品，巧力拨千斤。临床组方用药，贵在精而不在多，用药贵在轻灵，恰中病机，力求用药补而勿壅、滋而勿腻、寒而勿凝、热而勿燥，治病贵在"疏其血气，令其调达，而致和平"。

2. 和法在血液病发热中的应用

血液病发热原因很多，一般分为感染性和非感染性。血液病患者机体免疫功能及防御功能减退，容易反复感染，且感染难以控制，常规抗生素治疗效果不佳。但有些感染并不严重，亦可表现为发热，此发热中医治疗效果较好。血液病发热本质为本虚标实，故治疗当把握患者正虚抵抗力弱的特点，时时顾护正气，辨证治疗以和法为主。

（1）调和营卫退热：血液病患者易患感冒，以人身卫外之气生于太阳膀胱，而散布于肺，肺卫不足，护外功能失职，易招外邪，以其既有阴血损伤，又有外感表证，不可径用汗法进一步耗气伤血，唯用调和营卫之法，扶正祛邪，使肺气能达于皮毛，卫气充，气血和，则血分不留邪为患，外邪自解。《伤寒论》曰："太阳中风，阳浮而阴弱，阳浮者热自发；阴弱者汗自出。啬啬恶寒，淅淅恶风，翕翕发热，鼻鸣干呕者，桂枝汤主之。"贫血患者，营卫虚弱，平时易患感冒，感冒初起，恶风发热，周身疼痛，可用桂枝汤加减治之，以和营卫养阴，振奋阳气而驱邪外出。

（2）和解少阳退热：肺胃不足之人感冒，肺胃阴伤，易招致外邪，偶有感冒，即为头痛、寒热、身痛等证，治疗唯和解一法，生津调气祛邪，宜小柴胡汤加杏仁、荆芥、防风、紫苏主之。对于白血病高热者，由于患者有先天禀赋不足，后天失养之病因，又有脏腑功能失调，正气虚弱，邪毒内侵，耗伤真精，正气衰败之病理基础，正邪分争，往往出现寒热往来之证，此当以和解之法为第一要义。小柴胡汤达表和里，宣通内外，升清降浊，调和肝脾，理气活血，为和解之代表方。方中柴胡轻清升散，既可疏散表热，又可疏散半表半里之邪，专治寒热往来，其透泄之功又可解肝胆郁热、退虚热、清痰热、散热毒郁结。现代药理研究表明，柴胡具有解热、镇咳、消炎抑菌的作用，还可提高体液和细胞免疫功能，并可分化白血病细胞，是治疗白血病高热的首选药物。黄芩苦寒清热，泻火解毒，起协同作用。此柴胡用量宜大，一般 30~60 g 才能达到效果，但恐其劫阴，多以太子参、麦冬等佐之。

（3）和肝解郁退热：情志抑郁或过极，肝失条达，气郁化火，乃"气有余便是火"也。气郁发热，热无定时，随情绪变化而加重，可伴胸胁满闷或胀痛，心烦易怒，或沉默不语，治宜和肝理气、解郁退热，方选丹栀逍遥散、四逆散加减。鉴于血液病患者多气血虚弱，不宜发散太过，故解郁之品亦以轻清透达为妙，药选玫瑰花、代代花、厚朴花、金蝉花、素馨花、娑罗子、鸡冠花等。

（4）健脾和中退热：脾为生血之源，脾胃素虚，或劳倦内伤，伤血夺气，脾胃升降失常，阳气下陷，郁热内生。《素问》云："形气衰少，谷气不盛，上焦不行，下脘不通，胃气热，热气熏胸中，故内热。"《金匮翼》曰："劳倦发热者，积劳成倦，阳气下陷，则虚热内生也。"《医学入门》曰："内伤劳役发热，脉虚而弱，倦怠无力，不恶寒，乃胃中真阳下陷，内生虚热，宜补中益气汤。"此发热多见于早晨或上午，活动过多或劳累后加重，伴乏力纳呆、气短懒言、易出汗等症，治以健脾和中、升阳退热法，用李东垣补中益气汤或张锡纯升陷汤加减治之。另有血液病患者，脾胃虚弱，过用激素，致药毒内伤，导致脾胃功能进一步失常，脾失健运，湿浊中生，久则蕴热，湿热内停，出现发热。其热多见午后热甚，汗出热不解，伴头昏沉、胸闷纳呆、便溏等症，治疗当以健脾和中、化湿清热。健脾和中同时配合化湿、燥湿、渗湿、清热利湿之剂，脾胃运化功能恢复，湿祛热清，则发热可解。方取三仁汤、藿朴夏苓汤、甘露消毒丹加减。

（5）和血祛瘀退热：患者气机不畅，血液运行不利，壅滞不通，瘀阻日久，可致发热。《灵枢》曰："营卫稽留于经脉之中，则血泣而不行，不行则卫气从之而不通，壅遏而不得行，故曰大热不止"，说明了瘀血发热的病机特点。其证可见发热午后或夜甚，兼见面色晦暗，舌有瘀斑，或见癥积肿块。王清任《医林改错》曰："身外凉，心里热，故名灯笼病，内有瘀血。"又云其热为："晚发一阵热，每晚内热，兼皮肤热一时。"其治疗王清任提示"认为虚热，愈补愈瘀；认为实火，愈凉愈凝"，应予和血祛瘀退热法，王氏血府逐瘀汤加减治之。又有瘀血客于肌腠，阻滞营卫，发寒发热，似疟非疟，骨蒸盗汗，咳逆交作，以小柴胡汤加当归、白芍、丹皮、桃仁治之；瘀血在腑，症见日晡潮热，昼日明了，暮则谵语，以桃核承气汤或小柴胡汤加桃仁、丹皮、白芍治之。

（6）和阴敛阳退热：血证患者，阴血素虚，久劳伤血，阴精大伤；或热毒内蕴，耗伤阴精，阴虚不能敛阳，阳气浮越，而现发热。《诸病源候论》曰："虚劳之人，血气微弱，阴阳俱虚，小劳则生热，热因劳而生。""虚劳而热者，是阴气不足，阳气有余，故内外生于热，非邪气从外来乘也。"此发热可见五心烦热，或骨蒸劳热，午后或夜间热甚，伴口干便干、舌红少苔等，治疗当以滋阴敛阳之法。所谓壮水之主，以制阳光者也。方选青蒿鳖甲汤、清骨散加减，少佐肉桂、牡蛎之品，以潜镇浮阳。

和法反映了中医调和阴阳、以平为期的整体治疗思想，凡疑难病证，复杂多变，可以和法调之。血液病属疑难疾病，其证多呈本虚标实，发病以内脏失调为主，需调整治疗，又因血液病治疗周期长，不可主用攻伐，更不可用整体消、杀、灭的方法，使正气消耗殆尽，应立足于整体调节治疗，故和法是治疗血液病的重要方法。尤其血液病发热，其本质为本虚标实，患者正虚抵抗力弱，虽见发热，亦不可纯用清泄诸法，应时时顾护正气，辨证治疗以和法为主。

第二章 治疗湿病的辨证思路、用方规律及用药特色

一、中医临床辨证六字诀

通过多年的临床实践，认为中医辨证应遵循因人、因地、因时制宜的原则，圆机活法，知常达变，深刻理解理法方药，量化寒热虚实、升降补泻，用药分寸拿捏到位，不偏不倚，恰到好处，方可药到病除。通过临床治疗用药的总结，将中医的辨证论治过程总结为六字诀，即一审、二辨、三法、四药、五顾、六养。一审即审三因；二辨即辨病所属（病位深浅，寒热虚实，升降出入）；三法即灵活施法，合理使用三焦治法，调脾胃治法，圆机活法；四药即巧用方药，注重轻灵活泼，因势利导，量化有度，用药分寸拿捏到位，不偏不倚，恰到好处；五顾即处方审核回顾，重点审核立法是否正确，选方是否恰当，处方的寒热补泻、升降浮沉是否得当；六养即治养结合，用药十之八九，即要结合食疗、外治法，完善处方后，再给予养生保健的医嘱，由此可窥辨证处方的全过程。

（1）一曰审：审三因，审体质，审时令，审地域。

审体质：体质是疾病发生、发展及传变的依据，病证的产生以体质为背景，不同的体质对疾病发生具有易感性，临证当先识体质，以体质为背景识病证，然后处方用药。

审时令：中医病证有一定的季节性特点，四时节气、寒热暑湿各有不同，故治疗应审时令。在复杂的病证中，依据症状、舌苔、脉象综合分析，明确病邪阻滞部位及寒热虚实，使邪去正安。治疗上要依据四时气候变化的特点，确定相应治法，体现"人与天地相参"的中医辨证思想。在病证的加减用药中，也要注重时令的变化，如治疗外感，在春暖多风的季节，应在疏风清热解表基础上，加炒白术、白茅根、芦根、生黄芪等益气固卫护津之品；遇阴雨天气，应加芳香温通药物，宣畅气机、透表达邪，如藿梗、荷梗、佩兰、厚朴花、苏梗等。治疗泄泻患者，在多雨季节，要加健脾益气、

燥湿祛湿之剂，如生黄芪、炒白术、炒苍术、生山药、炒薏苡仁、茯苓、杏仁等；如在冬季，则加温阳护脾肾之剂，如吴茱萸、补骨脂、肉豆蔻、干姜等温中散寒、收敛止泻；如在夏季则应在温阳散寒之剂中加入清热之品，如蒲公英、布渣叶、莲子等；如在旱季，则应加入太子参、五味子、麦冬等益气补阴之剂。时间医学研究成果显示，给药时间或季节不同，相同剂量的药物其作用的强度有很大的差别。这一顺应气候变化而选择用药的思想，是我们治疗湿病圆机活法的一个方面。

审地域：湿病的发病与体质、生活习惯、生活条件、居住环境都有密切的关系。工作或居住于潮湿、空气不流通的环境中的人，容易患湿病。沿海城市的人则易患风湿性疾病、过敏性鼻炎、过敏性湿疹等。

（2）二曰辨：辨病因、病性、病位、病势，辨证思路清晰，确定治法。

要先了解发病的情况，明确病因为六淫、疫疠所伤，还是情志、饮食劳逸，内脏虚损；是单一病因还是复合病因，虚实盛衰，升降出入失调等，作为审因论治的依据。

明确了病因，还要做病机的推演，分析基本病机、证候病机、疾病病机、症状病机，确定针对性治法。

病势反映了疾病的病机演变趋向，通过对脉象、舌象、症状的分析，明辨病势，采取发散、扭转、截断、扶正祛邪等治法，以求精准治疗，获取疗效。

临床辨证以八纲辨证为总纲，重在辨别表里、寒热、虚实。辨表里重在抓住表证的特征，有无发热恶寒和肌表之证；辨里证则应分属相应的脏腑。辨寒热主要是辨寒湿与湿热，要能够正确判断湿与热、湿与寒的轻重比例。湿与热的轻重比例，分为湿重于热、湿热并重、热重于湿三种情况，判断湿热比例主要通过舌象、脉象、热象、口渴程度和精神状态来进行。

升降出入是脏腑功能运动的基本形式，通过气机的升降出入维持机体的新陈代谢和生命活动。升降出入反映了五脏的功能活动，如水液代谢需要心、肝、脾、肺、肾五脏的参与才能完成，其中任何一脏功能失常，都会导致水液代谢障碍而致水湿停聚，产生内湿。故明确脏腑的升降出入是否正常，找到失常的原因，使之恢复正常，是辨证施治不可忽略的重要环节。

（3）三曰法：明确治法，法随机立，方随法定。

立法原则来源于对病因、病机、病势、病位的准确判断，还要弄清寒热虚实、明确升降出入，从而顺应病势，扶正祛邪，扭转截断，做到精准施治。我在湿病及杂症的治疗中，主张以调脾胃为中心立法处方。清代章虚谷曰："湿热之邪，始虽外受，终归脾胃。"内湿产自脾胃，是脾胃功能失调的病理产物；脾虚有湿，容易招致外湿，所以脾胃也是外湿的内因，故调理脾胃是湿病治疗最根本的方法。脾胃居中，为人体代谢的枢纽，五脏功能代谢活动都要以脾胃为枢，在上中下同病的复杂病证中，采取"上下同病调其中"的原则。调脾胃遵从路志正教授于2009年提出的调脾胃十八字方针"持中央，运四旁，怡情志，调升降，顾润燥，纳化常"，同时运用中医圆机活法的辨证思维，在涉及燥润、升降、寒热、消补等方面，应常中寓变，灵活施治。

燥润相济：脾胃同居中州，互为表里，脾主湿，"喜刚燥"，对脾湿患者宜"以刚燥之土培之"。脾虚湿盛，应用苦辛温、苦辛凉之剂。"胃喜柔润"，胃燥阴伤者，应以甘凉濡润、酸甘济阴、甘缓益胃之品，佐行气利湿，以防滋腻太过。

升降相依：脾胃为人体气机升降之枢纽，脾以升为健，胃以降为和，对于脾虚下陷者，宜升提中气，同时为防止升提太过，稍佐以润降；胃气不降者，应和胃降逆，为防降气太过，应稍佐以升阳之品，做到升中有降，降中有升。

寒温并用：脾阳不足则生寒湿，胃阴不足则生燥热，脾湿胃热形成中焦湿热之候，当寒温并用、辛开苦降。

消补兼施：胃主受纳、腐熟水谷，脾主升清，二者同居中州，共同完成饮食水谷的消化、吸收过程。对饮食失节，食滞中焦，影响脾胃运化功能，导致气机痞塞者，治应消积导滞、疏通气机。同时加健脾益气之品，一助其运化，二防止消导太过耗伤气血，所谓"消补兼施"。

肝脾同调：肝（胆）属木，脾胃属土，脾胃功能健运，有赖于肝气条达，肝气过旺，易克制脾土。故治疗脾胃病莫忘调肝（胆），应在健脾益气的同时加入调肝药物。

（4）四曰药：用药法度。

用药应循药物的寒热温凉、升降沉浮，如只识功效而对症用之，貌似有效，实则有失偏颇。临证用药，遵循路志正先生的观点，主张轻灵活泼，因势利导，升降补泻要注重量化。

轻灵活泼即药不在多而在精，量不在大而在中病，贵在轻灵活泼，恰中病机。所谓轻灵，即药量不宜过大，药味不可庞杂，量大药杂则味厚气雄，难以运化，脾胃不伤于病而伤于药；所谓活泼，即药物选用辛散芳香流动之品，不可壅滞滋腻，壅滞则涩敛气机，滋腻则有碍脾运，助湿生痰。尤其对于湿病的治疗，近代名医曹炳章认为治法"必以化气为主，在上焦则宣肺气，在中焦则运脾气，在下焦则化膀胱之气"。路志正教授强调使用调畅三焦气机法来治疗湿病，倡导"善治湿者，不治湿但治气，气化则湿化，气行则水行"。两位大家的观点，不失为治疗湿病的圭臬。

《证治汇补》对于湿证因势利导的治法给予了全面概述："湿证总治，势轻者宜燥湿，势重者宜利便，在外宜微汗，在内宜渗泄，所贵乎上下分消其湿。凡风药可以胜湿，泄小便可以引湿，通大便可以逐湿，吐痰涎可以祛湿，湿而有热，苦寒之剂燥之，湿而有寒，辛热之剂除之，脾虚多中湿……故治湿不知理脾，非其治也。湿乃津液之属，随气化而出者也，清浊不分，则湿气内聚，故治以利小便为上。湿淫所胜，助风以平之，有阳气不升，湿邪内陷者，当用升阳风药，以辅佐之，不可过服淡渗，重竭其气。"在复杂的病证中，只有针对病机，因势利导，方可达到较好的治疗效果。

量化是我们在临证中应掌握的用药技巧，首先要对病情的寒热虚实、升降浮沉予以量化，根据其轻重缓急用药治疗。如湿邪伤于肌表，继而传入脾胃，出现湿在肌表和脾胃湿蕴的症状，应弄清几分肌表，几分里证，从而决定用药的比例，以及祛湿解表和调脾胃祛湿药物的侧重与搭配；湿热之证要弄清是湿偏重，还是热偏重，或者是湿热并重的类型，从而决定治疗是以祛湿为主，还是以清热为主，或者是以湿热并治。

升降出入的量化更是用药的关键，首先要明确五脏气机的升、降、出、入。厘清五脏气机是升还是降，几分升，几分降，从而决定用药以升为主，还是以降为主。有几分证则用几分药，顺势而为，才能达到巧力拨千斤的作用。

（5）五曰审：处方审核。

方开好后，要对处方进行全面审核，主要看辨证是否正确，立法是否符合病机，选方是否合理，用药是否恰当，逐一核实后，方为最终处方。这是防止失误，达到精准治疗的必要步骤。

一个处方立法是否正确，主要是病机分析是否全面。路志正教授开方，对每个患者都要写明病因病机，立方法则、病因证治非常清晰，处方首选经方，再选验方、时方，或根据病证自己组方，紧紧围绕方随法立，一人一证一方，没有一方应百病的情况。路志正教授常说："处方都是活的，要因人

第二章　治疗湿病的辨证思路、用方规律及用药特色

因时立法处方。"辨体质，审病证，立法处方，用药讲究轻灵活泼，方药相对。

八纲辨证中，最重要的是寒热虚实辨证，审识湿病处方，要辨清病证的寒热与兼夹，通过舌象、脉象、热象、寒象、口渴不渴、出汗多少、精神状态等方面认真核实。再看五脏分属，心、肝、脾、肺、肾五脏功能是否正常，阴阳表里辨证是否正确，寒湿证审伤阳的程度，湿热证看伤阴的多少，湿与寒热的转化中正气的盛衰与演变，以明确该方是偏寒还是偏热，偏补还是偏于泻，"以平为期"，决定药物的增减进退。

脾胃在五脏的气机升降中起到枢纽的作用，每个处方均含有脾胃升降之理，因此要先弄清病证的升降出入，审核处方用药升降浮沉的符合度。证为气滞者以理气疏通为主，气逆者以降气为主，气陷者以升阳为主；肺失宣降应予收敛，肾失开合宜潜藏，胆胃之证宜通降，脾肾之虚宜升提；湿热证中口渴甚者宜清泄滋阴，大便黏滞者宜运通。还要详审证之升降失调，以降为主还是以升为主，几分降，几分升，以证之升降审核用药之降升，用药法度，升降相宜，药证相符，方为精准之策。

(6) 六曰养：养生食疗保健。

用药精当，病却八九，即应停药，结合食疗、外治等非药物方法，以防止用药过度，损伤正气，留下复发的祸根。

处方开好后叮嘱患者要注重食疗结合，如湿证患者，要告诫其病在脾胃以食疗为要。一是要节制饮食，饮食以八成饱为度，不可孟浪多食，以损脾胃功能。二是饮食清淡，忌食油腻、辛辣、寒凉、甘甜黏腻等壅滞之品。三是药疗同时结合茶饮、食疗等方法，如咽痛、口疮可配合茶饮方，以金银花、金莲花、木蝴蝶泡茶饮用；咳嗽可用桂花茶，百合陈皮茶，百合大枣杏仁粥（百合、大枣、杏仁、粳米），川贝梨汤（梨、川贝、鲜枇杷、冰糖）；慢性腹泻可用荷叶姜丝茶（荷叶、姜丝、冰糖），山药扁豆粥（山药、扁豆、粳米、盐），山药芡实汤（山药、芡实、扁豆、桂皮、八角、香菜、盐）；多汗可用小麦莲藕茶（小麦、莲子、莲藕），山药百合饮（山药、百合、大枣、小麦）。处方后给予茶、粥、饮配合，既能增进药物的疗效，又能达到慢病缓治、事半功倍的效果。

还要结合病情、病态及病势的发展，采用穴位按摩、针灸、泡浴、外用药物等配合治疗。如痛经的治疗，在温阳祛湿的同时可结合穴位按摩（按摩中极穴、曲泉穴），益母草泡脚，花椒（碎）、生姜（切）、盐敷肚脐等外

治法；慢性腹泻可用温阳止泻散敷肚脐（肉桂、干姜、小茴香为粉，调匀外敷），艾灸脾俞穴、天枢穴；湿疹严重者，内服药同时结合中药外洗（苦参、白鲜皮、地肤子、海桐皮、地骨皮、土茯苓、黄柏、苍术、枯矾，水煎，外洗用）；风湿性关节炎，可艾灸曲池穴、阳陵泉穴，饮用复方威灵仙酒（威灵仙、炒杜仲、五加皮、狗脊、骨碎补、乌梢蛇、白酒浸泡）；冠心病心绞痛发作，可于郄门穴、膻中穴刮痧，活血止痛膏外敷（当归、丹参、川芎、没药、桃仁、红花、乳香、鬼箭羽、花椒，制成药膏，贴于膻中穴处）；失眠可配合睡前按揉百会穴、睡前泡脚、脚踏鹅卵石、搓脚心、梳头等外治法。

养生医嘱：处方开好后，还要给患者一道医嘱，如自我情绪调节，保持心态平和状态；根据自身条件制定适当运动方式，锻炼身体，提高素质，增强免疫力。如慢性腹泻可练揉腹功，练内养功；慢性肾炎出现蛋白尿，宜练静养功，按摩肾俞穴、气海穴、关元穴；经常鼻塞流涕，应跑步锻炼，增强体质，同时用凉水洗鼻，增强局部抵抗力；要注重四季除湿，春季养肝，夏季养心，秋季补肺，冬季补肾，提高五脏功能可排出体内的湿气；排湿还可以练拍打功，如拍拍手、拍打腋窝、拍打肘窝、拍打腘窝，通过拍打这些排湿的穴位，可以把体内多余的水湿排出去。

二、中医湿病常用方剂

（一）三仁汤

【出自】《温病条辨》。

【组成】杏仁、白豆蔻、生薏苡仁、厚朴、法半夏、滑石、白通草、淡竹叶。

【功用】宣畅气机，清利湿热。

【主治证候】湿温初起及暑温夹湿之湿重于热证。头痛恶寒，身重疼痛，面色淡黄，胸闷不饥，身热不扬，午后热甚，舌白不渴，脉弦细而濡。

【个人常用剂量】杏仁 6~10 g，白豆蔻 6~15 g，生薏苡仁 20~30 g，厚朴 10~20 g，法半夏 10~15 g，滑石 10~20 g，白通草 6~10 g，淡竹叶 10~15 g。

【临床治疗病证】急性胃肠炎、急慢性鼻炎、湿疹、关节痛、皮炎、肾小球肾炎、布鲁菌病、冠心病、失眠等多种疾病，凡舌苔白厚腻者，均可考虑此方加减。

（二）藿朴夏苓汤

【出自】《医原》。

【组成】藿香、厚朴、姜半夏、赤茯苓、杏仁、生薏苡仁、白豆蔻、猪苓、淡豆豉、泽泻、通草。

【功用】解表化湿。

【主治证候】湿温初起。身热恶寒，肢体困倦，胸闷口腻，舌苔薄白，脉濡缓。

【个人常用剂量】藿香 10~15 g，厚朴 10~15 g，姜半夏 6~15 g，赤茯苓 20~30 g，杏仁 10~15 g，生薏苡仁 20~30 g，白豆蔻 3~10 g，猪苓 15~20 g，淡豆豉 9~12 g，泽泻 10~15 g，通草 6~10 g。

【临床治疗病证】急性胃肠炎、急慢性鼻炎、湿疹、冠心病、上呼吸道感染、肺炎、糖尿病、泌尿系统感染等多种疾病，用于舌苔厚腻、小便黄赤者。

（三）平胃散

【出自】《简要济众方》。

【组成】炒苍术、姜厚朴、陈皮、炙甘草、生姜、大枣。

【功用】燥湿运脾，行气和胃。

【主治证候】湿滞脾胃证。脘腹胀满，不思饮食，口淡无味，呕吐恶心，嗳气吞酸，肢体沉重，怠惰嗜卧，常多白利，舌苔白腻而厚，脉缓。

【个人常用剂量】炒苍术 15~25 g，姜厚朴 9~15 g，陈皮 9~15 g，炙甘草 6~10 g，生姜 6~10 g，大枣 6~10 g。

【临床治疗病证】慢性胃炎、急性胃炎、胃溃疡、十二指肠溃疡、功能性消化不良、胃肠功能紊乱、胆结石、慢性胆囊炎、心功能不全、腹泻等疾病，常以此方加减治疗。临床见口淡无味、脘腹胀满、舌苔白腻者均可考虑此方加味。

（四）藿香正气散

【出自】《太平惠民和剂局方》。

【组成】大腹皮、白芷、紫苏、茯苓、厚朴、法半夏、白术、陈皮、桔梗、藿香、炙甘草、生姜、大枣。

【功用】解表化湿，理气和中。

【主治证候】外感风寒，内伤湿滞证。霍乱吐泻，发热恶寒，头痛，胸膈满闷，脘腹疼痛，舌苔白腻。

【个人常用剂量】大腹皮6～10 g，白芷6～10 g，紫苏6～10 g，茯苓12～20 g，厚朴12～15 g，法半夏9～15 g，白术18～30 g，陈皮12～20 g，桔梗15～30 g，藿香9～15 g，炙甘草6～12 g，生姜6～9 g，大枣3～6 g。

【临床治疗病证】急性感染性疾病，如胃肠型感冒、急性胃肠炎、中暑、肠易激综合征、过敏性鼻炎、复发性口疮、梅尼埃病、急性湿疹、肠系膜淋巴结炎、顽固性头痛、特发性水肿等。

（五）茯苓皮汤

【出自】《温病条辨》。

【组成】茯苓皮、生薏苡仁、猪苓、大腹皮、白通草、淡竹叶。

【功用】利湿分消。

【主治证候】湿温。吸收秽湿，三焦分布，热蒸头胀，身痛呕逆，小便不通，神识昏迷，舌苔白，渴不多饮，用芳香通神利窍之安宫牛黄丸后湿浊内阻者。

【个人常用剂量】茯苓皮15～20 g，生薏苡仁15～20 g，猪苓9～12 g，大腹皮9～12 g，白通草9～12 g，淡竹叶6～9 g。

【临床治疗病证】肝硬化、低蛋白血症腹水，湿性湿疹、肾炎水肿、甲减等水肿性疾病，泌尿系统感染、前列腺炎等小便排泄不畅类疾病。

（六）薏苡竹叶散

【出自】《温病条辨》。

【组成】薏苡仁、竹叶、飞滑石、白豆蔻、连翘、茯苓、白通草。

【功用】辛凉解表，淡渗利湿。

【主治证候】湿郁经脉。身热身痛，汗多自利，胸腹白疹，内外合邪。

【个人常用剂量】薏苡仁15～20 g，竹叶5～15 g，飞滑石15～20 g，白豆蔻5～8 g，连翘5～15 g，茯苓15～20 g，白通草5～8 g。

【临床治疗病证】痛风性关节炎、类风湿关节炎、急性湿疹、急性口疮、急性肾炎等疾病，肛周脓肿、火疖等。

（七）五皮饮

【出自】《华氏中藏经》。

【组成】大腹皮（炙）、桑白皮（炙）、茯苓皮、生姜皮、陈皮。

【功用】利水消肿，理气健脾。

【主治证候】主治皮水，由脾虚湿盛、水溢肌肤所致。其主治症状为一身悉肿，肢体沉重，心腹胀满不适，上气喘急，小便不利，以及妊娠水肿等，舌苔白腻，脉缓。

【个人常用剂量】大腹皮（炙）、桑白皮（炙）、茯苓皮、生姜皮、陈皮各15~20 g。

【临床治疗病证】心力衰竭水肿、肾炎水肿、肝硬化腹水、经行浮肿、妊娠水肿、特发性水肿、下肢静脉回流不全导致的水肿等多种水肿性疾病。

（八）参芪茯苓汤

【出自】《医学发明》。

【组成】黄芪、人参、炙甘草、白术、苍术、陈皮、泽泻、猪苓、茯苓。

【功用】健脾补中。

【主治证候】一切心下痞闷，及积年久不愈者。

【个人常用剂量】黄芪15~20 g，人参3~5 g，炙甘草、白术、苍术、陈皮各12~15 g，泽泻、猪苓、茯苓各6~10 g。

【临床治疗病证】慢性浅表性胃炎、慢性萎缩性胃炎、功能性消化不良、反流性食管炎，以及慢性心功能不全、慢性阻塞性肺疾病等导致胃肠功能减退者。

（九）春泽汤

【出自】《证治准绳》。

【组成】五苓散加人参。

【功用】温阳化气，益气摄水。

【主治证候】咳而遗尿，气虚伤湿，小便不利。

【个人常用剂量】泽泻12~20 g，茯苓15~30 g，桂枝6~12 g，白术15~30 g，人参9~15 g。

【临床治疗病证】慢性肾炎、慢性心力衰竭所致水肿，慢性泌尿系统感染、脑血管病后及腰椎病变术后尿潴留，虚人外感后出现的急性胃肠炎等，以及女性老年患者腹压增大时出现的遗尿等。

（十）连朴饮

【出自】《霍乱论》。

【组成】厚朴、黄连、石菖蒲、制半夏、豆豉（炒）、焦栀子、芦根。

【功用】清热化湿，理气和中。

【主治证候】湿热霍乱。上吐下泻，胸脘痞闷，心烦躁扰，小便短赤，舌苔黄腻，脉滑数。

【个人常用剂量】厚朴 6~12 g，黄连 3~9 g，石菖蒲 6~15 g，制半夏 3~9 g，豆豉（炒）6~12 g，焦栀子 6~12 g，芦根 20~60 g。

【临床治疗病证】急慢性胆囊炎、急性黄疸型肝炎、急性胰腺炎、胆结石、胆绞痛、泌尿系统感染、便秘、胃痛、痢疾、血管性头痛、湿温、郁证、疱疹性咽峡炎等。

（十一）蒿芩清胆汤

【出自】《重订通俗伤寒论》。

【组成】青蒿、黄芩、枳壳、竹茹、陈皮、半夏、茯苓、碧玉散（滑石、甘草、青黛）。

【功用】清胆利湿，和胃化痰。

【主治证候】少阳湿热证。寒热如疟，寒轻热重，口苦胸闷，吐酸苦水，或呕黄涎而黏，甚则干呕呃逆，胸胁胀疼，小便黄少，舌红苔白腻，间见杂色，脉数而右滑左弦者。

【个人常用剂量】青蒿 9~12 g，黄芩 9~18 g，枳壳 9~12 g，竹茹 9~18 g，陈皮 9~12 g，半夏 9~12 g，茯苓 9~18 g，碧玉散 9~18 g（滑石、甘草、青黛）。

【临床治疗病证】外感发热、腹痛、失眠、急性黄疸型肝炎、慢性乙型肝炎、急性胰腺炎、急慢性胆囊炎、胆结石、胆绞痛、胆汁反流性胃炎、泌尿系统感染、便秘等疾病。

（十二）防己黄芪汤

【出自】《金匮要略》。

【组成】防己、黄芪、甘草、炒白术。

【功用】益气祛风，健脾利水。

【主治证候】表虚不固之风水或风湿证。汗出恶风，身重，小便不利，舌淡苔白，脉浮。

【个人常用剂量】防己 10～15 g，黄芪 18～20 g，甘草 6～12 g，炒白术 8～10 g。

【临床治疗病证】心源性水肿、肾性水肿、特发性水肿，肥胖症，风湿免疫性疾病，甲状腺功能减退症，胸腔积液，自汗。

（十三）六君子汤

【出自】《世医得效方》。

【组成】党参、白术、茯苓、炙甘草、陈皮、半夏。

【功用】益气健脾，燥湿化痰。

【主治证候】脾胃气虚兼痰湿证。食少便溏，胸脘痞闷，呕逆。

【个人常用剂量】党参 10～20 g，白术 10～20 g，茯苓 10～20 g，炙甘草 6～12 g，陈皮 3～6 g，半夏 5～10 g。

【临床治疗病证】慢性萎缩性胃炎、功能性消化不良、慢性浅表性胃炎、消化系统溃疡、胃肠功能紊乱、肠易激综合征、溃疡性结肠炎、胃食管反流等胃肠疾病，慢性心功能不全、慢性肝炎、慢性胆囊炎等疾病引起的消化功能减退，以及慢性阻塞性肺疾病、慢性咳嗽、肺部感染等出现的食欲不振、久咳、胸闷、腹胀等。

（十四）实脾饮

【出自】《严氏济生方》。

【组成】厚朴、炒白术、木瓜、木香、草果仁、大腹子、炮附子、茯苓、炮姜、甘草、生姜、大枣。

【功用】温阳健脾，行气利水。

【主治证候】阴水。症见肢体浮肿，色悴声短，口中不渴，身重纳呆，便溏溲清，四肢不温，舌苔厚腻而润，脉象沉细者。

【个人常用剂量】厚朴、炒白术、木瓜、木香、草果仁、大腹子、炮附子、茯苓、炮姜各 9~15 g，甘草 8~10 g，生姜 6~10 g，大枣 3~5 g。

【临床治疗病证】慢性肾炎、心功能不全出现的水肿，肝硬化腹水，甲状腺功能减退导致的水肿，慢性腹泻，顽固性泄泻，渗出性胸膜炎，溃疡性结肠炎等。临床凡出现舌苔白厚腻而不燥、舌大有齿痕、腹大或腹部易胀满者均可考虑此方。

（十五）益气止淋汤

【出自】《中医妇科治疗学》。

【组成】人参、杜仲、续断、益智仁（制）、茯苓、车前子（炒）、甘草梢、升麻。

【功用】补气升提。

【主治证候】产娠数月，小便频数而痛，尿量不减，色白，有时呈淡黄色，欲解不能，腰部作胀，舌淡苔正常，脉缓无力。

【个人常用剂量】人参、杜仲、续断各 15~20 g，益智仁（制）10~12 g，茯苓 10~15 g，车前子（炒）8~12 g，甘草梢 6~10 g，升麻 4~6 g。

【临床治疗病证】产后遗尿、泌尿系统感染、泌尿系统结石等。临床使用于遗尿、小便频数，伴有气短乏力、脉无力，而无尿热黄赤等表现者。

（十六）真武汤

【出自】《伤寒论》。

【组成】茯苓、芍药、生姜、白术、附子。

【功用】温阳利水。

【主治证候】阳虚水泛证。小便不利，四肢沉重疼痛，腹痛下利，或咳，或呕，苔白不渴，脉沉。

【个人常用剂量】茯苓 15~30 g，芍药 12~15 g，生姜 12~20 g，白术 8~15 g，附子 8~15 g。

【临床治疗病证】慢性肾炎、肾病综合征、肾积水、心功能不全、肝硬化腹水、慢性腹泻、阳虚体质外感、风湿性关节炎、梅尼埃病、前列腺增生、肺心病、带下病等疾病。

（十七）济生肾气丸

【出自】《张氏医通》。

【组成】制附子、牛膝、熟地黄、肉桂、山茱萸（制）、山药、茯苓、泽泻、车前子、牡丹皮。

【功用】温肾化气，利水消肿。

【主治证候】肾阳不足、水湿内停所致的肾虚水肿，见腰膝困重、小便不利、痰饮咳喘。

【个人常用剂量】制附子 10~30 g，肉桂 6~12 g，牛膝 10~15 g，熟地黄 10~15 g，山茱萸（制）12~15 g，山药 15~30 g，茯苓 15~30 g，泽泻 12~20 g，车前子 15~30 g，牡丹皮 9~15 g。

【临床治疗病证】特发性水肿，慢性肾炎、肾病综合征、肾积水、糖尿病肾病、慢性肾衰竭，心功能不全、肺源性心脏病，痛风，癃闭，慢性前列腺炎，腰椎间盘突出症等。

（十八）九味羌活汤

【出自】《此事难知》。

【组成】羌活、防风、苍术、细辛、川芎、白芷、生地、黄芩、甘草。

【功用】发汗祛湿，兼清里热。

【主治证候】外感风寒湿邪，内有蕴热证。恶寒发热，肌表无汗，头痛项强，肢体酸楚疼痛，口苦而渴，舌苔白，脉浮。

【个人常用剂量】羌活 12~21 g，防风 6~15 g，苍术 12~21 g，细辛 3~6 g，川芎 9~12 g，白芷 6~12 g，生地 12~15 g，黄芩 12~15 g，甘草 6~12 g。

【临床治疗病证】普通感冒、流行性感冒、空调病、颈椎病、头痛、肩周炎、急性荨麻疹、腰背部筋膜炎、腰椎间盘突出等。

（十九）独活寄生汤

【出自】《备急千金要方》。

【组成】独活、桑寄生、防风、细辛、秦艽、川芎、杜仲、牛膝、肉桂心、人参、茯苓、甘草、当归、芍药、干地黄。

【功用】祛风湿，止痹痛，益肝肾，补气血。

【主治证候】痹证日久，肝肾两亏，气血不足证。腰膝疼痛，肢节屈伸不利，或麻木不仁，畏寒喜温，心悸气短，舌淡苔白，脉象细弱。

【个人常用剂量】独活15～30 g，桑寄生15～20 g，防风9～15 g，细辛1～3 g，秦艽12～20 g，川芎9～15 g，杜仲15～20 g，牛膝15～25 g，肉桂心6～9 g，人参12～15 g，茯苓15～30 g，甘草6～9 g，当归12～15 g，芍药12～15 g，干地黄12～20 g。

【临床治疗病证】类风湿关节炎、强直性脊柱炎、腰椎间盘突出症、颈椎病、重度骨关节病、产后风湿病、坐骨神经痛、腰肌劳损、痹证、阴雨天加重的陈旧骨折疼痛等。

（二十）麻黄苍术汤

【出自】《兰室秘藏》。

【组成】麻黄、苍术、黄芪、草豆蔻、柴胡、羌活、生甘草、当归梢、防风、炙甘草、黄芩、五味子。

【功用】祛湿散寒。

【主治证候】秋冬夜嗽不绝，至晓方缓，口苦胸痞胁痛，痰唾涎沫，不进饮食。

【个人常用剂量】麻黄6～15 g，苍术12～15 g，黄芪12～30 g，草豆蔻3～5 g，柴胡6～12 g，羌活6～12 g，生甘草3～5 g，当归梢12～15 g，防风6～12 g，炙甘草5～9 g，黄芩12～15 g，五味子6～12 g。

【临床治疗病证】迁延性感冒、慢性支气管炎、慢性阻塞性肺疾病、慢性咽炎等出现的久咳、寒湿咳嗽。

（二十一）厚朴温中汤

【出自】《内外伤辨惑论》。

【组成】厚朴、陈皮、甘草、茯苓、草豆蔻、木香、干姜。

【功用】温中行气，燥湿除满。

【主治证候】脾胃寒湿气滞证。脘腹胀满或疼痛，不思饮食，四肢倦怠，舌苔白腻，脉沉弦。

【个人常用剂量】厚朴12～20 g，陈皮12～15 g，甘草6～12 g，茯苓15～30 g，草豆蔻10～15 g，木香10～15 g，干姜9～15 g。

【临床治疗病证】慢性浅表性胃炎、萎缩性胃炎、消化性溃疡、胃痉挛、消化不良、胃肠功能紊乱、反流性食管炎、肠道菌群失调等疾病。

（二十二）八正散

【出自】《太平惠民和剂局方》。

【组成】瞿麦、萹蓄、车前子、滑石、木通、山栀子、煨大黄、炙甘草。

【功用】清热泻火，利水通淋。

【主治证候】湿热淋证。小便浑赤，溺时涩痛，淋沥不畅，甚或癃闭不通，小腹急满，口燥咽干，舌苔黄腻，脉滑数。

【个人常用剂量】瞿麦、萹蓄、车前子、滑石、木通、山栀子各 12～15 g，煨大黄 10 g，炙甘草 8 g。

【临床治疗病证】泌尿系统感染、肾盂肾炎、泌尿系统结石、前列腺炎、前列腺癌、前列腺增生，以及盆腔炎、痛风、淋病、尿道综合征等疾病。

（二十三）茵陈蒿汤

【出自】《伤寒论》。

【组成】茵陈蒿、栀子、大黄。

【功用】清热利湿，退黄。

【主治证候】湿热黄疸。一身面目俱黄，黄色鲜明，小便不利，腹微满，日中渴，但头汗出而身无汗，舌苔黄腻，脉沉数。

【个人常用剂量】茵陈蒿 15～30 g，栀子 8～12 g，大黄 8～12 g。

【临床治疗病证】急慢性黄疸型肝炎、胆囊炎、胆囊结石、高胆红素血症、胆汁性肝硬化、荨麻疹、湿疹、多汗症、肾病综合征、便秘、皮肤瘙痒症等。

（二十四）萆薢渗湿汤

【出自】《疡科心得集》。

【组成】萆薢、薏苡仁、赤茯苓、黄柏、丹皮、泽泻、滑石、通草。

【功用】清热利湿，凉血解毒。

【主治证候】治湿热下注，壅遏肌肤，阻滞脉络所致湿疹，臁疮，委中毒，足发背，脚气脚癣，下肢丹毒，肛周脓肿。

【个人常用剂量】萆薢、薏苡仁各 15～30 g，赤茯苓 15～30 g，黄柏 10～15 g，丹皮 10～15 g，泽泻 10～15 g，滑石 15～30 g，通草 6～9 g。

【临床治疗病证】湿疹、皮炎、足癣、丹毒、痛风性关节炎、痔疮、肛周脓肿及肛周瘙痒等疾病。

（二十五）十枣汤

【出自】《伤寒论》。

【组成】芫花、大戟、甘遂、大枣。

【功用】攻逐水饮。

【主治证候】主治悬饮。咳唾胸胁引痛，心下痞硬，干呕短气，头痛目眩，胸背掣痛不得息，舌苔白滑，脉沉弦；水肿，一身悉肿，尤以身半以下肿甚，腹胀喘满，二便不利。

【个人常用剂量】芫花 1.0～1.5 g，大戟 1.0～1.5 g，甘遂 1.0～1.5 g，大枣 30～60 g。

【临床治疗病证】结核性胸膜炎、肿瘤性胸腔积液、肝硬化、慢性肾炎所致的胸腔积液、腹水或全身水肿等属水饮内停里实证者。

（二十六）舟车丸

【出自】《医方集解》。

【组成】黑牵牛（炒）、酒大黄、甘遂（面裹煨）、大戟（面裹煨）、芫花（醋炒）、青皮（炒）、橘皮、木香、槟榔。

【功用】逐水行气。

【主治证候】主治水热内壅，气机阻滞证。症见水肿水胀，口渴气粗，腹胀而坚，大小便秘，舌苔白滑腻，脉沉数有力。

【个人常用剂量】黑牵牛（炒）1～3 g，酒大黄 6～10 g，甘遂（面裹煨）1.0～3 g，大戟（面裹煨）1.0～3 g，芫花（醋炒）1.0～3 g，青皮（炒）6～10 g，橘皮 12～15 g，木香 9～12 g，槟榔 6～15 g。

【临床治疗病证】肝硬化腹水、肾炎水肿、顽固性水肿等疾病证属形气俱实者。

（二十七）升阳除湿汤

【出自】《脾胃论》。

【组成】苍术、柴胡、羌活、防风、升麻、神曲、泽泻、猪苓、炙甘草、陈皮。

【功用】升阳除湿。

【主治证候】主治脾虚湿盛，不思饮食，泄泻无度，小便黄少，四肢困倦。

【个人常用剂量】苍术 12~15 g，柴胡 12~15 g，羌活 9~15 g，防风 5~10 g，升麻 5~10 g，神曲 12~20 g，泽泻 12~15 g，猪苓 12~15 g，炙甘草 3~6 g，陈皮 9~15 g。

【临床治疗病证】慢性腹泻，便溏，痛经，带下病，食欲不振、功能性消化不良、神经性厌食，恶露不尽，不孕症，肠炎，前列腺炎，崩漏等阳气不升、湿浊困阻证。

（二十八）升阳益胃汤

【出自】《脾胃论》。

【组成】黄芪、半夏（汤洗）、人参（去芦）、甘草（炙）、防风、白芍、羌活、独活、橘皮、茯苓、泽泻、柴胡、白术、黄连。

【功用】健脾益胃、升阳除湿。

【主治证候】主治脾胃之虚，怠惰嗜卧，四肢不收，时值秋燥令行，湿热少退，体重节痛，口苦舌干，食无味，大便不调，小便频数，不嗜食，食不消。兼见肺病，洒淅恶寒，惨惨不乐，面色恶而不和。

【个人常用剂量】黄芪 12~30 g，半夏（汤洗）9~15 g，人参（去芦）12~15 g，甘草（炙）6~15 g，防风 10~15 g，白芍 10~15 g，羌活 10~15 g，独活 10~15 g，橘皮 8~12 g，茯苓 15~20 g，泽泻 12~15 g，柴胡 9~12 g，白术 12~15 g，黄连 3~12 g。

【临床治疗病证】慢性疲劳综合征、复发性口腔溃疡、慢性咳嗽、慢性胃炎、慢性湿疹、慢性皮炎、慢性结肠炎等疾病。

（二十九）加减平胃散

【出自】《素问病机气宜保命集》。

【组成】白术、厚朴、陈皮、甘草、槟榔、木香、桃仁、黄连、人参、阿胶、白茯苓。

【功用】益气补血，燥湿清热。

【主治证候】主治痢疾延久，气血两虚，湿热内蕴，湿胜于热，下痢脓血者。

【个人常用剂量】白术、厚朴、陈皮各 12~20 g，甘草 6~12 g，槟榔 6~12 g，木香 6~12 g，桃仁、黄连、人参、阿胶各 9~12 g，白茯苓 15~20 g。

【临床治疗病证】溃疡性结肠炎、慢性腹泻、月经不调、功能性子宫出血、慢性贫血等病证。

（三十）完带汤

【出自】《傅青主女科》。

【组成】炒白术、炒山药、人参、白芍、车前子、制苍术、甘草、陈皮、黑芥穗、醋柴胡。

【功用】具有解诸郁之功效。

【主治证候】略。

【个人常用剂量】炒白术 12~30 g，炒山药 15~30 g，人参 5~10 g，白芍 12~15 g，车前子 9~12 g，制苍术 9~12 g，甘草 3~6 g，陈皮 6~12 g，黑芥穗 3~6 g，醋柴胡 9~12 g。

【临床治疗病证】带下病、湿浊头痛、鼻衄、溢乳症、尿浊、小儿流涎、泄泻、尿频、阴道炎、功能性子宫出血、小儿消化不良、慢性结肠炎、慢性疲劳综合征、肠易激综合征、湿疹、膜性肾病、慢性盆腔炎、产后尿潴留、睾丸鞘膜积液等疾病。

（三十一）参苓白术散

【出自】《太平惠民合剂局方》。

【组成】莲子肉、薏苡仁、缩砂仁、桔梗、白扁豆、白茯苓、人参、甘草、白术、山药。

【功用】补脾胃，益肺气。

【主治证候】主治脾胃虚弱，饮食不进，多困少力，中满痞噎，心忪气喘，呕吐泄泻及伤寒咳噫。

【个人常用剂量】莲子肉 10~15 g，薏苡仁 10~20 g，缩砂仁 6~12 g，桔梗 10~15 g，白扁豆 12~20 g，白茯苓 15~30 g，人参 9~15 g，甘草 6~12 g，白术 12~20 g，山药 15~20 g。

【临床治疗病证】慢性结肠炎、肠息肉、肠易激综合征，慢性气管炎、慢性阻塞性肺疾病、支气管哮喘、慢性湿疹、慢性皮炎，过敏性鼻炎，慢性盆腔炎，阴道炎，痛风性关节炎等疾病。

（三十二）二陈汤

【出自】《太平惠民和剂局方》。

【组成】半夏、甘草（炙）、陈皮、茯苓、生姜。

【功用】化湿痰，和脾胃。

【主治证候】主治一切痰饮为病，咳嗽胀满，呕吐恶心，头眩心悸，或中脘不快，或食生冷，饮酒过度，脾胃不和。症见咳嗽痰多、胸脘胀闷、恶心呕吐。

【个人常用剂量】半夏 9~12 g，甘草（炙）3~5 g，陈皮 9~12 g，茯苓 15~20 g，生姜 6~9 g。

【临床治疗病证】常以此方作为治疗痰湿的基础方，运用于脾胃病、肺病、肝病、心病、肾病伴有痰湿者。

（三十三）温胆汤

【出自】《三因极一病证方论》。

【组成】半夏、竹茹、枳实、陈皮、甘草、茯苓。

【功用】理气化痰，和胃利胆。

【主治证候】主治胆郁痰扰证。症见胆怯易惊，头眩心悸，心烦不眠，夜多异梦；或呕恶呃逆，眩晕，癫痫，苔白腻，脉弦滑。

【个人常用剂量】半夏 9~12 g，竹茹 12~15 g，枳实 10~15 g，陈皮 12~15 g，甘草 6~9 g，茯苓 15~20 g。

【临床治疗病证】顽固性失眠、癫痫、震颤类疾病、出血性及缺血性中风、良性阵发性位置性眩晕、前庭神经炎、室性期前收缩、阵发性心房颤动、抑郁症、精神分裂症、急慢性胃炎、冠心病等疾病。

（三十四）清暑益气汤

【出自】《内外伤辨惑论》。

【组成】黄芪、苍术（泔浸，去皮）、升麻、人参（去芦）、泽泻、炒神曲、橘皮、白术、麦冬、当归身、炙甘草、青皮、黄柏（酒洗，去皮）、葛根、五味子。

【功用】益气健脾，清暑化湿。

【主治证候】时富长夏，湿热大胜，蒸蒸而炽，人感之多四肢困倦，精神短少，懒于动作，胸满气促，肢节沉疼，或气高而喘，身热而烦，心下膨痞，小便黄而数，大便溏而频，或下痢黄如糜，或如泔色，或渴或不渴，不思饮食，自汗体重，或汗少者，血先病而气不病也。

【个人常用剂量】黄芪 12~20 g，苍术（泔浸，去皮）12~20 g，升麻 9~15 g，人参（去芦）6~10 g，泽泻 12~15 g，炒神曲 12~20 g，橘皮 6~10 g，白术 12~15 g，麦冬 9~12 g，当归身 6~10 g，炙甘草 6~10 g，青皮 6~12 g，黄柏（酒洗，去皮）6~9 g，葛根 12~15 g，五味子 6~10 g。

【临床治疗病证】发热、暑湿感冒、便秘、眩晕、小儿厌食症、小儿腹泻、小儿盗汗、心力衰竭、三叉神经痛、尿道综合征、慢性结肠炎、慢性疲劳综合征、糖尿病、低钾血症、甲状腺功能减退症等疾病。

（三十五）六一散

【出自】《黄帝素问宣明论方》。

【组成】滑石、甘草。

【功用】除热止渴，利小便。

【主治证候】暑湿证。身热烦渴，小便不利，或泄泻。

【个人常用剂量】滑石 20~30 g，甘草 3~6 g。

【临床治疗病证】膀胱炎、前列腺炎、尿道炎等泌尿系统疾病，并作为基础方加味用于治疗湿热内蕴的病证，如腹泻、急性湿疹、皮炎、口疮等。

（三十六）半夏泻心汤

【出自】《伤寒论》。

【组成】半夏、干姜、黄芩、黄连、人参、炙甘草、大枣。

【功用】寒热平调，消痞散结。

【主治证候】寒热错杂之痞证。心下痞，但满而不痛，呕吐，或肠鸣下利，舌苔薄腻而微黄。

【个人常用剂量】半夏 9~12 g，干姜 9~15 g，黄芩 12~15 g，黄连 3~6 g，人参 9~15 g，炙甘草 6~12 g，大枣 9~12 g。

【临床治疗病证】急慢性胃炎、消化性溃疡、胃食管反流,口腔溃疡,胃恶性肿瘤、胰腺癌、食道癌,神经性呕吐,胆囊炎等疾病属寒热错杂证。

(三十七)桂苓甘露饮

【出自】《医学启源》。

【组成】茯苓、白术、猪苓、炙甘草、泽泻、寒水石、桂枝、滑石。

【功用】清暑解热,化气利湿。

【主治证候】饮水不消,呕吐泻利,流湿润燥,宣通气液,水肿腹胀,泄泻不能止者。兼治霍乱吐泻,下利赤白,烦渴,解暑毒大有神效,兼利小水。

【个人常用剂量】茯苓 15~30 g,白术 10~20 g,猪苓 10~20 g,炙甘草 6~12 g,泽泻 10~20 g,寒水石 10~20 g,桂枝 5~10 g,滑石 15~30 g。

【临床治疗病证】急性胃肠炎、胃肠功能紊乱、肠道菌群失调、胃肠型感冒,泌尿系统感染,水土不服出现的呕吐腹泻等疾病。

(三十八)越婢汤

【出自】《金匮要略》。

【组成】麻黄、石膏、生姜、生甘草、大枣。

【功用】疏风解表,宣肺利水。

【主治证候】风水,恶风,一身悉肿,脉浮,不渴。

【个人常用剂量】麻黄 6~12 g,石膏 15~60 g,生姜 8~15 g,生甘草 5~10 g,大枣 9~18 g。

【临床治疗病证】水肿、急性肾炎、类风湿关节炎、慢性阻塞性肺疾病、荨麻疹、支气管哮喘、日光性皮炎等疾病。

(三十九)鸡鸣散

【出自】《类编朱氏集验医方》。

【组成】槟榔、陈皮、木瓜、吴茱萸、桔梗、生姜、紫苏。

【功用】祛湿化浊,行气通络。

【主治证候】湿肿脚气,足胫肿重无力,行动不便,麻木冷痛,拘挛上冲,甚则胸闷泛恶。

【个人常用剂量】槟榔12~15 g，陈皮15~30 g，木瓜15~30 g，吴茱萸6~9 g，生姜12~15 g，紫苏9~12 g，桔梗6 g。

【临床治疗病证】特发性水肿、五更泻、寒湿性荨麻疹、湿性脚气、类风湿性关节炎、膝关节炎、不宁腿综合征、糖尿病并发末梢神经炎、病毒性肝炎、带状疱疹等疾病。

（四十）清金化痰丸

【出自】《医学统旨》。

【组成】黄芩、栀子、桔梗、麦冬、贝母、橘红、茯苓、桑白皮、知母、瓜蒌仁、甘草。

【功用】清热化痰祛湿。

【主治证候】治咳嗽，咳痰黄稠腥臭，或带血丝，面赤，鼻出热气，咽喉干痛，舌苔黄腻，脉象濡数。

【个人常用剂量】黄芩6~12 g，栀子6~12 g，桔梗9~15 g，麦冬12~20 g，贝母12~20 g，橘红12~20 g，茯苓15~30 g，桑白皮9~12 g，知母6~12 g，瓜蒌仁12~15 g，甘草3~9 g。

【临床治疗病证】肺炎、急慢性支气管炎、鼻窦炎、肺脓肿、急性咽喉炎等呼吸道疾病。

（四十一）甘露消毒丹

【出自】《霍乱论》。

【组成】飞滑石、绵茵陈、淡黄芩、石菖蒲、川贝母、木通、藿香、连翘、射干、薄荷叶、白豆蔻。

【功用】清热利湿。

【主治证候】治暑湿霍乱，时感痧邪，及触冒秽恶不正之气，身热倦怠，胀闷肢酸，颐肿咽疼，身黄口渴，疟痢淋浊，泄泻疮疡，水土不服诸病。

【个人常用剂量】飞滑石15~30 g，绵茵陈15~30 g，淡黄芩10~15 g，石菖蒲6~9 g，川贝母6~12 g，木通6~9 g，藿香6~12 g，连翘9~12 g，射干6~12 g，薄荷叶6~9 g，白豆蔻9~15 g。

【临床治疗病证】小儿感冒、口疮、咽喉炎、咳嗽、急性肝炎、头面部疔肿、腮腺炎、化脓性扁桃体炎、重症肺炎、结节性红斑、顽固性瘙痒、腹泻、梅核气、新型冠状病毒感染等疾病。

（四十二）痛泻要方

【出自】《丹溪心法》。

【组成】陈皮、炒白术、炒白芍、防风。

【功用】补脾柔肝，祛湿止泻。

【主治证候】脾虚肝旺之泄泻。症见肠鸣腹痛，大便泄泻，泻必腹痛，泻后痛减，舌苔薄白，脉弦。

【个人常用剂量】陈皮 12~30 g，炒白术 15~30 g，炒白芍 12~30 g，防风 9~15 g。

【临床治疗病证】小儿胃脘痛、便秘、胁痛、肺间质纤维化、支气管扩张、肺结节病、慢性咽炎、肠易激综合征、溃疡性结肠炎、梅尼埃病、慢性胆囊炎、胃肠功能紊乱等疾病。

（四十三）宣清导浊汤

【出自】《温病条辨》。

【组成】猪苓、茯苓、寒水石、蚕沙、皂角刺。

【功用】宣泄湿浊，通利二便。

【主治证候】湿温久羁，三焦弥漫。症见神志轻度昏迷，少腹硬满，大便不下，舌苔浊腻，脉实。

【个人常用剂量】猪苓 12~15 g，茯苓 12~20 g，寒水石 15~20 g，蚕沙 12~15 g，皂角刺 9~12 g。

【临床治疗病证】水肿、鼓胀、湿温发热、慢性肾衰竭、湿阻便秘。

（四十四）菖蒲郁金汤

【出自】《温病全书》。

【组成】石菖蒲、郁金、炒栀子、鲜竹叶、丹皮、连翘、灯心草、木通、淡竹叶、玉枢丹。

【功用】化痰开窍避秽。

【主治证候】热入气营证，症见发汗之后，胸腹之热不除，身体灼热汗出，烦躁不安，夜寐不宁，神志昏蒙，四肢厥逆，舌红绛，脉细数。

【个人常用剂量】石菖蒲 9~12 g，炒栀子 9~12 g，鲜竹叶 6~12 g，丹皮9~12 g，郁金9~12 g，木通3~6 g，灯心草6~9 g，淡竹叶12~15 g，玉枢丹1~3 g，连翘10 g。

【临床治疗病证】嗜睡症、黄疸、抑郁症、肺性脑病、脑血管痴呆、散发性脑炎、小儿抽动症、急性脑炎等疾病。

（四十五）雷氏芳香化浊汤

【出自】《时病论》。
【组成】藿香叶、佩兰叶、广陈皮、制半夏、大腹皮、厚朴、鲜荷叶。
【功用】化痰开窍避秽。
【主治证候】身热不扬，脘痞腹胀，恶心呕吐，口不渴，渴不欲饮或渴喜热饮，大便溏泄，小便浑浊，舌苔白腻，脉濡弱。
【个人常用剂量】藿香叶3~6 g，佩兰叶3~6 g，广陈皮3~9 g，制半夏3~9 g，大腹皮3~6 g，厚朴2~5 g，鲜荷叶9~12 g。
【临床治疗病证】脑病、急性胃肠炎、慢性浅表性胃炎、胆汁反流性胃炎、肠易激综合征、急性无黄疸型肝炎、2型糖尿病等疾病。

三、湿病常用对药

（一）藿香、佩兰

单味功用：藿香，味辛，性微温，入肺、胃、脾经，气味芳香，为解暑上品，具有芳香化湿，发表解暑，缓解腹痛、腹泻，消炎止痛，开胃进食，和中止呕的作用。其用于暑湿为患，胸闷不舒，倦怠乏力，腹胀满闷，腹痛腹泻等；还用于湿阻脾胃，食欲不佳，纳呆恶心，大便稀溏或泄泻，腹部发凉，腹痛，舌苔白腻等。佩兰，味辛，性平，入肺、脾、胃经，具有醒脾开胃、芳香化湿、发表解暑、解郁散结的功效。其用于湿阻脾胃所致脘腹痞满，呕恶纳呆，口甜口臭等；还用于暑湿在肌表，发热倦怠，胸闷不舒等；也可用于肝郁气滞之乳房胀痛等症。

配伍机制：藿香芳香而不温燥，既能解表化表湿，又能祛除里湿，夏季可解暑湿，又能醒脾和胃、止呕吐；佩兰解表湿，化解肌表湿浊能力强，而有通经络、止疼痛的作用。二者合用，一是增强解表祛湿之力；二是具有化里湿，醒脾和胃的作用；三是可增强祛除表湿，通经止痛的效果。

临床应用：

（1）长夏季节湿温初起，发热身热不扬，无汗或微汗，头晕沉重，胸脘痞闷，口渴不欲饮，食欲不振。可配香薷、厚朴、金银花、扁豆花等。

（2）湿阻中焦。症见头昏脑胀，胸闷，恶心呕吐，不欲饮食，腹痛、泄泻等症。可配伍陈皮、半夏、大腹皮、厚朴、荷叶、肉豆蔻、薏苡仁等。

（3）急、慢性肝病。症见腹胀，食欲不振，口黏，口臭，舌苔白腻等。可配茵陈、半夏、茯苓、陈皮、厚朴、滑石等。

（4）湿疹、鼻炎、慢性腹泻等属于湿浊中阻、肌表蕴湿的病证。湿疹可配地骨皮、白鲜皮、海桐皮，鼻炎可配辛夷、川芎、蝉衣，慢性腹泻可配炒苍术、炒白术、薏苡仁、肉豆蔻等。

（5）脾胃湿困，见于慢性胃肠疾病，癌症化疗、放疗及手术后，诸多慢性疾病后期伴有乏力、食欲不振、大便不成形等。可配伍太子参、生黄芪、陈皮、炒白术、炒苍术等。

（6）妊娠恶阻，属于脾胃湿困类型的。症见妊娠恶心、呕吐，食欲不振，倦怠乏力者。可配伍砂仁、苏梗、荷梗等以助和胃化湿宽中之效。

用法用量：藿香6～12 g，佩兰6～12 g。二药为芳香之品，不宜久煎。

经验与文献：藿香、佩兰芳化湿浊、醒脾开胃，适用于肌表有湿、湿浊中阻，表里俱湿的病证。二者使用鲜品，则芳香化浊之力更佳。关于藿香的记载，宋代《和局方剂》曰："藿香、厚朴、陈皮、大腹皮、桔梗、半夏、白芷、茯苓、苏叶、甘草。治外感不正之气，内伤饮食，头痛发热，或霍乱吐泻，或发疟疾。"又明代贾所学《药品化义》曰："其气芳香，善行胃气，以此调中，治呕吐霍乱，以此快气，除秽恶痞闷。且香能和合五脏，若脾胃不和，用之助胃而进饮食，有醒脾开胃之功。"《中药志》曰："佩兰，发表祛湿，和中化浊，治伤暑头痛，无汗发热，胸闷腹满，口中甜腻。"

（二）藿香、藿梗

单味功用：藿香见"三（一）藿香、佩兰"。藿梗为藿香的老茎，味辛，性微温，入肺、脾、胃经，具有快气和中、辟秽祛湿的功效，用于治疗感冒、头痛、胸脘痞闷、呕吐、泄泻、痢疾、口臭等症。

配伍机制：藿香芳香而不温燥，既能化表湿，又能祛除里湿，夏季可解暑湿，又能醒脾和胃、止呕吐；藿梗醒脾祛湿，理气和胃，调理脾胃升降气机，既有芳香化湿之功，又有调理气机之力。二者合用，一是增强醒脾化湿和胃之力；二是增强脾胃升清降浊之力；三是加强解表湿，化里湿之力。

临床应用：

（1）表里俱湿。症见身体沉重，胸脘痞闷，腹胀，不欲饮食。可配荷叶、厚朴花、扁豆花、白梅花等。

（2）脾胃湿滞。症见恶心呕吐、不欲饮食、腹胀痛、泄泻等症。可配伍大腹皮、砂仁、木香、陈皮、薏苡仁等。

（3）胆系、胰腺病变所致消化不良。症见腹胀，食欲不振，口黏，口臭，舌苔白腻。可配茵陈、砂仁、焦三仙、五谷虫、陈皮等。

（4）慢性胃肠疾病，癌症化疗、放疗及手术后，诸多慢性疾病后期伴有乏力、腹胀、不欲食等。可配伍太子参、炒白术、厚朴花、扁豆花、焦三仙等。

（5）鼻渊，鼻流清涕，伴有腹胀，大便稀溏等。可配伍辛夷、川芎、蝉衣等。

（6）肺脾两虚所致咳嗽、腹胀纳呆等症。可配伍百合、浙贝母、陈皮、苏梗、炒麦芽等。

用法用量：藿香 6~12 g，藿梗 6~12 g。二药均为后下，不宜久煎。

经验与文献：藿香、藿梗均有化湿浊、醒脾开胃之功效，适用于肌表有湿，湿浊中阻，影响脾胃气机升降之证。《本草纲目》记载："时珍曰，藿香方茎有节中虚，叶微似茄叶。洁古、东垣唯用其叶，不用枝梗。今人并枝梗用之，因叶多伪故耳。"又云其功效为"助胃气，开胃口，进饮食""升降诸气"。

（三）荷叶、苏叶

单味功用：荷叶味苦涩，性平，入肝、脾、心、肺经。荷叶气味清芳，具有解暑化湿、升发清阳的作用，用于治疗感受暑热、头胀头昏、胸闷不舒、口干渴、小便不利、泄泻等症；荷叶炭具有收涩散瘀止血的功能，用于治疗吐血、衄血、尿血、便血、崩漏等症。苏叶味辛，性温，归肺、脾经，具有解表散寒、行气和胃、安胎的功效，用于感冒风寒、恶寒发热、头痛鼻塞、胸满腹胀、痰气交结、咽部异物、胎动不安、恶心呕吐等症。

配伍机制：荷叶气味清芳，升举阳气，除上焦之湿，并能清热解暑；苏叶辛温，能解表散寒，祛除肌表之寒湿，又能开胸膈化湿浊，行气宽中，止呕安胎。二者均有化湿的作用，荷叶升举阳气，化湿而侧重清散；苏叶既能化肌表之湿，又能降浊。二者合用，一升一降，荷叶升清气，苏叶降胃气，有助于脾胃的代谢而祛除内湿；且解除肌表之湿，又善于行气和胃，内外皆湿的患者可以选用。

临床应用：

（1）感受寒湿，发热微恶寒，头痛胸闷，腹胀痛，咳嗽上气者。可配佩兰、陈皮、香附、砂仁等。

（2）感受暑热，胸闷不舒，口干渴，小便不利，或吐或泻等症。可配伍香薷、薏苡仁、淡竹叶、炒白术等。

（3）头胀痛，感受湿邪，清浊不分。症见头胀痛，恶心欲吐，胸闷，大便不成形者。可配苍术、川芎、蔓荆子等。

（4）咽中异物，痰气交结，吞吐不利，抑郁急躁，名梅核气。可与厚朴、茯苓、半夏等同用。

（5）水肿脚气，麻木不仁，喘满，转侧不利。常与泽泻、茯苓、槟榔等同用。

（6）妊娠恶阻。妊娠初期，恶心呕吐，饮食不下者。可配伍茯苓、枳壳、黄芩、陈皮等。

用法用量：荷叶6～12g，苏叶3～12g。二药均为后下，不宜久煎。

经验与文献：荷叶、苏叶均有化湿解表、调理气机的作用，适用于湿在肌表，脾胃代谢受困而引起的各种病证。清代叶天士《本草再新》曰荷叶"清凉解暑，止渴生津，治泻痢，解火热"。又清代汪绂《医林纂要探源》曰："荷叶，功略同于藕及莲心，而多入肝分，平热，祛湿，以行清气，以青入肝也。然苦涩之味，实以泻心肝而清金固水，故能去瘀、保精、除妄热、平气血也。"对于苏叶的记载，明代贾所学《药品化义》曰："苏叶，叶属阳，为发生之物。辛温能散，气薄能通，味薄发泄，专解肌发表，疗伤风伤寒及疟疾初起，外感霍乱，湿热脚气，凡属表证，放邪气出路之要药也。"

（四）荷叶、荷梗

单味功用：荷叶见"三（三）荷叶、苏叶"。荷梗为荷叶的叶柄及花柄，味苦，性平，入脾、膀胱经，具有清热解暑、收敛固涩、通气行水、和胃安胎的功效，用于治疗夏季天气闷热引起的头晕、胸闷、烦躁易怒等气滞不畅的症状；同时荷梗的收敛作用，可以治疗肾气不固的滑精、遗精、慢性肠炎腹泻、肠出血等；荷梗的通气作用还有助于排出体内的积气、宿便；还可以治疗女性带下、妊娠呕吐、胎动不安等。

配伍机制：荷叶升举阳气，除上焦之湿，并能清热解暑；荷梗清暑热，但收敛固涩，通气行水。二者均有清暑热作用，荷叶升举阳气，化暑湿而清散；荷梗清暑热，通气而收敛。二者合用，一升一降，荷叶升清气，荷梗降浊气，有助于祛除上焦之湿与中焦之湿浊；二是荷叶炭与荷梗同用，固涩收敛之力更强，治疗腹泻、滑精、遗精效力更佳。

临床应用：

(1) 暑湿腹泻，眩晕，浮肿，可配茯苓、川芎、泽泻、藿香等。
(2) 雷头风，头部肿痛，眩晕，配苍术、升麻、蔓荆子等，如清震汤。
(3) 用于肥胖、血脂高可配决明子、山楂、茯苓、沙棘、苦丁茶等。
(4) 用于便秘，可配伍决明子、瓜蒌等。
(5) 女性带下，腹胀，常与山药、山萸肉、茯苓等同用。
(6) 妊娠呕吐，胎动不安，可配伍茯苓、黄芩、陈皮等。
(7) 男子遗精、夜尿症，配伍金樱子、山萸肉、益智仁等。
(8) 吐血、咯血、崩中下血，配伍侧柏炭、生地黄、白茅根等。

用法用量：荷叶 3~9 g，荷梗 3~9 g。二药均为后下，不宜久煎。

经验与文献：荷叶、荷梗均有清暑化湿、收敛止血的作用，适用于暑湿内盛、脾虚泄泻及各种出血症。明代《本草纲目》记载荷叶"生发元气，裨助脾胃，涩精浊，散瘀血，消水肿，痈肿，发痘疮"。关于荷梗，《现代实用中药》曰："为收敛药。用于慢性衰弱的肠炎、久下痢、肠出血。妇人慢性子宫炎、赤白带下、男子遗精或夜尿证。"

（五）苏叶、苏梗

单味功用：苏叶功能见"三（三）荷叶、苏叶"。苏梗味辛甘，性微温，入脾、胃、肺经，具有理气疏肝、止痛安胎的作用，用于治疗气郁、食滞、胸膈痞闷、脘腹疼痛、胎气不安等症。

配伍机制：苏叶辛温，能解表散寒、祛除肌表之寒湿，又能开胸膈化湿浊，行气宽中，止呕安胎；苏梗理气解郁疏肝，止痛安胎，二者合用，发汗解表，行气宽中，苏叶侧重于发散，苏梗侧重行气宽中；二者均能安胎，适用于感冒风寒而胎气不安者；二者合用于寒湿侵袭肌表，伤于脾胃，肝气不调的患者，既能解除肌表寒湿，又有行气的作用。

临床应用：

（1）四时感冒，兼虚夹滞。症见发热恶寒，头痛鼻塞，吐利腹痛，可配香薷、厚朴、陈皮、荷梗等。

（2）外感兼湿阻气滞。恶寒发热，头痛胸闷，腹胀满，纳呆，大便稀溏，乏力气短，可配伍人参、茯苓、陈皮、川芎、炒白术等。

（3）妊娠感冒。胎气被遏，头胀鼻塞，腹胀胸闷，呕吐，可配香附、陈皮、砂仁等。

（4）肝郁气滞，痰气交结。咽中异物，吞吐不利，抑郁急躁，名梅核气，可与厚朴、茯苓、半夏等同用。

（5）妊娠气滞。恶心呕吐，饮食不下，可配伍茯苓、枳壳、黄芩、陈皮等。

（6）伤寒咳嗽。头痛，干咳少痰，腹胀满，可配伍麻黄、杏仁、陈皮、厚朴等。

用法用量：苏叶3～9 g，苏梗3～12 g。二药均为后下，不宜久煎。

经验与文献：苏叶、苏梗发汗解表散寒湿、行气宽中，适用于寒湿在肌表、脾胃气滞、肝气不调而引起的各种病证。明代卢之颐《本草乘雅半偈》曰："（紫苏）致新推陈之宣剂，轻剂也。故主气下者，可使之宣发，气上者，可使之宣摄。"清代张志聪《本草崇原》谓苏梗"主宽中行气，消饮食，化痰涎，治噎膈反胃，止心腹痛"。又明代贾所学《药品化义》曰："苏梗，体质中通，通可去滞，能使郁滞上下宣行，凡顺气诸品唯此纯良。其性微温，比枳壳尤缓。病之虚者，宽胸利膈，疏气而不迅下，入安胎饮，顺气养阴；入消胀汤，散虚胀满。"

（六）藿梗、苏梗

单味功用：藿梗为藿香的老茎，味辛性微温，入肺、脾、胃经，具有快气和中、辟秽祛湿的功效，用于治疗感冒、头痛、胸脘痞闷、呕吐、泄泻、痢疾、口臭等症。苏梗味辛甘，性微温，入脾、胃、肺经，具有理气疏肝、止痛安胎的作用，用于治疗气郁、食滞、胸膈痞闷、脘腹疼痛、胎气不等症。

配伍机制：藿梗芳香化湿，长于醒脾和胃、理气宽中，既能化表湿，又能化里湿；苏梗辛温芳香，在表疏风之力强，在里疏利三焦气机，行气安胎。二者均有芳香化湿的功效，藿梗化表湿兼而化脾胃之湿，苏梗长于化湿而疏风，又有宽胸利膈行气之力。二者合用，相辅相成，具有解表和里、化浊醒脾、理气宽中之效。用于外感表证，脾胃气滞，湿阻中焦，脘腹痞满，呕恶纳呆，腹痛泄泻，妊娠恶阻。

临床应用：

（1）外感风寒。适用于暑月外感风寒，内伤生冷所引起的恶寒发热，脘腹胀满，恶心呕吐，泄泻等症。可配伍苏叶、藿香叶、厚朴、半夏、白芷、陈皮、茯苓等。

（2）湿阻中焦，腹胀腹泻，恶心呕吐。适用于湿浊中阻，胃失和降，恶心、呕吐，腹胀腹泻者，兼有表证亦可用。可配伍木香、茯苓、法半夏、砂仁、苍术、白扁豆、肉豆蔻等。

（3）脾虚湿盛，大便稀溏。用于大便稀溏，纳食不香，受凉则腹痛诸症。可配伍干姜、高良姜、党参、茯苓、炒白术、荷叶、升麻、炒麦芽、黄芪等。

（4）妊娠恶阻。妊娠恶心呕吐，属于脾虚湿阻气滞者，可与砂仁、半夏等合用。

用法用量：藿梗 3~10 g，苏梗 3~10 g。二药宜后下，不宜久煎。

经验与文献：藿梗、苏梗皆能解表里之湿，行气宽中、理气和胃，适用于风湿在肌表，湿浊伤脾胃胸膈所引起的各种病证，又可用于妊娠呕吐。

（七）佩兰、苍术

单味功用：佩兰，味辛，性平，入肺、脾、胃经，具有醒脾开胃、芳香化湿、发表解暑、解郁散结的功效。本品可用于湿阻脾胃所致脘腹痞满，呕恶纳呆，口甜口臭等；还用于暑湿在肌表，发热倦怠，胸闷不舒等；也可用于肝郁气滞之乳房胀痛等症。苍术辛、苦、温，入脾、胃经，功能燥湿健脾，祛风除湿。本品可用于湿阻中焦、脾失健运，症见恶心呕吐、腹胀满、大便稀溏、倦怠乏力、舌苔白腻；风寒夹湿表证，症见恶寒发热、头身疼痛、无汗鼻塞；风寒湿痹证，症见肢体困重、痛有定处、酸楚无力、浮肿；还用于脾虚失约、漏浊淋沥、腰痛乏力、经闭不孕等。

配伍机制：佩兰醒脾开胃、芳香化湿、发表解暑，用于湿阻脾胃所致脘腹痞满、呕恶纳呆、暑湿伤人等；苍术燥湿健脾、祛风除湿，用于湿阻中焦所致腹胀、便溏、倦怠乏力等。二者均有燥湿健脾的功效，佩兰化湿兼以解表，化表里之湿；苍术燥湿兼以祛风除湿，既去除肌表之湿，还可以祛除肌肉关节之湿，消除痹证。二者合用，既可增强燥湿健脾之力，还可解表祛湿，解除关节之湿，对于表里俱湿、痹证兼有里湿的患者具有较好的功效。

临床应用：

（1）湿阻脾胃，运化失职，以致胸闷腹胀，恶心呕吐，食欲不振，腹痛，泄泻等。可配伍藿香、陈皮、厚朴、半夏、茯苓等。

（2）脾虚湿盛，气郁饮食不化，胸膈满闷，呕吐吞酸，脘腹胀痛者。可配伍香附、川芎、神曲、栀子等。

（3）风湿表证。恶寒发热，头身痛，恶寒鼻塞等。可配伍川芎、白芷、羌活、细辛等。

（4）风寒湿痹。症见关节疼痛，痛有定处，酸楚乏力。可配伍独活、秦艽、桑枝等。

（5）风湿热痹。症见足膝肿痛，步履艰难，痿软无力。可配伍牛膝、桂枝、知母、黄柏等。

用法用量：佩兰 5～12 g，苍术 5～15 g。水煎服，亦可熬膏，入丸散剂。

经验与文献：佩兰、苍术皆能化表里之湿，苍术燥湿力更强，且善祛关节之湿，治疗湿痹。明代贾所学《药品化义》曰："苍术味辛主散，性温而燥，燥可祛湿，专入脾胃。主治风寒湿痹、山岚瘴气、皮肤水肿，皆辛烈逐邪之功也。统治三部之湿，若湿在上焦，易生湿痰，以此燥湿行痰；湿在中焦，滞气做泻，以此宽中健脾；湿在下部，足膝痿软，以此同黄柏治痿能令足膝有力。取其辛散气雄，用之散邪发汗，极其畅快。"

（八）防风、荆芥穗

单味功用：防风味辛、甘，性温，入膀胱、肝、脾经，具有发散解表、胜湿止痛、祛风解痉的功效；荆芥穗味涩辛凉，具有排毒消肿、祛风解表、止血、透发麻疹的功效。

配伍机制：荆芥穗芳香而散，气味轻扬，辛凉而不燥，以辛为用，以散为功，偏于发散上焦风邪，炒黑入药，又入于血分，可发散血分郁热。防风气味俱升，性温而润（谓"风药之润剂"），善走上焦，以治上焦之风邪，又能走气分，偏于祛周身之风，且能胜湿。二药伍用，相辅相成，并走于上，发散风邪，可皆除肌表之邪，并散血分之郁热，同时二药合用，祛风胜湿之力增强。

临床应用：

（1）四时感冒，发热恶寒，无汗，鼻塞，声重，头、身疼痛等症。

（2）风疹（类似荨麻疹），皮肤瘙痒症。

（3）疮疡初起，兼见表证者。

（4）便血，月经过多，泄泻，痢疾。

（5）痹证，症见筋脉拘急、肢节疼痛、颈项僵硬、转侧不利等。

用法用量：荆芥穗6~10 g，防风6~10 g。

经验与文献：荨麻疹是一种过敏性疾病，中医学称之为"风疹块""隐疹""皮肤粟疹"，多为外感风热之邪，郁于肌表，毛窍闭塞，不得宣泄，化热伤及阴血而发为疹。治疗可以炒荆芥穗、防风疏风止痒，解表透疹。炒荆芥穗入血分，清散血分郁热，引邪外透；防风走气分，为祛风之圣药，散风以止痒。有过敏史及指征者，与过敏煎（银柴胡、五味子、防风、乌梅、生甘草）伍用，其效更彰。《本草汇言》曰："防风，散风寒湿痹之药也，故主诸风周身不遂，骨节酸痛，四肢挛急，痿痹痫痉等证。"《本草纲目》言荆芥穗"散风热，清头目，利咽喉，消疮肿，治项强，目中黑花，及生疮阴，吐血衄血，下血血痢，崩中痔漏"。

（九）蝉蜕、僵蚕

单味功用：蝉蜕味甘，性寒，入肺、肝经，具有疏散风热、透疹止痒、明目退翳、息风止痉的功效。僵蚕又叫白僵蚕，味咸、辛，性平，入肝、肺经。本品得清化之气，故僵而不腐。其气味俱薄，轻浮而升，既能疏散风热、祛风止痛，用于治疗风热为患所引起的头痛（类似神经性头痛等）、喉痹（类似咽喉炎）、喉风（类似咽部化脓性疾病），以及目赤肿痛等症；又能息风止痉，用于治疗痰热壅盛所引起的惊痫抽搐、小儿急慢惊风、中风失语等症；还能化痰散结，用于治疗瘰疬痰核；另外，还能祛风止痒，用于治疗风疹瘙痒等症；还可治疗崩中带下，以及面鼾（类似面颊色素沉着）。正如《本草经疏》所云："肺主皮毛，而风邪客之，则面色不光润，辛温入肺，去皮肤诸风，故能灭黑鼾及诸疮瘢痕也。"

配伍机制：此为一虫类药对，临床亦很常用。《本草纲目》记载："蝉乃土木余气所化，饮风吸露，其气清虚。故其主疗，皆一切风热之证。古人用身，后人用蜕。大抵治脏腑经络，当用蝉身。治皮肤疮疡风热，当用蝉蜕。"《本草纲目》言僵蚕功效为"散风痰结核、瘰疬、头风、风虫齿痛，

第二章 治疗湿病的辨证思路、用方规律及用药特色

皮肤风疮,丹毒作痒,一切金疮,疗肿风痔"。蝉蜕甘寒清热,轻清升散,善于疏散外风;僵蚕味辛行散,轻浮而升,偏于平息内风。蝉蜕与僵蚕伍用,二者轻清灵透,为治血病之圣药,可拔邪外出,发散诸热,具有疏散风热、化痰解毒之功用,故其在临床上可用于治疗风热外感、咽喉痒痛、全身肿痒等多种过敏性疾病。

临床应用:

(1) 蝉蜕、僵蚕配伍有息风定惊之效。二药均入心肺二经,主"小儿惊痫夜啼",凡小儿风热惊惕、急慢惊风、夜啼不安及癫痫抽搐、破伤风等病证均为要药。处方中常见和天麻、胆南星、牛黄、珍珠母等配伍治小儿癫痫;配竹叶、灯心草治小儿夜啼;配荆芥、薄荷能疏风透疹,祛风止痒。

(2) 蝉蜕、僵蚕配伍有疏风解热之效。僵蚕、蝉蜕辛平无毒,其气轻浮,有轻清散邪、疏风解热之良效,凡小儿外感发热之症皆可用之。小儿外感高热者配薄荷、柴胡等,有高热咽痛者配金银花、芦根,有恶寒流涕者配荆芥、苏叶疗效好。此因小儿神气懦弱,肝气未盛,感邪之后,扰动心肝,故配平肝息风解热药效佳。

(3) 僵蚕、蝉蜕配伍有解毒利咽的功效,治疗肺风咳嗽、咽痒、气管痉挛性咳嗽效佳。蝉蜕散风热,利咽喉;僵蚕消肿散结。凡风热邪毒所致之急性咽喉红肿,声音嘶哑等症皆可用之。常与牛蒡子、射干、桔梗、甘草同用治急性咽炎;对慢性咽炎,配生地、玄参、诃子等有清热散结,消肿止痛之效。根据现代药理研究,蝉蜕具有抗过敏作用,僵蚕能解除支气管痉挛,此药对应用于支气管哮喘的治疗,亦取得较好效果。

(4) 蝉蜕,味甘,性偏寒。僵蚕,味咸、辛,性平。二者均长于疏外风、息内风。二者配伍性偏寒,适用于糖尿病肾病患者大量蛋白尿的治疗,蝉蜕常用剂量为20 g,僵蚕常用剂量为30 g。

用法用量:蝉蜕4.5~6 g,僵蚕6~10 g;研末吞服,每服1~1.5 g。

经验与文献:已故名中医蒲辅周认为"扁桃腺炎,中医称咽痛、喉蛾、乳蛾。治疗重在祛风,不在清热,用甘草、桔梗为主,要加祛风开闭之药,如僵蚕、蝉衣、蜂房、前胡、射干等"。根据蒲老经验,每遇外感风热而发热、咳嗽、咽痛或乳蛾肿痛者,于对症处方中往往加入僵蚕与蝉蜕二药,疗效颇佳。蝉蜕甘寒,能散风热利咽喉。《本草纲目》谓其"主疗皆一切风热证"。僵蚕味咸辛平,能祛除外风,疏散风热,且能化痰散结。《本草求真》谓:"风与热炽,得此辛平之味,拔邪外出,则热自解。"蝉蜕、僵蚕,均

为虫类之品，配合后相须为用，僵蚕得蝉蜕更添其拔风邪外出之功。蒲老生前十分推崇杨栗山之《伤寒瘟疫条辨》，并说"运用杨栗山十正方，治疗杂气瘟疫疗效很好"。这十正方，从药仅四味的升降散到枳实、厚朴、大黄、芒硝、黄连等相互为用的解毒承气汤，诸方均少不了僵蚕和蝉蜕（其中十三方僵蚕都用酒炒），说明此二药相配，为治疗热性病所不可少的。

（十）羌活、独活

单味功用：羌活味辛、苦，性温，入膀胱、肾经，具有散寒解表、胜湿止痛的功效。其可用于治疗风寒夹湿，四时感冒，风寒湿痹，跌打损伤；又能治疗水肿脚气，水湿吐泻，筋脉不舒，拘挛抽搐，风邪头痛，偏正头痛，目赤肿痛，鼻塞龈肿等。独活，味辛、苦，性微温，入膀胱、肾经。本品升中有降，能祛风胜湿、宣痹止痛，用于治疗风湿痹痛、腰膝酸重、两足沉重疼痛、动作不利等症；又能发表祛风、胜湿止痛，用于治疗外感风寒挟湿所引起的发热、恶寒、头痛、身痛、关节酸痛等症；还能发散郁热，用于治疗风火牙痛等。

配伍机制：羌活性烈，行上焦而理上，长于祛风寒，偏治上部风湿，能直上巅顶，横行肢臂，燥散解表之效力大，治游风头痛、风湿骨节疼痛等；独活性缓，行下焦而理下，治下部风湿，长于祛风湿，能通行气血，疏导腰膝，下行腿足，长于治疗筋骨之间的风湿痹痛，治伏风头痛、腰腿膝足湿痹等。前人有"独活入足少阴而治伏风，羌活入足太阳而治游风"之说。二药伍用，一上一下，直通足太阳膀胱经，共奏疏风散寒、除湿通痹、活络止痛之功，可治脊背或者一身尽痛，属于风寒湿痹者。项背不舒苔白腻者宜羌活，苔薄白津少者则去羌活，用生葛根以解肌生津。

临床应用：

(1) 风痹为患，周身窜痛，项背挛急，疼痛等症。

(2) 外感风寒，以致发热恶寒，项背拘急、疼痛，头痛，关节疼痛者。

(3) 历节风，为痹证的一种，多由于风寒湿邪侵袭经络，流注关节所致，症见关节肿痛、游走不定、痛势剧烈、屈伸不利、昼轻夜重，邪郁化热则见关节红肿热痛。

用法用量：羌活 3~10 g，独活 6~10 g。

经验与文献：羌活、独活伍用出自《外台秘要》。唐代王焘以独活、羌活、松节各等份，用酒煮过，每日空腹饮 1 杯，治历节风痛。金元著名医家李东垣说:"羌独活治风寒湿痹,酸痛不仁,诸风掉眩,颈项难伸。"《本草求真》说:"羌之气清,行气而发散营卫之邪。独之气浊,行血而温养营卫之气。羌有发表之功(表之表)。独有助表之力(表之里)。羌行上焦而上理(上属气,故云羌活入气)。则游风头痛、风湿骨节疼痛可治。独行下焦而下理(下属血,故云独活入血),则伏风头痛、两足湿痹可治。"临床上二药参合,直通督脉,疏调太阳之经气,用于治疗各种原因引起的项背拘急、疼痛等症,均有良效。《本草正义》云:"羌活……直上顶巅,横行支臂,以尽其搜风通痹之职,而独活只能通行胸腹腰膝耳……寿颐师门,恒以羌活专主上部之风寒湿邪,显与独活之专主身半以下者截然分用,其功尤捷,而外疡之一切风湿寒邪着于肌肉筋骨者亦分别身半以上、身半以下,而以羌、独各为主治。若在腰脊背膂之部,或肢节牵掣,手足上下交痛,则竟合而用之,宣通络脉,更为神应,固不仅内科着痹,应手辄效,而外科之风寒湿邪,亦莫不投剂立验。"

综上所述,羌活行上,独活行下,二药相合,直通上下,横行肢臂、腰膝,宣通络脉,治各类风寒湿痹等症甚妙。

(十一) 桂枝、桑枝

单味功用:桂枝,味辛、甘,性温,入心、肺、膀胱经。其体轻、色赤,有升无降,既能解肌发表、调和营卫,用于治疗外感风寒、表虚有汗、恶风、发热等症;又能温阳化气、利水消肿,用于治疗心脾阳虚,水湿内停,以致胸胁支满、心悸、气短,以及水肿、小便不利等症;还能横行手臂、温经通脉、祛风除湿、宣通闭阻、驱寒止痛,用于治疗胸痹、胸痛(冠心病心绞痛)、心悸、气短、憋气、脉结代等症;亦可治疗风寒湿痹,肩臂肢节疼痛,以及女性经寒瘀滞,月经不调,闭经,痛经诸症。《本草疏证》云桂枝"用之之道有六:曰和营,曰通阳,曰利水,曰下气,曰行瘀,曰补中"。桑枝,味苦、性平,入肝经。本品长于祛风活络、通利关节、利水消肿,用于治疗周身风热痒疹、肤干欠润、风湿痹痛、经络瘀滞所致的关节疼痛、筋脉拘挛、四肢麻木等症。

配伍机制:桂枝具有发汗解肌、温通经脉、助阳化气的功效,善治寒凝血滞诸痛证,尤宜风寒湿痹、肩臂疼痛麻木者;桑枝具有祛风湿、利关节的功效,善治风湿痹证,祛风湿而善达四肢经络,尤宜风湿热痹,肩臂、关节酸痛麻木者。两者皆善通经脉、引药入经,对于改善四肢疼痛麻木症状有着良好的作用，临床中需根据两者的药性进行选用，桂枝性辛温多用于风寒证，桑枝性苦平多用风热证。桑枝、桂枝是常用"对药"，合用能增强温阳通络之功，使止痛效果倍显。现代药理研究表明，桑枝有较强的抗炎活性，能提高人体的淋巴细胞转化率，具有增强免疫的作用；桂枝有抗炎、镇痛、抗菌、扩张血管的功效；白酒可溶解药物中的有效成分，提高药效，酒本身能温经散寒、通络活血，也是一味药引，可引药性直达病灶。用白酒泡桑枝、桂枝，适量饮服，可以起到温经活血、祛风止痛的作用，对治疗肩周炎当有较佳的疗效。

临床应用：

（1）肩臂疼痛。桑枝、桂枝药对均有通经活络、祛风除湿的作用，多用于上肢痛，是从古至今临床治疗类风湿关节炎的常用中药药对。二者配合，相须相使，能够有效提高对类风湿关节炎的治疗作用。

（2）阳虚水湿不化之水肿。尤宜于水肿、小便不利、肢痛者。

用法用量：桂枝 6~15 g，桑枝 10~30 g。

经验与文献：古代医籍文献即有详尽记载二味中药的性味及作用，例如，桑枝性平味苦，入肝经，有祛风通络的功效，临床多用于治疗风湿热痹，肩臂、关节酸痛麻木者。《本草撮要》云："桑枝，功专去风湿拘挛，得桂枝治肩臂痹痛。"桂枝性温，主要有发汗解表、温经止痛、助阳化气等功效，对寒湿性风湿痹痛效果佳。《内经》云"辛甘发散为阳"，桂枝辛甘性温，为发散之品，桑枝药性偏苦平。二药合用均可用于上肢关节痹痛。《本草备要》记载桑枝"利关节，养津液，行水祛风"。

（十二）海风藤、络石藤

单味功用：海风藤，味辛、苦，性微温，入肝、脾经，能祛风湿、通经络，用于治疗风寒湿痹、腰膝疼痛、关节不利、筋脉拘挛，以及中风后遗症的手足不遂；也可用于治疗胃脘寒痛（类似胃十二指肠溃疡）、腹痛泄泻等症。络石藤，味苦，性微寒，入心、肝、肾经，既能舒筋活络、宣通痹痛，治风湿痹痛、筋脉拘挛、屈伸不便等症，又能凉血热、消痈肿，以治咽喉疼痛（类似扁桃体炎、咽炎、喉炎）、痈肿。

配伍机制：海风藤祛风湿、通经络、活气血而止风湿痹痛；络石藤祛风通络，凉血消痈。《本草便读》云："凡藤蔓之属，皆可通经入络。"盖藤者缠绕蔓延，犹如网络，纵横交错，无所不至，其形如络脉，对于久病不愈，

第二章 治疗湿病的辨证思路、用方规律及用药特色

邪气入络，络脉阻滞者均有良效。二者均以茎枝入药，且同走肝经，故二药常相须而行，以起协同之功，祛风湿、舒筋骨、通经络、止疼痛的力量增强。二药合用，寒热平调，祛湿除风、消肿止痛力增强，用于风湿痹证，关节肿痛者效佳。

临床应用：

（1）风湿痹痛，筋脉拘急，全身游走性疼痛等症。

（2）风湿化热，关节肿痛等症。

（3）半身不遂，症见筋肉挛急、屈伸不利者。

（4）糖尿病性周围神经病变。

用法用量：海风藤 10~15 g，络石藤 10~15 g。

经验与文献：海风藤、络石藤伍用，侧重于舒筋活络，故络脉不和，气血循行不畅，肢体麻木、疼痛，以及半身不遂诸症均宜使用。若伍以鸡血藤、钩藤、威灵仙，其效更著。《本草便读》云："凡藤蔓之属，皆可通经入络。"根据取类比象的法则，久病不愈、邪气入络、络脉瘀阻者均宜选用。

（十三）木瓜、丝瓜络

单味功用：木瓜，味酸，性温，入肝、脾经。本品酸温气香，酸能入肝，以舒筋活络，温香入脾，能醒脾和胃化湿、生胃津、助消化，用于治疗湿痹脚气、足胫肿大、腰膝酸痛、关节肿痛、筋挛足痿、夏日伤暑、饮食不调、霍乱吐泻、腿肚转筋等症，还治胃阴不足、胃酸过低、口干口渴、食欲不振等症。丝瓜络，味甘、性平，归胃、肺、肝经。本品既能祛风通络，用于治疗风湿痹痛、筋脉拘挛、胸胁疼痛，以及乳汁不通；又能解毒消肿，用于治疗痈疽疮肿等症；还能化痰顺气止咳，用于治疗痰多咳嗽等症。

配伍机制：木瓜舒筋活络；丝瓜络质轻多络，善走经窜络，行血顺气，擅长通经活络。二者配伍可增行血除痹之效，对风湿痹阻、经脉不利之关节疼痛、筋脉拘挛者效果颇佳。木瓜和胃化湿，生胃津；丝瓜络解毒消肿。二者配伍，共奏清胃凉血之效，以使上炎之火得降，血分之热得除，虚火上炎的牙龈肿痛自止。

临床应用：

（1）痹痛拘挛，关节麻木。症见关节疼痛，筋脉拘挛，肢体麻木。适用于风湿性关节炎早期。

(2) 虚火牙龈肿痛。症见牙痛牵引头疼，面颊发热，其齿喜冷恶热，或牙宣出血，或牙龈红肿溃烂，或唇舌腮颊肿痛，口气热臭，口干舌燥，舌红苔黄，脉滑数。

用法用量：木瓜6～12 g，丝瓜络10～15 g。

经验与文献：木瓜、丝瓜络配伍出自清代《绛囊撮要》之二妙散，由"宣州木瓜一两（陈酒拌一宿），干丝瓜络五钱"组成，此二味"瓦上各炙灰存性，研末和匀"，"主治虚火牙龈肿痛……卧时敷患处，含一夜吐出，即愈"。

（十四）地肤子、白鲜皮

单味功用：地肤子，味苦，性寒，入肾、膀胱经。本品既能利尿通淋、清热利湿，用于治疗膀胱湿热，如小便不利、淋沥涩痛等症；又能祛风止痒，用于治疗皮肤瘙痒、疥癣、湿疮等症。白鲜皮，味苦，性寒，归脾、胃、膀胱经。本品苦能燥湿，寒则清热，而有清热解毒、除湿止痒功效，以治湿热疮疡见长，如疮多脓水、肌肤湿烂、阴部肿痛、湿疹、风疹、皮肤瘙痒等症，可与苦参、苍术、地肤子等伍用，可内服，亦可煎汤外洗。

配伍机制：地肤子苦寒降泄，善清利下焦湿热，又善祛风止痒，治疗湿疹、风疹、皮肤瘙痒、阴痒等证。白鲜皮苦寒，善于清热燥湿，为治皮肤湿疹、湿疮常用药，还可清利湿热而退黄，祛风通痹，以治湿热痹痛。故二药伍用，相互促进，相须为用，清热燥湿，祛风止痒。

临床应用：

(1) 风湿热毒所致风疹、湿疹、皮肤瘙痒、疮毒。

(2) 小便不利。

用法用量：内服：地肤子10～15 g，白鲜皮10～15 g。外用：适量。

经验与文献：《名医别录》载地肤子"去皮肤中热气，散恶疮，疝瘕，强阴，久服使人润泽"。《本草原始》曰地肤子"去皮肤中热，除皮肤外湿痒"。《名医别录》载白鲜皮"主治四肢不安，时行腹中大热，饮水、欲走、大呼，小儿惊痫，妇人产后余痛"。《药性论》云其："治一切热毒风，恶风、风疮、疥癣赤烂，眉发脱脆，皮肌急，壮热恶寒；主解热黄、酒黄、急黄、谷黄、劳黄等。"地肤子苦寒，入肾、膀胱经，功能清热利湿、祛风止痒。白鲜皮苦咸寒，入脾、胃、膀胱经，可清热燥湿、祛风止痒、解毒。《本草原始》："白鲜皮入肺经，故能去风；入小肠经，故能去湿，夫风湿既除，则血气自活而热亦去。"

（十五）豨莶草、威灵仙

单味功用：豨莶草味辛、苦，性微寒，入肝、心经。既能祛风湿、通经络、活血脉、止痹痛，降低红细胞沉降率，用于治疗风湿痹痛，以腰膝冷痛为甚者，以及中风口眼歪斜、语言不利、半身不遂等症；又能清热、解毒、除湿，用于治疗疮痈肿毒、风热痒疹、皮肤湿疹、湿热黄疸；还能清热、镇静、降压，用于治疗高血压病。威灵仙味辛、咸，性温，有小毒，入膀胱经，具有祛风除湿、通络止痛之效，治疗风湿痹痛、肢体麻木、筋脉拘挛、关节屈伸不利及跌打伤痛；还具有祛风止痒之效，用于白癜风、疥疮顽癣、湿疹、多形红斑等。

配伍机制：豨莶草味辛、苦，性微寒，制熟则性温，具有祛风湿、利筋骨的功效。威灵仙味辛、咸，性温，微苦，入膀胱经，其主要功效是祛风除湿、通络止痛，临床上主要用于风湿痹痛、筋脉挛急、肢体麻木、关节屈伸不利等。二者相伍不温不燥，既补肝肾强筋骨，又活血祛瘀止痛退黄，且有利水消肿之功，为较好的配伍药对。威灵仙作为祛风除湿的常用药，具有"祛众风，通十二经脉"之效，温通之力较强，性猛善于走窜，可应用于关节疼痛、筋脉拘挛等症状，与豨莶草相配伍，二者一苦一咸，苦咸归肝经、肾经，药性一温一寒，相互制约，从而达到效专力宏的目的，既能祛风除湿，舒筋通络止痛，又能补益下焦肝肾，温而不燥。

临床应用：

（1）风湿性关节炎、骨关节炎等痹证。

（2）降转氨酶，治疗黄疸、胁痛，预防肝硬化。

（3）通便，使内邪下通、外散，治疗便秘。

用法用量：豨莶草10~15 g，威灵仙5~10 g。

经验与文献：《图经本草》：豨莶草"治肝肾风气，四肢麻痹，骨间疼，腰膝无力者"。"兼主风湿疮，肌肉顽痹。"《本草经疏》云其"祛风除湿，兼活血之要药"。《本草正义》曰："威灵仙以走窜消克为能事，积湿停痰，血凝，气滞，诸实宜之。味有微辛，故亦祛风，然唯风寒湿三气之留凝隧络，关节不利诸病，尚为合宜，而性颇锐利，命名之义，可想而知，乃唐人著《威灵仙传》竟谓治中风不语，手足不遂，口眼歪斜云云，则大有误会矣。"

(十六) 苍术、白术

单味功用：苍术见"三（七）佩兰、苍术"；白术味苦、辛，性温，入脾、胃经，具有补气健脾、燥湿利水、止汗、安胎的功效，用于脾胃气虚，运化失常引起的气短懒言、面色萎黄、食少腹胀、饮食不化等；对于脾虚水湿停聚者，白术可燥湿利水；还用于气虚肌表不固之自汗、盗汗证；对于女性妊娠，胎动不安，具有安胎之效；同时可治疗风湿痹痛诸证；大剂量生白术，可通便。

配伍机制：苍术健脾平胃，燥湿化浊，升阳散郁，祛风除湿；白术补脾燥湿，益气生血，和中安胎。苍术气味雄，苦温辛烈，燥湿力胜，散多于补，偏于平胃燥湿；白术甘温性缓，补脾力强，补多于散，善于补脾益气、止汗。白术以补脾为主，苍术以醒脾为要。二药伍用，一散一补，一胃一脾，则中焦得健，脾胃纳运如常，水湿得以运化，不能聚而为患，人则康复无恙。该药对于健脾益气，燥湿利水，运化消除中焦脾胃湿邪，使气机条达，精血化生则全身血液荣而不虚，行而不滞，营养全身。临床使用中，湿重便秘者选生白术配对，便溏脾虚者则选炒白术配对。

临床应用：

（1）脾胃不健，纳运无常，以致消化不良、食欲不振、恶心、呕吐等症。

（2）湿阻中焦，运化失健而致的血虚、血滞、气机不利、胸满闷、呼吸不畅诸症。

（3）湿气下注，水走肠间，症见腹胀、肠鸣、泄泻等。

（4）着痹为患，症见痛处重着、肌肤不仁者。

（5）脾虚湿滞之带下。

用法用量：苍术 9~15 g，白术 10~30 g。

经验与文献：苍术、白术伍用出自《张氏医通》，用于治疗脾虚痰食不运。吕景山尝用其治慢性肝炎，表现为脾胃虚弱、纳运失职、脘腹胀满、恶心呕吐，甚或下肢微肿者，屡用每收良效；若午后腹胀较甚，参合小乌附汤（乌药、香附），则行气消胀之力益彰，尚无耗散正气之弊。施今墨先生临证处方时，苍术、白术习惯用炒品，一则可去其燥，二则能增强健脾化滞之功。大便干者用生白术，大便溏者用炒白术。其对二药的运用，颇有法度。《本草崇原》云："凡欲补脾，则用白术，凡欲运脾，则用苍术，欲补运相兼，则相兼而用，如补多运少，则白术多而苍术少，运多补少，则苍术多而白术少。"《玉楸药解》曰："白术守而不走，苍术走而不守，故白术善补，苍术善行。其消食纳谷，止呕住泄亦同白术，而泄水开郁，则苍术独长。"白术健脾益气，燥湿固表；苍术健脾燥湿，祛风明目。二者同为脾胃经要药，均能燥湿健脾，然白术偏于补，守而不走，最善补脾；苍术偏于燥，走而不守，最善运脾。《本草通玄》云："苍术，宽中发汗，其功胜于白术；补中除湿，其力不及白术。大抵卑监之土，宜与白术以培之；敦阜之土，宜与苍术以平之。"湿邪困阻脾胃，致中阳不升，故取二者相配，一散一补，补脾则有益气之功，运脾则有燥湿之效。用苍术、白术相须为用，"治湿痰留饮"，"健脾益气，燥湿利尿"，从而促使水液排出。临床上，糖尿病肾病肥胖者亦多见，《石室秘录》云："肥人多痰，乃气虚也，虚则气不运行，故痰生之……"临床上苍术、白术合用更适用于糖尿病肾病肥胖者；二者常用剂量均为 20~30 g。

（十七）白术、枳实

单味功用：白术见"三（十六）苍术、白术"。枳实，味苦、辛、微酸，性寒，入脾、胃经。本品苦寒降气，长于破滞气、行痰湿、消积滞、除痞塞，为脾胃气分之药，用于治疗积滞内停、气机受阻、脾失健运、水湿痰饮为患，症见胸胁胀痛、心下痞满、食欲不振、大便不调，甚则便秘，以及泻痢后重等症。另外，枳实还能治疗胃下垂、子宫脱垂、脱肛等症。

配伍机制：枳实辛散，破气消积，泻痰导滞，消痞止痛；白术甘温补中，补脾燥湿，益气生血，和中消滞，固表止汗。枳实辛散性烈，以泻为主；白术甘缓补中，以补为要。枳实以走为主，白术以守为要。二药参合，一消一补，一走一守，一急一缓，相互制约，相互为用，助升清降浊之枢机，以达补而不滞、消不伤正、健脾强胃、消食化积、消痞除满之功。

临床应用：

（1）脾胃虚弱、消化不良、饮食停滞、腹胀痞满、大便不爽等症。

（2）肝脾大、内脏弛缓无力、胃下垂、子宫脱垂、脱肛等症。

（3）产后水肿。

（4）大便秘结，证属脾虚肠呆者。

用法用量：枳实 5~10 g，白术 10~15 g。

经验与文献：枳实、白术伍用出自《金匮要略》枳术汤，治水饮停滞于胃,心下坚,大如盘,边如旋杯者。张洁古以白术60 g,枳实30 g组方,名曰枳术丸,治胃虚湿热,饮食壅滞,心下痞闷等症。李杲曰:"白术苦甘温,其味苦除胃中之湿热,其甘温补脾家之元气,多于枳实一倍。枳实味苦温,泄心下痞闷,消胃中所伤。"《医宗金鉴》谓:"枳实以破结气,白术以除水湿……李杲法仲景,以此方倍白术,是以补为主……然一缓一急,一补一泻,其用不同,只此多寡转换之间。"枳实、白术用药分量的多寡,临证之际应详尽辨证,审因增减,体壮新病者,则以枳实为主,白术为辅;反之,体弱久病,脾虚胃弱,消化无力者,应以白术为主,枳实为辅,否则易伤人也。另外,枳术汤与枳术丸的运用亦有法度。《张氏医通》云:"《金匮》治水肿心下如盘,故用汤以荡涤之;东垣治脾不健运,故用丸以缓消之;二方各有深意,不可移易。"

《素问·三部九候论》曰:"实则泻之,虚则补之",故纯虚、纯实者,尚属易治。其有虚实相兼、虚实格拒者,治疗颇费周折。一般来说,以实为主者,则攻其实,兼以补虚;以虚为主者,则补其虚,兼以攻实;虚实相当者,则攻补兼施,亦可酌情而定。唯大实有羸状者,一般病情危笃,救治诚难。若就大实而言,峻攻唯恐不及;就体虚而言,峻补尚嫌其缓,但绝不可将虚实对立而看,而应以唯物辩证法分析。盖人体之内,绝不会有无缘无故之实,亦不会有无缘无故之虚。若因邪气过实,久延不解而致正虚者,除非正气过虚,危在旦夕,则不必轻易使用补法。盖实邪不祛,终为正气之害。故祛一分实邪,便可恢复一分正气,此即祛邪之实,即所以补正气之虚。反之,若因正气久虚,人体功能难以运动变化,或病邪相侵而实者,是正气为邪实之根源。

(十八) 茯苓、泽泻

单味功用:茯苓味甘、淡,性平,入心、肺、脾、肾经,具有利水渗湿、健脾补中、宁心安神的功效,治疗小便不利、水肿胀满、痰饮眩悸、脾虚泄泻、心悸怔忡、失眠健忘、带下淋浊。泽泻味甘、淡,性寒,归肾、膀胱经。其甘淡利水渗湿,既可治疗水湿停聚,小便不利而致的水肿胀满及湿盛泄泻,又可治疗痰饮所致的眩晕等证;因其性寒能泄热,亦常用于湿热淋病;且其又有清泻肾火作用,可清肾火,治疗相火偏旺所致的遗精。

配伍机制:茯苓性平,味甘淡,归心、肺、脾、肾经,有健脾益肺,宁心安神,利水化饮之效;泽泻性寒而味甘淡,入肾、膀胱经,具利水渗湿、

第二章 治疗湿病的辨证思路、用方规律及用药特色

泄热通淋之功。泽泻渗湿而泄热,专泄肝、肾之火;茯苓淡渗利水,渗湿而健脾,可助泽泻利水渗湿之力,且茯苓尚可健脾益气而制水。泽泻则有泻无补,而茯苓有补有泻。二味配伍,上下二焦兼顾,性味相近,功效相得益彰,合用可明显增强利水渗湿之效。茯苓能上渗脾肺之湿,从肺以"通调水道,下输膀胱",使水道畅通无阻,则小便自利,气分水湿热除,肿消,泻止。

临床应用:

(1) 治疗咳喘病、淋证等诸疾,每获良效。但应注意用量,特别是泽泻不宜大量,一般是10 g左右,以免伤正。

(2) 水饮内停之小便不利,消渴,水肿,泄泻。

用法用量:茯苓10~15 g,泽泻5~10 g。

经验与文献:《本草经集注》中记载茯苓"味甘,平,无毒……咳逆,止口焦舌干,利小便。止消渴唾,大腹淋沥,膈中痰水,水肿淋结,开胸腑,调脏气,伐肾邪"。现代一般认为茯苓利水渗湿可治疗各种水肿。《证类本草》称泽泻"味甘、咸,寒,无毒。主风寒湿痹,乳难,消水……除五脏痞满,起阴气,止泄精、消渴、淋沥,逐膀胱三焦停水"。泽泻利水渗湿能治疗水肿、小便不利、泄泻等。

(十九) 山药、芡实

单味功用:山药味甘,性平,入脾、肺、肾经,具有益气养阴、补脾肺肾、固精止带的功效,治疗脾胃虚弱、肺虚喘咳、肾虚遗精、尿频带下、内热消渴等证。芡实,味甘、涩,性平,入脾、肾经。本品以甘补脾,以涩收敛,故为收敛性强壮药,既能健脾除湿、收敛止泻,用于治疗脾虚不运、久泻不止,以及小儿脾虚泄泻之症;又能固肾涩精,用于治疗肾气不足、精关不固所引起的遗精、早泄,以及肾虚所致夜尿多、小便频数等症;还能收敛固涩、除湿止带,用于治疗湿热带下、脾虚带下之症。

配伍机制:山药甘平,归肺、脾、肾经,可益气养阴、补脾益肺、固肾涩精、止带止泻,补而不滞,养阴不腻,为气阴两补之佳品;芡实甘涩平,归脾、肾经,补脾祛湿以止泻,益肾固精以缩尿,除湿以止带。二药伍用,脾肾两补,补涩同用,共奏健脾止泻、益肾涩精之效,补益之中兼能收涩,止泻止带之力益彰。

临床应用：

（1）慢性泄泻，由脾肾两虚所致者。

（2）遗精、滑精，证属肾虚精关不固者。

（3）妇人带下诸症。

（4）肺癌术后身体羸弱，虚不受补者。临证常用剂量：山药30 g，芡实30 g。

用法用量：山药10～15 g，芡实10～15 g。

经验与文献：山药与芡实为对出自《本草新编》，其曰："芡实不独益精，且能涩精，补肾至妙药也……与山药并用，各为末，日日米饭调服。盖慢性泄泻、遗精滑精、妇人带下，汤剂治之少效，二药研为细末，饮食调理为之上策，确有实效。"

（二十）乌药、益智仁

单味功用：乌药，味辛，性温，入脾、肺、肾、膀胱经。本品辛开温通，上走脾肺，顺气降逆、散寒止痛，向下达于肾与膀胱，以温下元，调下焦冷气。既能通理上下诸气，可广泛用于由气滞、气逆引起的腹胀、腹痛，尤以下腹疼痛者疗效更佳；又能理气散寒，行气止痛，用于治疗小肠寒疝疼痛、睾丸肿痛，以及气滞引起的经行腹痛诸症；还能温肾逐寒而缩小便，用于治疗下焦虚寒引起的小便频数。另外，还可用于治疗脉管炎、冠状动脉粥样硬化性心脏病所引起的心前区疼痛等。益智仁，味辛，性温，入脾、肾经。本品辛温气香，既能温补肾阳、收敛固精、缩小便，用于治疗脾肾阳虚、下元虚冷所引起的遗精、早泄、尿频、遗尿，以及小便白浊等症；又能温胃逐寒、暖脾止泻、摄涎唾，用于治疗脾阳不振、运化失常所引起的虚寒性泄泻、腹部冷痛，以及因脾胃虚而廉泉不摄所引起的口涎自流等症。

配伍机制：乌药辛温，通上走脾肺，顺气降逆，散寒止痛，向下达于肾与膀胱，以温下元，调下焦冷气；益智仁辛温气香，既能温补肾阳、收敛固涩、缩小便，又能温胃逐寒、暖脾止泻、摄涎唾。乌药以行散为主，益智仁以温补收摄为要。二药伍用，一散一收，温下元、散寒邪、补脾肾、缩小便之力益彰。

临床应用：

（1）下元虚冷、小便频数等症。

（2）小儿遗尿。

(3) 中、老年前列腺肥大诸症。

用法用量：乌药 6～10 g，益智仁 6～10 g。

经验与文献：乌药、益智仁各等份使用，出自《校注妇人良方》缩泉丸，用于治疗下元虚冷、小便频数、小儿遗尿等症。朱丹溪加入川萆薢、石菖蒲各等份，名曰萆薢分清饮，功专固肾利湿、分清化浊，以治真元不固、小便频数、混浊不清、白如米泔、积如膏糊。祝谌予重用萆薢，每服 30 g，以治中、老年前列腺肥大，疗效满意。

（二十一）补骨脂、山药

单味功用：补骨脂，味辛，苦，性温，归肾、脾经，具有补肾壮阳、固精缩尿、温脾止泻、纳气平喘的作用。本品可用于肾阳不足，命门火衰之阳痿不举，遗精遗尿等症；或肾腑虚冷，腰膝冷痛，酸软乏力；或脾肾阳虚，五更泄泻，久泻久痢；用于肾不纳气，虚寒咳喘。山药，味甘，性平，归脾、肺、肾经，具有益气养阴、补脾肺肾、固精止带的作用。本品可用于脾气虚弱，见消瘦乏力，食少，便溏；或脾虚不运，见湿浊下注之女性带下；或肺气虚，见咳喘；或肾气虚，见腰膝酸软，尿频或遗尿，滑精早泄，遗精。

配伍机制：二药均归肾、脾经，补骨脂补肾助阳，温脾止泻，纳气归元，固精缩尿；山药补脾益肺，固肾涩精，止带止泻，补而不滞，养阴不腻，为气阴双补之佳品。二药合用，脾肾双补，收敛固涩之效增强。

临床应用：

(1) 脾肾两虚之慢性便溏，泄泻，久泻久痢，可配伍茯苓、白术、肉豆蔻等。

(2) 肺肾气虚之咳喘，可配伍沉香、胡桃肉、太子参等。

(3) 肾阳不足，以致腰膝酸软、冷痛，遗精遗尿，可配伍地黄、山茱萸肉、肉桂等药物。

用法用量：补骨脂 5～15 g，山药 15～30 g，水煎服。

经验与文献：唐代《药性论》记载补骨脂"治男子腰疼、膝冷、囊湿，逐诸冷顽痹，止小便利，腹中冷"。明代《本草经疏》云："补骨脂，能暖水脏，阴中生阳，壮火益土之要药也。"《神农本草经》记载山药"补中，益气力，长肌肉"。《本草纲目》云其"益肾气，健脾胃"。明代《理虚元鉴》记载的还元丹（远志、杜仲、牛膝、补骨脂、山药、茯神、锁阳、五味、杞子、山萸肉、熟地、菖蒲）可治疗虚劳、阳虚。

（二十二）仙茅、仙灵脾

单味功用：仙茅性味辛、热，有小毒，归肾、肝、脾经，具有补肾助阳、祛风除湿之功效。既能补命门之火而兴阳事，用于治疗肾阳不足、命门火衰所引起的阳痿、精冷、小便频数，或遗尿等症；又能温肾阳、暖脾阳、促运化，用于治疗脾肾阳虚所引起的脘腹冷痛、食欲不振、大便溏薄，甚则泄泻等症；还能补肾阳、强筋骨、驱寒湿、止疼痛，用于治疗肾阳不足、筋骨不健，以致腰膝冷痛、四肢无力，以及寒湿痹痛、筋脉拘急等症。仙灵脾又名淫羊藿，味辛、甘，性温，归肝、肾经，具有补肾壮阳、祛风除湿之功效。本品辛香甘温，既能补命门之火、兴阳事、益精气，用于治疗肾阳虚衰所引起的遗精、阳痿、尿频、腰膝酸软、神疲体倦等症；又能祛风湿、强筋骨，用于治疗风湿痹痛、四肢麻木、筋脉拘急，或兼见筋骨痿软、下肢瘫痪等症；还能舒张周围血管、降低血压，用于治疗高血压。

配伍机制：仙茅辛热，温肾壮阳，驱寒湿，壮筋骨；仙灵脾甘温，补肾助阳，祛风除湿，降血压。二药伍用，相互促进，使补肾壮阳、祛风除湿、降血压的力量增强。

临床应用：

（1）阳痿，不孕症。能促进精子的生长发育及活动度，又可促进排卵而助孕，常用于阳痿、精子缺乏症、不孕症等属下元虚寒者。配伍鹿茸、菟丝子等。

（2）阴虚火旺所致的眩晕耳鸣、面赤、腰膝酸软，以及女性更年期综合征、更年期高血压、闭经等。配伍知母、黄柏。

（3）风寒湿痹痛兼肾阳虚者。配伍熟地黄、山药、鹿角霜等。

用法用量：仙茅 6~10 g，仙灵脾 6~15 g。水煎服。

经验与文献：仙茅、淫羊藿伍用，出自上海中医药大学《中医方剂临床手册》的二仙汤，治更年期综合征、更年期高血压、闭经，以及其他慢性疾病，证属肾阴、肾阳不足而虚火上炎者。实验研究显示，其对实验性高血压有显著降压作用。还有促进排卵和提高黄体酮水平的作用。对功能性子宫出血，当血止之后，在辨证的基础上加仙茅、仙灵脾，尚有促进卵巢功能恢复的作用，从而使患者建立正常的月经周期。

第二章 治疗湿病的辨证思路、用方规律及用药特色

（二十三）芡实、金樱子

单味功用：芡实味甘、涩，性平，入脾、肾经。本品以甘补脾，以涩收敛，既能健脾除湿、收敛止泻，用于治疗脾虚不运、久泻不止，以及小儿脾虚泄泻之症；又能固肾涩精，用于治疗肾气不足、精关不固所引起的遗精、早泄，以及肾虚所致夜尿多、小便频数等症；还能收敛固涩、除湿止带，用于治疗湿热带下、脾虚带下之症。金樱子味甘、酸、涩，性平，入肾、膀胱、大肠经。本品气味俱降，以甘补中，以涩止脱，以酸收阴，既能收敛固脱、涩肠止泻、固肾止带，用于治疗久泻、久痢不止，以及脾肾不足、带下等症；又能收摄精气、固精缩泉，用于治疗肾气不固所引起的遗精、白浊、小便频数、遗尿等症。

配伍机制：芡实生于水中，健脾利湿之力功著，又擅益肾固精止带之功；金樱子气味俱降，酸涩收敛，功专涩精气，止小便遗泄。二药伍用，相得益彰，使益肾固精、补脾止泻、缩小便、止带下的力量增强。

临床应用：

（1）脾虚湿盛，久泻久痢者，常与白术、茯苓、扁豆、芡实等药配伍。

（2）肾虚不固之腰膝酸软、遗精滑精、遗尿尿频，常与菟丝子、补骨脂、海螵蛸等药配伍。

（3）脾肾两虚，带脉不束之带下证，对赤、白带下亦有良效。

用法用量：金樱子 6~12 g，芡实 10~15 g，水煎服。

经验与文献：金樱子、芡实各等份伍用，名曰水陆二仙丹，出自《洪氏集验方》，用于治疗肾虚而致的男子遗精白浊、小便频数，女子带下纯属肾虚不摄者。芡实、金樱子一生于水，一生于山，故以"水陆"名之，用于治疗慢性腹泻，赤、白带下亦有良效。

（二十四）赤小豆、当归

单味功用：赤小豆味甘、酸，性平，性善下行，既能清热利湿、行血消肿、通利小便，令湿热从小便而出，用于治疗水肿胀满、小便不利、脚气水肿、轻症湿热黄疸（如发热、无汗、身发黄）；又能行血降火、清血热之毒，用于治疗糖尿病、痈肿、泻痢。当归味甘、辛，性温，归肝、心、脾经，具有补血调经、活血止痛、润肠通便的作用。本品可用于血虚诸证，如血虚萎黄、心悸失眠；或血虚血瘀，月经不调，经闭，痛经等；或虚寒性腹

痛，跌打损伤，痈疽疮疡，风寒痹痛，为活血行瘀之要药；还可用于血虚肠燥便秘。

配伍机制：赤小豆渗湿清热、解毒排脓，当归祛瘀生新，二药伍用，相互促进，使清热利湿、行瘀排脓、退肿生肌之力益彰。

临床应用：

（1）血热湿毒之痈疽疮疡证。可见疮疡初期，肿胀疼痛，痈疡成脓不溃或溃后不敛，脱疽溃烂，阴血败伤。常与金银花、黄芪、玄参、甘草等配伍。

（2）渗出性皮肤病，如接触性皮炎、急性湿疹、暑疖等。

用法用量：赤小豆10～30 g，当归5～15 g，水煎服。

经验与文献：《金匮玉函经二注》曰："凡脉数则发热而烦。此热在血，不在荣卫，故不发热，但微烦尔。汗出者，以血病不与卫和，血病则恶烦，故欲默，卫不和则阳陷，故欲卧；腠理因开而津液泄也。三四日目赤如鸠眼者，热血循脉炎上，注见于目也；七八日目四眦黑者，其血凝蓄，则色变成黑也。若能食脓已成者，湿热之邪散漫，则毒血流，伤其中和之气不清，故不能食；若能食，可知其毒血已结成脓，胃气无扰，故能食也。用赤小豆、当归治者，其赤小豆能消热毒，散恶血，除烦排脓，补血脉，用之为君；当归补血、生新去陈为佐；浆水味酸，解热疗烦，入血为辅使也。"《沈注金匮要略》："用赤小豆去湿清热，而解毒排脓；当归活血养正，以驱血中之风；浆水属阴，引归、豆入阴，驱邪为使。斯治风湿流于肠胃而设，非狐惑之方也。"

《千金方衍义》："方以赤小豆清热利水，且浸令芽出，以发越蕴积之毒，佐当归司经血之权，使不致于散漫也。至于先便后血亦主，此方以清小肠流入大肠热毒之源，见证虽异，而主治则同也。"

（二十五）蟋蟀、土狗

单味功用：蟋蟀味辛咸，性温，有小毒，归膀胱、小肠经，具有利尿消肿、破血、壮阳的作用，用于治疗水肿、鼓胀、尿闭、阳痿等症。土狗又名蝼蛄，味咸，性寒，入膀胱、大肠、小肠经，具有利水消肿、通淋的作用，用于治疗水肿、石淋、小便不利等症；又有清热解毒、清利湿热之力，用于治疗口疮、瘰疬、疮疡。

配伍机制：蟋蟀利尿消肿，蝼蛄利水通便、清热解毒，二药参合，利尿

第二章 治疗湿病的辨证思路、用方规律及用药特色

消肿力增。对大小便不通畅者，二药合用，可通利二便，逐邪从大小便而出；对小便不利有结石者，用之通利排石。

临床应用：

（1）水肿、鼓胀，症见头面浮肿、大腹水肿、小便不利之实证，常与大戟、芫花、甘遂等配伍。

（2）癃闭、前列腺肥大、小便淋沥不畅者，常与瞿麦、萹蓄等配伍。

（3）淋证，尤宜于石淋、尿路结石、小便不利者，常与车前子、滑石等配伍。

用法用量：蟋蟀4～6只，蝼蛄4～6只，水煎服。

经验与文献：蟋蟀、蝼蛄伍用，出自叶橘泉的《现代实用中药》"蝼蛄、蟋蟀各4只，生甘草3 g，水煎服"治疗老人尿闭，利尿消肿作用较好。

（二十六）葫芦、冬瓜皮

单味功用：葫芦味甘，性平，归肺、肾经，具有利水消肿的作用。本品可用于水肿，症见面目浮肿、大腹水肿、小便不利；还可用于各种淋证，热淋、血淋等；此外，葫芦还可利湿而退黄，用治黄疸。冬瓜皮味甘，性凉，归脾、小肠经，具有利水消肿、清热解暑的作用，可用于水肿证；还可用于暑热证，暑热口渴，小便短赤。

配伍机制：葫芦味淡气薄，攻专利水道而消肿，利水通淋，利湿退黄；冬瓜皮性凉善利水消肿，清热解暑。二者合用，互相促进，利水消肿之力益彰。

临床应用：水肿证，症见面目浮肿、大腹水肿、小便不利。常与猪苓、茯苓、泽泻配伍。

用法用量：葫芦15～30 g，冬瓜皮15～30 g，水煎服。

经验与文献：明代《滇南本草》记载葫芦"通淋，除心肺烦热"。清代《本草再新》记载其"利水，治腹胀，黄疸"。明代《滇南本草》记载冬瓜皮"止渴，消痰，利小便"。清代《药性切用》记载其"行皮间水湿，善消浮肿。"

（二十七）石韦、瞿麦

单味功用：石韦味苦、甘，性微寒，入肺、膀胱经，既能清肺热，以治肺热咳喘；又能利膀胱湿热，利尿通淋，以治热淋、血淋、石淋等症；还能

清热止血，以治血热妄行所引起的吐血、衄血、崩中漏下等症。瞿麦味苦，性寒，入心、小肠经。本品苦寒沉降，既能清心、小肠之火，利小便而导热下行，又能破血通经，用于治疗热淋、小便淋沥涩痛、尿血、尿少、尿闭、水肿、经闭、痈肿、目赤翳障、浸淫疮毒。

配伍机制：石韦微寒，上能清肺热，下可利膀胱，肺为水之上源，源清则流自洁；瞿麦苦寒沉降，破血通经，善利小肠而导热下行。二药伍用，互相促进，清热通淋止痛之力益彰。

临床应用：湿热淋浊证，症见小便不利、热淋涩痛，常与车前子、滑石配伍。

用法用量：石韦 6～12 g，瞿麦 6～10 g，水煎服。

经验与文献：《神农本草经》记载石韦"主劳热邪气，五癃闭不通，利小便水道"。《日华子本草》记载瞿麦"催生，治月经不通，破血块，排脓"。《本草备要》记载其"降心火，利小肠，逐膀胱邪热，为治淋要药"。《鸡峰普济方》记载石韦瞿麦散，"瞿麦半两，石韦半两，车前子半两，滑石半两，葵菜子半两"，可治疗五淋。

（二十八）虎杖、土茯苓

单味功用：虎杖，微苦，微寒，归肝、胆、肺经，具有利湿退黄、清热解毒、散瘀止痛、化痰止咳的作用，用于湿热黄疸，湿热蕴结膀胱之小便涩痛、淋浊带下等；或水火烫伤，痈肿疮毒，毒蛇咬伤等；或经闭，癥瘕，跌打损伤；还可用于肺热咳嗽、热结便秘等。土茯苓，味甘、淡，性平，入肝、胃经。本品功专利湿解毒、利关节，用于治疗梅毒，或因梅毒服汞剂而致的肢体拘挛；还可用于火毒痈疖，湿浊带下，湿疹瘙痒，热淋尿赤涩痛等症。

配伍机制：虎杖苦寒，清热解毒，利湿退黄，散瘀止痛，化痰止咳；土茯苓解毒利湿，通利关节。二药合用，利湿通淋、解毒之效增强。

临床应用：

（1）湿热蕴结之淋浊带下证，症见小便涩痛、阴痒带下，常与木通、车前子、蒲公英配伍。

（2）湿毒蕴结肌肤所致的痈肿疮毒、痈疮红肿溃烂、瘰疬溃烂等症，常与黄柏、苍术、苦参配伍。

用法用量：虎杖 9～15 g，土茯苓 15～60 g，水煎服。

第二章 治疗湿病的辨证思路、用方规律及用药特色

经验与文献：《名医别录》记载虎杖"主通利月水，破流血癥结。"《日华子本草》："治产后恶血不下，心腹胀满，排脓，主疮疖痈毒，妇人血晕，瘀血，破风毒结气。"《本草纲目》记载土茯苓"健脾胃，强筋骨，去风湿，利关节，止泄泻，治拘挛骨痛，恶疮痈肿，解汞粉、银朱毒"。《本草正义》记载其"利湿去热，故能入络，搜剔湿热之蕴毒。其解水银、轻粉毒者，彼以升提收毒上行，而此以渗利下导为务，故专治杨梅毒疮，深入百络，关节疼痛，甚至腐烂，又毒火上行，咽喉痛溃，一切恶症"。

（二十九）金钱草、海金沙

单味功用：金钱草味苦、酸，性凉，入肝、胆、肾、膀胱经。本品可清热利胆、通淋排石、利尿消肿、解热毒、退黄疸，用于治疗砂淋、石淋、尿道涩痛（类似肾结石，膀胱、输尿管结石，尿路感染），以及湿热黄疸、胆囊炎、胆道结石。另外，鲜品捣烂外用，可治疗恶疮肿毒、毒蛇咬伤等。海金沙味甘、淡，性寒，入小肠、膀胱经。本品甘淡利尿，寒可清热，其性下降，善泄小肠、膀胱血分之湿热，功专清热解毒、利尿通淋，为治诸淋、尿道疼痛之要药，用于治疗石淋、砂淋（尿路结石）、膏淋、热淋（尿路感染）、肾炎水肿、肝炎、肠炎、痢疾、咽喉肿痛、痄腮、湿疹。

配伍机制：金钱草清化湿热，利胆退黄，利尿排石，通淋止痛；海金沙入小肠、膀胱血分，善清二经血分之伏热，功专利尿通淋。二药伍用，相互促进，清热利尿、通淋排石的力量增强。

临床应用：淋证，尤宜于石淋、热淋证，利尿通淋，善消肝胆、尿路结石，如胆结石、肾结石、输尿管结石、膀胱结石等，常与鸡内金、郁金、茵陈、大黄配伍。

用法用量：金钱草15~30g，海金沙10~15g，布包。

经验与文献：《采药志》记载金钱草"反胃噎膈，水肿鼓胀，黄白火丹。"《草木便方》记载其"除风毒"。《本草品汇精要》记载海金沙"主通关窍，利水道"。《本草纲目》记载其"治湿热肿满，小便热淋、膏淋、血淋、石淋、茎痛，解热毒气"。

（三十）鸡冠花、炒椿皮

单味功用：鸡冠花，味甘、涩，性凉，入肝、大肠经，具有收敛止带、止血、止痢的作用，用于湿热带下；或血热妄行之崩漏，血热便血、痔血

等；还可用于赤白下痢，久痢不止。炒椿皮，味苦、涩，性寒，归大肠、肝经，具有清热燥湿、收敛止带、止泻、止血的作用。本品可用于湿热下注，带脉失约而致赤白带下；或久泻久痢，湿热泻痢；还可用于崩漏经多，便血痔血。此外，本品尚有杀虫功效，内服治蛔虫腹痛；外洗治疥癣瘙痒。

配伍机制：鸡冠花甘涩性凉，功专收涩止带，兼能清热除湿、涩肠止泻；炒椿皮苦可燥湿，寒以清热，涩能收敛，故既可清热燥湿、收涩止泻，又能收敛止带。二药伍用，可增强收涩止带、燥湿止泻作用。

临床应用：

（1）带下证，既可治疗脾虚带下，症见带下量多、色白质稀，常与白术、茯苓、芡实配伍；又可治疗湿热下注之赤白带下，常与黄柏、车前子、苍术同用。

（2）崩漏经多，便血痔血。血热妄行之崩漏常与茜草、丹皮、赤芍同用，血热便血、痔血常与地榆、槐花、黄芩炭配伍。

（3）湿热泻痢，症见赤白下痢或久泻久痢，常与秦皮、白头翁、诃子配伍。

用法用量：鸡冠花 6~15 g，炒椿皮 6~9 g，水煎服；外用适量。

经验与文献：《本草纲目》记载鸡冠花"治痔漏下血，赤白下痢，崩中，赤白带下，分赤白用"。《玉楸药解》记载其"清风退热，止衄敛营……吐血，崩漏，淋证诸血皆止"。《新修本草》记载："椿木叶，味苦有毒，主洗疮疥，风疽，水煮叶汁调之。皮主甘䘌。"《日华子本草》记载其"主女子血崩，产后血不止，赤带，肠风泻血不住，肠滑泄，缩小便"。

（三十一）黄连、黄柏

单味功用：黄连味苦，性寒，归心、脾、胃、肝、胆、大肠经，功能清热燥湿、泻火解毒。本品用于湿热痞满，呕吐，泻痢；高热神昏，心火亢盛，心烦不寐，心悸不宁；血热吐衄；胃热呕吐吞酸、消渴，胃火牙痛；痈肿疔疮，目赤肿痛，口舌生疮；湿疹湿疮、耳道流脓等。黄柏味苦，性寒，归肾、膀胱、大肠经，能清热燥湿、泻火解毒、除骨蒸。本品用于湿热泻痢，黄疸尿赤，带下阴痒，热淋涩痛，脚气痿躄；骨蒸劳热，盗汗，遗精；疮疡肿毒，湿疹湿疮等。

配伍机制：黄连、黄柏均以清热燥湿、泻火解毒为主要功效，用治湿热内盛或热毒之证，黄连偏泻中焦胃火，并长于泻心火、中焦湿热、痞满呕逆及心火亢盛、高热心烦等；黄柏偏泻下焦相火，除骨蒸，湿热下注诸症及骨蒸劳热多用。两者相须为用，可增强清热燥湿之功，还可以清退上、中、下三焦之火，用于三焦火盛之人。

临床应用：

（1）湿热泻痢。黄连、黄柏清热燥湿，可治疗湿热下迫大肠所致的湿热泻痢，可配伍白头翁、秦皮等。

（2）高热神昏，心烦不寐。黄连尤善清泻心经实火，黄柏泻下焦之火，二者合用导热下行，共奏清心泻火、宁心安神之功。

（3）三焦火毒热盛之黄疸。热入血分，热毒蒸灼易生瘀浊，瘀浊外越则为黄疸，二者可清热燥湿、泻火解毒。

（4）消渴之中消。黄连善清胃火而可用治胃火炽盛、消谷善饥之消渴证，配黄柏以增强泻火之力，如黄柏丸。

（5）痈肿疔疮，湿疹瘙痒。二者既清热燥湿，又可泻火解毒，尤善疗疔毒，用治痈肿疔毒可口服、外敷。

用法用量：煎服，黄连 2~5 g，黄柏 3~12 g；外用适量。

经验与文献：黄连偏泻中焦胃火，并长于泻心火、中焦湿热；黄柏偏泻下焦相火，除骨蒸，湿热下注诸症。二者相须为用，可增强清热燥湿之力，清退中下焦之湿热。《汤液本草》记载"黄柏，足少阴剂，肾苦燥，故肾停湿也。栀子、黄芩入肺，黄连入心，黄柏入肾，燥湿所归，各从其类也。《活人书》解毒汤，上下内外通治之。"《本草正》记载"《经》曰：正者正治，从者反治。正治者，谓以水制火，以寒治热也；从治者，谓以火济火，以热治热也；亦所谓甘温除大热也，岂以黄连便是正治，黄柏便是从治乎？即曰黄连主心火，黄柏主肾火，然以便血、溺血者，俱宜黄连，又岂非膀胱、大肠下部药乎？治舌疮口疮者，俱宜黄柏，又岂非心、脾上部药乎？总之，黄连、黄柏均以大苦大寒之性，而曰黄连为水，黄柏非水，黄连为泻，黄柏为补，岂理也哉？"

（三十二）赤小豆、连翘

单味功用：赤小豆味甘、酸，性平，归心、小肠经，功能解毒排脓，利湿退黄，消肿排脓，用于痈肿疮毒、肠痈腹痛、水肿胀满、脚气浮肿、黄疸尿赤、风湿热痹。连翘味苦，性微寒，归肺、心、小肠经，功能清热解毒、消肿散结、疏散风热，被誉为"疮家圣药"。本品可用于痈疽、瘰疬、乳痛、丹毒；风热感冒，温病初起，热入营血、高热烦渴、神昏发斑；热淋涩痛。

配伍机制：赤小豆、连翘二者相须为用，清热解毒、消肿排脓之力增强。同时，赤小豆可利湿退黄，连翘可解表、疏散风热，合用以治疗风湿热痹、风疹瘙痒等风湿蕴结之证。

临床应用

（1）肺痈。症见热毒乘肺、咳吐脓痰、右胁隐痛，可配伍金银花、杏仁、郁金、甘草等。

（2）风湿热痹证。症见寒战热炽、骨节烦疼之痹证，可配伍防己、杏仁、滑石、薏苡仁等。

（3）阳黄兼表证。症见发热恶寒、无汗身痒、周身黄染如橘色，可配伍麻黄、杏仁、甘草等。

（4）风疹。症见沐浴当风、邪客经络、气血痹阻、风疹缠绵，可配伍麻黄、苦参等。

（5）诸毒内攻肿满者。此证为毒内攻而结水气，水气浸毒而肿，可配伍大黄、木通等。

（6）盆腔脓肿。症见热毒壅聚胞宫、小腹疼痛，可配伍败酱草、冬瓜子、赤芍、丹皮等。

用法用量：煎服，赤小豆 9~30 g，连翘 6~15 g。

经验与文献：赤小豆、连翘皆可清热解毒，消肿排脓。赤小豆还可利湿退黄，治疗水肿胀满、脚气水肿、黄疸尿赤等。连翘还可解表，疏散风热，用于风热感冒、温病初起。《本草新编》记载"赤小豆，亦可暂用以利水，而不可久用以渗湿。湿证多属气虚，气虚利水，转利转虚而湿愈不能去矣，况且赤小豆专利下身之水而不能利上身之湿。盖下身之湿，真湿也，用之而效；上身之湿，虚湿也，用之而益甚，不可不辨也。"

（三十三）滑石、甘草

单味功用：滑石味甘、淡，性寒，归膀胱、肺、胃经，功能利尿通淋，清热解暑，收湿敛疮的功效，可治疗热淋、石淋、尿热涩痛、暑湿、湿温、湿疮、湿疹、痱子等。甘草味甘，性平，归心、肺、脾、胃经，功能补脾益气、清热解毒、祛痰止咳、缓急止痛、调和诸药，用于脾胃虚弱，倦怠乏力，心悸气短，咳嗽痰多，脘腹、四肢挛急疼痛，痈肿疮毒，还可缓解药物毒性、烈性。

配伍机制：滑石甘淡性寒，质重而滑，寒能清热，淡能渗利，重能走下，滑能利窍，善清解暑热、通利水道，令暑热水湿从小便而去，《本草经疏》称其"为祛暑散热，利水除湿，消积滞，利下窍之要药"。甘草生用甘平偏凉，清热泻火、益气和中，与滑石相配，防寒凉伐胃，二药合用为《伤寒直格》中方六一散，甘淡渗利以解暑，药简效专。

临床应用：

（1）暑湿证。暑热夹湿所致，身热烦渴，小便不利，或泄泻。

（2）伤暑感冒。暑湿证兼微恶风寒，头痛头胀，咳嗽不爽，可配伍薄荷以清暑利湿、疏风散热。

（3）暑湿证兼肝胆郁热，烦渴口苦，目赤咽痛。二者配伍青黛以清暑利湿，凉肝解毒。

（4）湿疮，湿疹，痱子。滑石、甘草可清热收湿敛疮，治疗湿疮、湿疹，可单用或与枯矾、黄柏等为末，撒布患处；治痱子，则可与薄荷等配合制成痱子粉外用。

用法用量：滑石：煎服，10～20 g，宜包煎；外用适量。甘草：煎服，1.5～9 g。生用性微寒，可清热解毒；蜜炙药性微温，并可增强补益心脾之气和润肺止咳作用。

经验与文献：滑石气清能解肌，质重能清降，寒能胜热，滑能通窍，淡能利水。加甘草者，和其中，以缓滑石之寒滑，使邪去而正不伤，合以清暑利湿。《伤寒标本》记载滑石"治身热吐痢泄泻，下痢赤白，癃闭，石淋；生津液，去留结，消蓄水，止渴宽中，除烦热心躁，腹胀痛闷，口疮，牙齿疳蚀，中暑，伤寒，疫疠：滑石六两，甘草一两（炙）。上为末。每服三钱，温水调下，日三服"。《药品化义》记载："甘草，生用凉而泻火，主散表邪，消痈肿，利咽痛，解百药毒，除胃积热，去尿管痛，此甘凉除热之力也。炙用温而补中，主脾虚滑泻，胃虚口渴，寒热咳嗽，气短困倦，劳役虚损，此甘温助脾之功也。但味厚而太甜，补药中不宜多用，恐恋膈不思食也。"

（三十四）鸡骨草、垂盆草

单味功用：鸡骨草味甘、微苦，性凉，归肝、胃经，功效利湿退黄、清热解毒、疏肝止痛，用于黄疸、乳痈、胁肋不舒、胃脘胀痛。垂盆草，性甘、淡、微酸，性微寒，归心、肝、胆经，可利湿退黄，清热解毒，用于黄疸、痈肿、疮疡、喉痛、蛇伤、烫伤。

配伍机制：鸡骨草利湿退黄，清热解毒，疏肝止痛；垂盆草利湿退黄，清热解毒，二者相须为用，可增强清热利湿之功，常用于治疗湿热黄疸。

临床应用：

（1）湿热黄疸。鸡骨草合垂盆草可利湿退黄，清热解毒，用于治疗肝胆湿热郁蒸引起的黄疸。

（2）痈肿疮疡。鸡骨草、垂盆草性寒凉，均有清热解毒之功，合用以治疗热毒壅盛之痈肿疮疡。

用法用量：鸡骨草，煎服，15~30 g。垂盆草，煎服，15~30 g。鲜品250 g。

经验与文献：二者皆可利湿退黄、清热解毒，用于治疗黄疸。此外，鸡骨草入肝、胃经，可疏肝止痛，治疗肝气郁结之胁肋不舒、胃脘胀痛等。垂盆草归心、肝、胆经，清热解毒之力强，还可用于痈肿、疮疡、喉痛、蛇伤、烫伤等。垂盆草：《本草纲目拾遗》："性寒，消痈肿，治湿郁水肿"，又"治诸毒及汤烙伤，疗痈，虫蛇蝥咬"。《天宝本草》记载其"利小便，敷火疮肿痛；汤火症，退湿热，兼治淋证"。

（三十五）陈皮、竹茹

单味功用：竹茹味甘，性微寒，归肺、胃经，具有清热化痰、除烦止呕的功效，用于痰热咳嗽、胆火挟痰、烦热呕吐、惊悸失眠、中风痰迷、舌强不语、胃热呕吐、妊娠恶阻、胎动不安等病证。陈皮味辛、苦，性温，归脾、肺经，具有理气健脾、燥湿化痰的功效，主治脾胃气滞之脘腹胀满或疼痛、消化不良，湿浊阻中之胸闷腹胀、纳呆便溏，痰湿壅肺之咳嗽气喘等病证。

配伍机制：竹茹轻可去实，凉能去热，苦能降下，专清热痰，为宁神开郁的佳品；陈皮燥湿化痰，且辛行苦泄而能宣肺止咳，为治痰之要药。二者合用，一寒一温，驱邪而不伤正，共奏化痰止咳之功。

临床应用：

（1）胃虚有热之呕吐、呃逆。可配伍生姜、甘草等。

（2）治胎热之恶阻呕逆。可配伍枇杷叶等。

（3）湿痰咳嗽。痰湿阻肺，咳嗽痰多。可配伍茯苓、半夏等。

(4)脾胃气滞、湿阻之脘腹胀满。脾虚痰阻,食少吐泻。

(5)痰热内扰,心烦不寐。治痰火内扰,胸闷痰多,心烦不寐者。可配伍半夏、枳实等。

用法用量:竹茹:煎服,6~10 g;生用清化痰热;姜汁炙用止呕。陈皮:煎服,3~9 g。

经验与文献:竹茹味甘寒,性润,善清化热痰、降逆止呕,为治热性呕逆之要药。陈皮既能燥湿化痰,又能温化寒痰,且辛行苦泄而能宣肺止咳,为治痰之要药,且本品辛香而行,善疏理气机、调畅中焦而使之升降有序。《本经逢原》记载:"竹茹专清胃府之热,为虚烦烦渴、胃虚呕逆之要药;咳逆唾血,产后虚烦,无不宜之。"《本草纲目》记载:"橘皮,苦能泻能燥,辛能散,温能和。其治百病,总是取其理气燥湿之功,同补药则补,同泻药则泻,同升药则升,同降药则降。"

(三十六)僵蚕、地龙

单味功用:僵蚕味咸、辛,性平,归肝、肺、胃经,祛风定惊、化痰散结,主治惊痫抽搐、风中经络、口眼歪斜、风热头痛、目赤、咽痛、风疹瘙痒、痰核、瘰疬。地龙味咸,性寒,归肝、脾、膀胱经,具有清热定惊、通络、平喘、利尿的功效,用于高热神昏、惊痫抽搐、关节麻痹、肢体麻木、半身不遂、肺热喘咳、尿少水肿、高血压。

配伍机制:僵蚕能清热、祛风、化痰、通络;地龙性走窜,善于通行经络,二者相须为用可增强清热化痰、通络除湿、祛风定惊之力,治疗顽痰不化、痰黏胶着之证。

临床应用:

(1)惊痫抽搐。二者咸辛平,入肝、肺二经,既能息风止痉,又能化痰定惊,故对惊风、癫痫而挟痰热者尤为适宜。

(2)风中经络,口眼歪斜。僵蚕能祛风、化痰、通络;地龙性走窜,善于通行经络,二者相须为用可治疗风中经络、口眼歪斜。

(3)湿热痹证。地龙长于通络止痛,僵蚕化痰祛湿,二者尤适用于湿热导致的经络阻滞、血脉不畅、肢节不利之痹证。

(4)肺热咳喘。地龙可通络、平喘,僵蚕可化痰散结,可用于治疗痰热互结之肺热咳喘。

用法用量:僵蚕:煎服,5~9 g;研末吞服,每次1~1.5 g;散风热宜生用，其他多制用。地龙：煎服，4.5~9 g，鲜品10~20 g；研末吞服，每次1~2 g；外用适量。

经验与文献：僵蚕性平，清热之力不及地龙，但长于化痰，故还可治疗痰核、瘰疬等；辛散，入肝、肺二经，有祛外风、散风热、止痛、止痒之功。地龙性走窜，善于通行经络；性寒，可清肺平喘、清肝定惊、清热利尿、通络止痛。顽痰不化、痰黏胶着之证，常配伍地龙、僵蚕以求功。《本草纲目》记载："地龙，性寒而下行，性寒方能解诸热疾，下行故能利小便，治足疾而通经络也。""僵蚕，散风痰结核、瘰疬、头风、风虫齿痛，皮肤风疮，丹毒作痒。"

（三十七）白前、前胡

单味功用：白前性微温，味辛、苦，归肺经，具有降气化痰的功效，主治咳嗽痰多、气喘等病证。前胡性微寒，味苦、辛，归肺经，具有降气化痰、疏散风热的功效，主治痰热咳喘、风热咳嗽等病证。

配伍机制：白前与前胡均能降气化痰，治疗肺气上逆、咳喘痰多，常相须为用。但白前性温，祛痰作用较强，多用于内伤寒痰咳喘；前胡性偏寒，兼能疏散风热，多用于治疗外感风热，风热或痰热咳喘。二者合用，寒痰、热痰皆可用之，化痰降气止咳之力增强。

临床应用：

（1）咳嗽痰多，气喘。白前与前胡均善降气祛痰以平咳喘，尤以痰湿阻肺，肺气失降者为宜。

（2）外感咳嗽。白前性温而不燥，祛痰力强，前胡兼可疏散风热，二者相须为用，可治疗外感风热咳嗽。

用法用量：白前，煎服，3~10 g；或入丸、散。前胡，煎服，6~10 g；或入丸、散。

经验与文献：白前与前胡均能降气化痰，但白前性温，祛痰作用较强，多用于内伤寒痰咳喘。前胡性偏寒，兼能疏散风热，多用于治疗外感风热，风热或痰热咳喘。二者合用，不论寒痰、热痰皆可用之，以求增强化痰降气止咳之功。《本草衍义》记载"白前，保定肺气，治嗽多用"。《本草纲目》记载"白前，长于降气，肺气壅实而有痰者宜之"。《本草汇言》记载："前胡，散风寒、净表邪、温肺气、消痰嗽之药也。如伤风之证，咳嗽痰喘，声重气盛，此邪在肺经也；伤寒之证，头痛恶寒，发热骨疼，此邪在膀胱经也；胸胁痞满，气结不舒，此邪在中膈之分也。又妊娠发热，饮食不甘；小儿发热，疮疹未形；大人痰热，逆气隔拒，此邪气壅闭在腠理之间也，用前胡俱能治之。"

（三十八）白芥子、莱菔子

单味功用：白芥子性温，味辛，归肺、胃经，具有温肺化痰、利气、散结消肿的功效，主治寒痰喘咳、悬饮、阴疽流注、肢体麻木、关节肿痛等病证。莱菔子味辛、甘，性平，归肺、脾、胃经，具有消食除胀、降气化痰的功效，用于饮食停滞、脘腹胀痛、大便秘结、积滞泻痢、痰壅喘咳。

配伍机制：白芥子辛温，能散肺寒，利气机，通经络，化寒痰，逐水饮，善散"皮里膜外之痰"；莱菔子，降气化痰，止咳平喘。白芥子长于豁痰，莱菔子长于利气，二者相须为用，可温肺化痰、降气消食，消除内外之痰。

临床应用：

（1）寒痰喘咳。治疗寒痰壅肺，咳喘胸闷，痰多难咳，可配伍紫苏子，如三子养亲汤。

（2）悬饮。饮停胸胁，咳唾引痛，伴咳逆气喘，息促不能平卧，可配伍紫苏子、葶苈子等。

（3）胸痹心痛。饮停胸胁，脉络受阻，肺气郁滞所致的胸闷气促者，可配伍陈皮、旋覆花等。

（4）饮食积滞。胃脘痞闷，口黏纳呆，属痰食阻滞中焦者，可配伍焦三仙等。

用法用量：白芥子，煎服，3~6 g；外用适量，研末调敷，或作发泡用。莱菔子，煎服，5~9 g。

经验与文献：二者除可治疗痰湿喘咳外，白芥子还可温通经络、温阳化滞、消痰散结，治疗阴疽流注、肢体麻木、关节肿痛；莱菔子味辛行散，消食化积之中尤善行气消胀，可治疗食积气滞所致的脘腹胀满或疼痛、嗳气吞酸等。《医学入门》曰"芥子，利胸膈痰，止翻胃吐食，痰嗽上气，中风不语，面目色黄，安五脏，止夜多小便……"《本草纲目》曰："莱菔子之功，长于利气。生能升，熟能降，升则吐风痰，散风寒，发疮疹；降则定痰喘咳嗽，调下痢后重，止内痛，皆是利气之效。"

（三十九）百合、百部

单味功用：百合味甘，性微寒，归肺、心、胃经，具有养阴润肺、清心安神功效，主治肺阴虚证，阴虚有热之失眠、心悸及百合病，心肺阴虚内热证等。百部性微温，味甘、苦，归肺经，具有润肺止咳、杀虫灭虱的功效，主治新久咳嗽、百日咳、肺痨咳嗽、蛲虫、阴道滴虫、头虱及疥癣等病证。

配伍机制：百部甘润苦降，微温不燥，功专润肺止咳，无论外感、内伤、暴咳、久嗽皆可用之。百合润肺清肺，兼有一定的止咳祛痰作用，故二者合用，不凉不燥，润肺降气止咳，可用于肺阴虚咳嗽及各种咳嗽之证。

临床应用：

（1）阴虚肺燥之干咳。肺阴亏虚夹热之干咳少痰、咯血或咽干音哑等症。

（2）气阴两虚之久咳。百合微寒，作用平和，能补肺阴，配伍百部可治疗久咳不愈，属气阴两虚者。

用法用量：百合，煎服，6~12 g，蜜炙可增加润肺作用。百部，煎服，5~15 g。外用适量；久咳虚嗽宜蜜炙用。

经验与文献：百合甘、微寒，养阴润肺，主治肺阴虚之咳嗽，且入心经，可清心安神，治疗阴虚有热之失眠、心悸等。而百部主入肺经，功专润肺止咳。《本经逢原》记载："百合，能补土清金，止嗽，利小便。仲景百合病，兼地黄用之，取其能消瘀血也。《本经》主邪气腹胀心痛，亦是散积蓄之邪。其曰利大小便者，性专降泄耳。其曰补中益气者，邪热去而脾胃安矣。"《名医别录》记载："百部，主咳嗽上气。"《药性论》百部，治肺家热，上气，咳嗽，主润益肺。

（四十）天竺黄、海浮石

单味功用：天竺黄性寒，味甘，归心、肝经，具有清热化痰、清心定惊的功效，主治小儿惊风、中风癫痫、热病神昏、痰热咳喘等病证。海浮石性寒，味咸，归肺、肾经，具有清肺化痰、软坚散结、利尿通淋的功效，主治痰热咳喘、瘰疬、瘿瘤、血淋、石淋等病证。

配伍机制：天竺黄性寒，清热之力较强，且清心定惊；海浮石咸寒，可软坚散结化痰。二者合用可清热化痰，用于痰热壅肺、咳嗽痰多、痰黏难咳之证。

临床应用：

（1）痰热咳喘。二者性寒，可清热化痰，治疗痰热、咳喘咳痰黄稠者，可配伍瓜蒌、贝母、胆南星等同用。

（2）痰热壅阻之中风、癫痫等，常配黄连、石菖蒲、郁金等。

（3）热病神昏。天竺黄合海浮石清热化痰、清心定惊，可治疗热病神昏。

用法用量：天竺黄，煎服，3~6 g；研粉冲服，每次0.6~1 g。海浮石，煎服，10~15 g，打碎先煎。

经验与文献：天竺黄清热化痰、清心定惊，主治小儿惊风、中风癫痫、热病神昏、痰热咳喘等病证。海浮石清肺化痰、软坚散结、利尿通淋，主治痰热咳喘、瘰疬、瘿瘤、血淋、石淋等病证。《本草正》记载："天竺黄，善开风痰，降热痰。治中风失音，痰滞胸膈，烦闷，癫痫。清心火，镇心气，醒脾疏肝。明眼目，安惊悸。疗小儿风痰急惊客忤。亦治金疮，并内热药毒。"《本草纲目》记载："浮石，气味咸寒，润下之用也。故入肺除上焦痰热，止咳嗽而软坚，清其上源，故又治诸淋。"

（四十一）枇杷叶、桑白皮

单味功用：枇杷叶味苦，性微寒，归肺、胃经，具有清肺止咳、降逆止呕的功效，主治肺热咳嗽、气逆喘急、胃热呕吐、哕逆等病证。桑白皮性寒，味甘，归肺经，具有泻肺平喘、利水消肿的功效，主治肺热咳喘、水肿、衄血、咯血及肝阳肝火偏旺之高血压等病证。

配伍机制：枇杷叶与桑白皮均性寒，主入肺经，相须为用，可增强清肺之力。且枇杷叶尚能润肺气，使清而不伤正；桑白皮还可泻肺利水消肿，通肺气，利肺气。

临床应用：

（1）肺热咳嗽，气逆喘急。枇杷叶与桑白皮同用可清降肺气、泻肺平喘，治疗痰热壅肺之咳喘，可配伍黄芩、栀子等。

（2）肺热久嗽，将成肺痨。可配伍木通、款冬花、紫菀、杏仁等。

（3）若水饮停肺，胀满喘急，可配麻黄、杏仁、葶苈子等宣肺逐饮之药。

用法用量：枇杷叶，煎服，5~10 g，止咳宜炙用，止呕宜生用。桑白皮，煎服，5~15 g，泻肺利水、平肝清火宜生用，肺虚咳嗽宜蜜炙用。

经验与文献：枇杷叶与桑白皮均可清肺化痰，止咳平喘。枇杷叶还可清胃热，降胃气而止呕吐、呃逆，治疗胃热呕吐、哕逆。桑白皮甘寒性降，主入肺经，能清泻肺火兼泻肺中水气而平喘，通调水道而利水消肿，尤宜用于风水、皮水等阳水水肿。《本草汇言》记载："枇杷叶，安胃气，润心肺，养肝肾之药也。沈孔庭曰：主呕哕反胃而吐食不止，安胃气也；或气逆痰滞而咳嗽靡宁，润肺气也；或虚火烦灼而舌干口燥，养肾气也；或瘟疫暑暍而热渴不解，凉心气也。"《药品化义》记载："桑皮，散热，主治喘满咳嗽，热痰唾血，皆由实邪郁遏，肺窍不得通畅，借此渗之散之，以利肺气，诸证自愈。故云泻肺之有余，非桑皮不可。以此治皮里膜外水气浮肿及肌肤邪热，浮风燥痒，悉能去之。同甘菊、扁豆通鼻塞热壅，合沙参、黄芪止肠红下血皆效。"

（四十二）半夏、天南星

单味功用：半夏味辛，性温，有毒，归脾、胃、肺经，功能燥湿化痰、降逆止呕、消痞散结。本品可用于湿痰寒痰，咳喘痰多，痰饮眩悸，风痰眩晕，痰厥头痛；胃气上逆，呕吐反胃；胸脘痞闷，梅核气；痈疽肿毒，瘰疬痰核，毒蛇咬伤。天南星味苦、辛，性温，有毒，归肺、肝、脾经，功能燥湿化痰、祛风止痉、散结消肿。本品可用于顽痰咳喘，胸膈胀闷；风痰眩晕，中风痰壅，口眼歪斜，半身不遂，癫痫，惊风，破伤风；痈肿，瘰疬痰核，蛇虫咬伤。

配伍机制：半夏与天南星均可燥湿化痰散结，二者相须为用，燥湿化痰之力较强，故长于治疗湿痰、寒痰诸证。半夏入脾、胃经，又可治疗胃气上逆，呕吐反胃；天南星入肝经，可祛风止痉，治疗中风痰壅、半身不遂。

临床应用：

（1）湿痰、寒痰证。症见痰湿壅滞之咳嗽声重、痰白质稀者，可配伍茯苓、橘红等。

（2）肺寒咳嗽。症见风寒客肺、痰多咳嗽、恶寒头痛者，可配伍麻黄、杏仁等。

（3）痰厥证。症见痰饮壅盛、胸膈痞塞、胁肋胀满、头痛呕逆、喘急痰嗽等，可配伍茯苓、枳实等。

（4）痰湿流注经络。症见两臂酸痛或抽掣，手不得上举，或左右时复转移，或两手麻木，或四肢浮肿，可配伍茯苓、朴硝等。

（5）痰热痫证、癫狂。症见忽然发作、眩仆倒地、不省高下、目斜口歪，甚则抽搐，痰涎直流，叫喊作声，可配伍竹沥、天麻、石菖蒲等。

用法用量：半夏：内服一般炮制后用，3~9 g。天南星：内服制用，3~9 g，生品毒性大，内服宜慎；外用生品适量，研末以醋或酒调敷患处。

经验与文献：半夏、天南星药性辛温有毒，均为燥湿化痰之要药，治疗湿痰、寒痰证，炮制后又可治疗风痰、热痰。然半夏主入脾、肺经，重在治脏腑湿痰，且能止呕，天南星擅走经络，偏于治疗风痰证。

《本草衍义》记载："半夏，今人唯知去痰，不言益脾，盖能分水故也。脾恶湿，湿则濡而困，困则不能制水。《经》曰，湿胜则泻。一男子夜数如厕，或教以生姜一两碎之，半夏汤洗，与大枣各三十枚，水一升，瓷瓶中慢火烧为熟水，时时呷，数日便已。"

第三章 治疗常见病、多发病、疑难病的临床医案

一、血液病医案

1. 调护中焦解"髓毒"

髓系白血病属中医"髓毒病"范畴。本病多因先天禀赋不足或后天失养，引起正气不足、脏腑亏虚，摄生不当，邪气乘虚而入，导致气血运行不畅，脏络瘀阻，久而化毒成积而成，总体病机为"本虚标实"。而骨髓移植术后由于普遍应用化疗药物、免疫抑制剂、抗排异药物，反复使用抗生素等，使正气愈加不足，脏腑气血阴阳亏虚，组织器官损伤，生理功能衰败，抗病能力低下。此与脾胃关系最为密切。脾为"气血生化之源""后天之本"，主运化水谷精微，生成精、气、血、津液，笔者治疗白血病，注重脾胃功能，认为脾胃功能正常，气血生化有源，细胞分化、发育、凋亡才循常道进行。脾胃运化失常，湿浊内生，久则形成湿、痰、瘀等多种病理产物。故治疗慢性白血病，辨证多守住脾胃，兼调他脏以扶正，维持免疫功能的根本；祛湿化浊、解毒祛瘀以祛邪，缓解术后多种并发症。

案例：王某，女，45岁，2018年11月12日初诊。主诉：慢性粒细胞白血病移植术后调理。有慢性粒细胞白血病病史，移植其姐姐的骨髓术后。症见全身皮肤发黑，颜面尤甚如黑炭，出门以口罩遮面，全身瘙痒不适，近2日感冒，咳嗽，有白痰，大便稀溏，失眠，每晚睡1小时，甚则彻夜难眠，食欲较差、进食少量稀粥，闻油烟则恶心。肝功能异常，转氨酶升高，舌暗红，苔白，脉细弱。当日血常规提示 WBC 7.31×10^9/L，HGB 127 g/L，PLT 58×10^9/L。中医诊断：髓毒病。西医诊断：慢性粒细胞白血病，骨髓移植术后。中医辨证：脾胃虚弱，胃不受纳，痰浊郁肺，心神失养，湿毒蕴肤。治以健脾和胃，化痰止咳，养心安神，解毒止痒。处方：法半夏10 g，浙贝母12 g，百合15 g，陈皮12 g，姜厚朴10 g，砂仁（后下）10 g，生白术15 g，麸炒枳实15 g，焦麦芽20 g，茵陈15 g，合欢皮15 g，炒酸枣仁

20 g，茯神 20 g，白鲜皮 20 g，仙鹤草 15 g。7 剂，配方颗粒。

2018 年 11 月 28 日二诊：咳嗽好转，偶干咳，咽干，余症基本同前。患者久病大病，见效需守法缓图，继用前法，兼以养阴，去茵陈，增知母、石斛、连翘以养阴润肺、解毒散结。处方：法半夏 10 g，浙贝母 12 g，百合 15 g，陈皮 12 g，姜厚朴 10 g，砂仁（后下）10 g，生白术 15 g，麸炒枳实 15 g，焦麦芽 20 g，炒酸枣仁 20 g，茯神 20 g，白鲜皮 20 g，仙鹤草 15 g，石斛 15 g，知母 12 g，连翘 15 g，合欢皮 12 g，7 剂。

2019 年 1 月 16 日三诊：近几日大便偏干、费力，无明显咳嗽，咽部有痰，进食稍好转，全身瘙痒感消失。上方去仙鹤草、白鲜皮、石斛、知母、连翘，增虎杖、夏枯草、瓜蒌、香附、生姜、山药等以温养脾胃、化痰泻火、通腑泄浊。处方：法半夏 10 g，浙贝母 12 g，姜厚朴 10 g，砂仁（后下）10 g，生白术 60 g，麸炒枳实 15 g，焦麦芽 20 g，炒酸枣仁 20 g，茯神 20 g，醋香附 12 g，合欢皮 20 g，山药 15 g，生姜 12 g，夏枯草 15 g，瓜蒌 20 g，虎杖 15 g，百合 12 g，陈皮 12 g，7 剂。

2019 年 3 月 6 日四诊：2 月中旬因腹泻，服用小檗碱及蒙脱石散后腹泻止，但之后大便干如球，发热，周身红斑皮疹，睡眠较差，食欲不佳，舌红苔白腻，脉弦细。治疗以清热凉血、行气通腑为主，兼以健脾和胃。处方：地骨皮 30 g，青蒿 15 g，鳖甲 15 g，赤芍 15 g，白鲜皮 20 g，砂仁（后下）12 g，木香 12 g，生白术 60 g，炒枳实 15 g，生山药 15 g，炒麦芽 20 g，瓜蒌 20 g，虎杖 15 g，合欢皮 20 g，酸枣仁 20 g，7 剂。

2019 年 4 月 3 日五诊：服用上药后腹泻，胃痛，睡眠仍差，周身红斑痒。患体本虚，上药偏于寒凉，损伤脾胃则胃痛腹泻。治疗仍以健脾和胃、温养中焦为主，兼清热凉血止痒。处方：法半夏 10 g，砂仁（后下）12 g，木香 10 g，生白术 15 g，炒枳实 15 g，干姜 8 g，肉豆蔻 12 g，高良姜 10 g，生山药 15 g，地骨皮 12 g，白鲜皮 20 g，水红花子 15 g，赤芍 12 g，炒麦芽 20 g，合欢皮 20 g，酸枣仁 20 g，7 剂。

2019 年 4 月 24 日六诊：受凉感冒，发热，体温 37～38 ℃，口苦，头胀，头跳动感，大便不成形，胃脘隐痛，食欲不佳。肌肤黑色明显消退，面部皮肤、额头及口周有消退。体虚之人外感，新病治新。中医辨证：少阳郁热，脾肾亏虚。治以疏解少阳、健脾益肾。处方：柴胡 12 g，黄芩 12 g，法半夏 10 g，炒白术 15 g，太子参 15 g，炙甘草 12 g，生姜 10 g，大枣 10 g，生山药 15 g，生薏苡仁 15 g，补骨脂 12 g，7 剂。

2019年5月8日七诊：咳嗽，有白黏痰，胃胀烧心，睡眠每晚2~3小时，胸闷发憋，外院胸部CT提示胸腔积液。治以清热化痰，泻肺利水，抑酸和胃。处方：法半夏10 g，浙贝母12 g，百合15 g，葶苈子20 g，干姜12 g，蒲公英9 g，黄芩12 g，砂仁12 g，炒麦芽30 g，瓜蒌15 g，薤白12 g，合欢皮15 g，酸枣仁20 g，海螵蛸15 g，仙鹤草20 g，生龙骨20 g，7剂。

2019年5月15日八诊：药后胃胀烧心不明显，每晚能睡4小时，进食增多，闻油腻无明显恶心，但仍不敢进食肉类食物，耳闷，听力下降，气道有痰鸣音，四肢躯干肌肤近于正常，面部黑色近一半消退，大便偏干。血常规示 WBC 5.6×10^9/L，HGB 83 g/L，PLT 33×10^9/L。痰浊郁肺则气道痰鸣，痰湿中阻、气机不畅则不能进油腻食物，痰瘀阻窍则耳闷、听力下降，心神不宁则睡眠时短。治以化痰祛湿，健脾和胃，活血通窍，宁心安神。处方：法半夏10 g，浙贝母12 g，地龙12 g，百合15 g，厚朴10 g，砂仁（后下）12 g，木香12 g，生白术60 g，川牛膝15 g，川芎15 g，合欢皮15 g，酸枣仁20 g，茯神20 g，生龙齿20 g，瓜蒌20 g，炒麦芽20 g，太子参15 g，7剂。

按语：本案患者为骨髓移植术后，其脾胃的基本生理功能紊乱，气血生化无源，脏腑组织器官得不到滋润濡养，导致肺气不足等他脏虚损。肺脏本为娇脏，不耐寒热，易受邪侵，本案患者每遇轻微致病因素即首先犯肺，表现为反复感冒、咳嗽，所以脾、肺的虚损，是本案患者反复外感的内在基础。故以白术、太子参、干姜、高良姜、肉豆蔻、甘草、生姜、大枣、麦芽、山药等健脾益胃、培土生金；脾喜燥恶湿，故以砂仁、厚朴、木香、法半夏、陈皮燥湿化浊。同时根据每次就诊时症状的变化，辨证予清热化痰、活血通络、凉血止痒、宁心安神等，使患者的临床症状得以缓解。

2. 补脾肾、祛瘀毒缓解"髓毒劳"

骨髓增生异常综合征是起源于造血干细胞的髓系克隆性恶性疾病，主要临床表现为无效造血、骨髓衰竭所致的难治性血细胞减少，因遗传学的不稳定导致高风险向急性髓系白血病转化。骨髓增生异常综合征在中医学中属"虚劳""血证""内伤发热"等范畴。2008年在"常见血液病中医病名专题讨论会"上，根据本病病位、病性、病证等多方面特点，确立其中医病名为"髓毒劳"，骨髓增生异常综合征的中医病机以"毒""虚劳"为主。《骨髓增生异常综合征中西医结合诊疗专家共识（2018年）》将骨髓增生异常综合征分为三型：气阴两虚、毒瘀阻滞证，脾肾两虚、毒瘀阻滞证，邪热炽盛、毒瘀阻滞证。笔者在临证过程中，中西医互参，优势互补，将中西医的诊疗方案与自身临证经验相结合，从整体上把握骨髓增生异常综合征的临床表现特点，对患者自身体征状态进行准确的辨证分型，同时结合现代中药作用机制研究，在缓解患者的临床症状、提高生活质量、延长生存期方面取得了较为满意的效果。

案例：王某，女，62岁，2019年1月2日初诊。主诉：患骨髓增生异常综合征3年，2018年11月27日骨髓细胞学检查：原始粒细胞6.5，原始红细胞4.5，早幼粒细胞5.0。症见乏力，气短，大便隔日1次，睡眠可，食欲可，舌红苔薄白，脉弦细。血常规提示 WBC 1.33×10^9/L，HGB 61 g/L，PLT 441×10^9/L。中医诊断：髓毒劳。西医诊断：骨髓增生异常综合征。中医辨证：脾肾两虚，毒瘀阻滞证。治以健脾补肾，解毒化瘀。处方：太子参15 g，酒女贞子30 g，盐补骨脂12 g，枸杞子12 g，砂仁（后下）12 g，木香12 g，生白术60 g，麸炒枳实15 g，虎杖15 g，全蝎6 g，川牛膝30 g，川芎12 g，半枝莲15 g，生姜10 g，白花蛇舌草15 g，醋龟甲12 g。7剂，水煎服，日1剂。

2019年1月9日二诊：仍乏力，进食、受凉流清涕。血常规：WBC 1.23×10^9/L，HGB 56 g/L，PLT 440×10^9/L。进食、受凉流清涕，多为阳气不足，卫外不固。加鹿角胶、黄芪补阳益气固肺卫。处方：黄芪30 g，酒女贞子15 g，盐补骨脂12 g，生白术60 g，麸炒枳实15 g，砂仁（后下）12 g，木香12 g，虎杖15 g，全蝎6 g，川牛膝20 g，川芎15 g，白花蛇舌草20 g，醋龟甲12 g，蜈蚣2条，鹿角胶6 g。7剂，水煎服，日1剂。

2019年1月16日三诊：仍乏力，未查血常规，纳食可，大便2天1次。仍乏力，虑为补益力不足，减解毒祛邪之白花蛇舌草、蜈蚣，增枸杞子、太子参补益脾肾。处方：黄芪30 g，酒女贞子15 g，盐补骨脂12 g，生白术60 g，麸炒枳实15 g，砂仁（后下）12 g，木香12 g，虎杖15 g，全蝎5 g，川牛膝30 g，川芎15 g，醋龟甲12 g，鹿角胶8 g，枸杞子12 g，太子参20 g。7剂，水煎服，日1剂。

2019年1月23日四诊：乏力减，鼻塞流清涕多，不咳嗽，无咽痛，大便不干，睡眠可。流清涕多，虑为脾肾亏虚日久及肺，肺气亏虚，卫外不固，易受外邪。增黄芪用量，加辛夷以散风寒、通鼻窍。处方：黄芪30 g，辛夷12 g，生白术30 g，生山药15 g，砂仁（后下）12 g，枸杞子12 g，龟板12 g，鹿角霜12 g，全蝎5 g，半枝莲15 g，川牛膝20 g，川芎12 g。7剂，水煎服，日1剂。

2019年1月30日五诊：乏力好转，药后3天无鼻塞流涕，但今晨受凉呕吐1次，大便正常，血压偏高。血常规：WBC 22.14×10^9/L，HGB 73 g/L，PLT 451×10^9/L。受凉呕吐，中焦虚寒，脾胃不和，胃气上逆。加半夏、木香、生姜温中散寒、和胃降逆止呕。处方：法半夏10 g，砂仁（后下）12 g，木香10 g，生山药15 g，生白术15 g，炒枳实15 g，太子参15 g，女贞子12 g，龟板12 g，鹿角霜10 g，川牛膝15 g，全蝎5 g，虎杖15 g，补骨脂12 g，半枝莲20 g，生姜10 g。7剂，水煎服，日1剂。

2019年2月13日六诊：稍乏力，无呕吐，牙痛。复查血常规：WBC 2.85×10^9/L，HGB 75 g/L，PLT 467×10^9/L。中焦虚寒、热邪上扰，去辛温发散的生姜，以干姜暖中，黄芩清上焦热、止牙痛。处方：上方去半枝莲、生姜，加黄芩12 g，干姜10 g。7剂，水煎服，日1剂。

2019年2月20日七诊：乏力进一步好转，无牙痛，睡眠欠佳，内热喜凉饮，大便干，2天1次。补益日久，气复易生内热，减太子参、鹿角霜等，以生地滋阴涵阳，知母、黄柏清内热，并予合欢皮、炒酸枣仁、茯神、生龙齿安神助眠。处方：厚朴12 g，砂仁（后下）12 g，生白术60 g，炒枳实15 g，生地黄12 g，女贞子15 g，枸杞子12 g，补骨脂12 g，龟板12 g，知母6 g，黄柏6 g，合欢皮15 g，炒酸枣仁20 g，茯神20 g，生龙齿15 g，瓜蒌20 g。7剂，水煎服，日1剂。

连续调方10余次，至2019年5月15日，患者无明显不适主诉，无乏力，二便调，睡眠佳。每周查血常规：WBC $(1.38 \sim 2.85) \times 10^9$/L，HGB $57 \sim 75$ g/L，PLT $(302 \sim 467) \times 10^9$/L。

按语：本病为本虚标实之证，本为脾肾亏虚。"肾主骨，生髓，藏精""骨髓坚固，气血皆从"，肾脏精气旺盛，阴阳平衡，骨髓造血功能正常。"血者水谷之精也，生化于脾"，脾为后天之本，主水谷精微的运化，脾吸收的水谷精微化为营气和津液，脾再将营气和津液上输于肺，最后灌入心脉化为血液。因此，骨髓增生异常综合征以脾肾亏虚为本，毒瘀互结为标。中医认为"正气存内，邪不可干""邪之所凑，其气必虚""蕴毒在内烧炼其血，血受烧炼，其血必凝"。本案患者为老年女性，脾肾本不足，肾之阴不足，阴虚火旺，煎熬阴液，炼液成瘀；瘀阻血道，加之脾虚不运，血难新生；新血不生，肾精化生无源，久病又可伤肾，肾精愈发亏虚；瘀血日久化热，导致热毒炽盛。毒瘀互结，进一步耗伤正气，恶性循环，最终导致气血衰败，脏腑虚极。故治疗本案患者健脾补肾贯串始终，选药以太子参、枸杞子、盐补骨脂、龟板、生白术、女贞子、生地黄、鹿角霜、川牛膝等为主；解毒祛瘀以虎杖、白花蛇舌草、半枝莲、全蝎、蜈蚣等为主，根据正邪多少，适当搭配；同时根据每次就诊时的兼症，或安神宁心，或补肺固卫，或温中散寒止呕，或清上温下，使患者临床症状得以缓解，病情得以稳定，生活质量得以提高，生存期得以延长。

3. 健脾祛湿治疗贫血

中医经典理论中没有单一的贫血定义，但《内经》中的血虚、血枯、血劳、髓枯、髓劳，《诸病源候论》的虚劳，乃至现代医家总结的髓毒劳，都是对贫血相关病证的论述。该病系外感、内伤、情志等多种因素导致的精血亏虚，从而导致气血两虚的一类病证。肾为先天之本，肾精可化为血，精血同源。脾胃为气血生化之源，脾胃健旺则血液充盈，脾胃虚弱则血液化生不足。贫血本为气血生化不足所致，故以补脾补肾为主治疗，尤其健脾和胃、滋生化源是重要的治法。

案例：张某，女，50岁，主诉贫血1年，于2018年4月初诊。患者1年前体检时发现贫血，血红蛋白85 g/L，未用药物治疗。近1个月以来，心慌气短，活动加重，眼皮发沉，乏力，昏昏欲睡，睡眠多梦，醒后仍觉乏力，饮食尚可，大便每日1次，平素腹胀，矢气多，饮食稍有寒凉即出现腹胀，腹痛，大便不成形并伴有不消化食物，易疲劳，月经周期尚可，经量较前减少，颜色正常，形体丰腴，舌质淡苔薄白，脉沉细。诊断：贫血。中医辨证：脾虚湿重，生化无源。治以健脾化湿，益气养血。以归脾汤加减。处方：太子参15 g，炒白术20 g，当归12 g，茯苓20 g，生黄芪15 g，龙眼肉12 g，远志15 g，木香15 g，炙甘草12 g，炒薏苡仁12 g，焦神曲30 g，焦麦芽30 g，鸡内金20 g，厚朴12 g，山药15 g，大枣15 g，生姜10 g。7剂，水煎服，日1剂。

二诊：药后患者神疲乏力、睡眠多梦症状好转，自觉精神较前好转，心慌、气短症状减轻，舌红苔薄白，脉弦。上方去厚朴、炒薏苡仁，加炒白扁豆12 g，陈皮12 g。7剂，水煎服，日1剂。

三诊：药后患者心慌、气短明显改善，近2周腹胀、腹满较前好转，大便基本正常。血常规检查示血红蛋白恢复至110 g/L，舌红苔薄白，脉弦。上方去陈皮，加生杜仲20 g，牛膝15 g。14剂，水煎服，日1剂。随访半年患者无复发。

按语：本案患者贫血是因脾胃受损，运化功能减弱，水谷精微物质化生不足所致。治以健脾益气养血法，药用太子参、炒白术、生黄芪、炙甘草、山药健脾益气，茯苓、炒薏苡仁健脾化湿，当归、龙眼肉、大枣养血活血，木香、厚朴理气健脾，远志养血安神，焦神曲、焦麦芽、鸡内金健脾助运消食。全方重在健脾益气助运，以恢复化生水谷、补充造血原料之机，药后脾胃功能恢复，血红蛋白也逐渐恢复正常。

4. 健脾化湿治疗紫癜

原发免疫性血小板减少症既往被称为特发性血小板减少性紫癜，是一种由体液免疫和细胞免疫介导的血小板破坏过多和生成减少的获得性出血性疾病，临床主要表现为皮肤黏膜出血，严重者可因颅内出血或内脏出血而危及生命。现代医学治疗原发免疫性血小板减少症的主要方法包括使用糖皮质激素、利妥昔单抗、免疫抑制剂，静脉输注人免疫球蛋白及脾切除等。笔者认为治疗该病应根据症状辨证分析。如脾失健运，水湿内停，湿困肌表，则肢体困重、疲乏无力；脾胃升降失和，还会出现纳食不佳、便溏等；脾虚不能摄血，则可出现全身出血点。因此，本病所致出血，有些是因脾虚湿停而导致的，治疗应以益气健脾、化湿燥湿利湿为法。临证所见原发免疫性血小板减少症，由于急性期激素的广泛使用，导致脾虚湿重的患者逐渐增多，故本病多从湿来论治。

案例：王某，女，44岁，2017年9月初诊。主诉：双下肢紫斑3年。患者于3年前感冒后出现双下肢出血点，经骨髓穿刺、血液检查确诊为原发免疫性血小板减少症，给予泼尼松龙片、丙种球蛋白、环孢素等治疗，血小板一时上升，激素等减量后血小板再次下降；也曾经过中医治疗，处方基本采用凉血止血、活血解毒、益气补脾肾等中药，效果不明显。血小板一直在$(20\sim30)\times10^9/L$，有时下肢足踝部可见细小出血点，无明显其他症状，激素使用2年，经逐渐减量，最近已停用激素2个月。症见患者体胖，自感口甜腻，有时乏力，肢体困重，纳食不香，便溏，双下肢可见散在出血点，舌苔白腻，脉濡细数。中医诊断：紫斑。西医诊断：原发免疫性血小板减少症。辨证为脾虚湿盛，治以健脾化湿法。处方：藿梗（后下）12 g，苏梗（后下）12 g，荷叶12 g，佩兰10 g，砂仁（后下）8 g，炒杏仁10 g，白豆蔻10 g，生薏苡仁18 g，炒薏苡仁18 g，炒苍术10 g，炒白术10 g，茯苓15 g，花生衣20 g，羊蹄根15 g，五爪龙20 g，金雀根15 g，仙鹤草15 g，

第三章 治疗常见病、多发病、疑难病的临床医案

黄芪12 g。7剂,水煎服,日1剂。

二诊:药后患者行血常规检查示血小板升至3万,口甜,肢体困重症状减轻,大便已成形,开始有食欲,双下肢未见新的出血点,舌苔薄白腻,此乃表湿已化,里湿渐除,病情好转。上方去藿梗、金雀根,加生山药12 g,升麻10 g以加强补气升阳作用。14剂,水煎服,日1剂。

三诊:药后患者诸症明显好转,精神状态明显好转,饮食物基本正常,二便正常,身体乏力好转,口甜、口黏、肢体困重基本消失,化验示血小板升至80×10^9/L,双下肢散在出血点已不明显,舌苔薄白。上方去苏梗、佩兰,加人参10 g,炒枳实15 g。14剂,水煎服,日1剂。

四诊:药后患者诸症基本消失,双下肢散在出血点基本消散,纳食、睡眠好,大便通畅,舌淡红,苔薄白,脉细滑,血常规检查血小板升至110×10^9/L。上方续服14剂。患者间断调理8个月,血小板升至正常。随访至今血小板正常,紫癜无复发。

按语:本案为特发性血小板减少性紫癜,由于患者久用激素等西药,又遍用中药,其体质与病情均发生了改变,诊病时患者有体胖、自感口甜、乏力、肢体困重、纳食不香、便溏、双下肢散在出血点、舌苔白腻、脉濡细数等症状,乃脾气虚弱,失于运化,水湿内停,湿泛肌表,气机阻滞,湿困脾胃,升降失和,脾湿下注,脾虚气不摄血之象。故予以益气健脾祛湿之法,融芳香化湿、健脾燥湿、淡渗利湿为一炉,佐益气、清热利湿药物,俾湿邪化,气血生,血小板亦随之恢复。此法用于治疗特发性血小板减少性紫癜,伴有痰湿体质,或久用激素及凉血解毒药,临床显现湿象,应以祛湿为主治疗,以芳香化湿、健脾燥湿、淡渗利湿为法,湿郁化热者,可佐清热利湿药物。

二、癌症肿瘤医案

1. 健脾化湿、补肺通络治疗肺癌

肺癌在中医文献中散见于"息贲""肺积""肺痿""咳嗽""喘息""胸痛""劳咳""痰饮"等病证的有关记载中,《医宗必读·积聚》云:"积之成也,正气不足,而后邪气踞之。"《杂病源流犀烛·积聚癥瘕痃癖痞源流》云:"邪积胸中,阻塞气道,气不宣通,为痰为食为血,皆得与正相搏,邪既胜,正不得而制之,遂结成形而有块。"该病发病原因为先天禀赋不足,外感六淫、内伤七情、饮食劳倦导致正气虚损,阴阳失调,肺气郁

阻，宣降失司，气机不利，津液失于输布，津聚为痰，痰湿阻肺，痰凝气滞血瘀，于是痰湿瘀毒胶结，日久形成肺部积块。故肺癌为本虚标实之证，肺脾肾虚为本，气滞、血瘀、痰凝、毒聚为标。治疗当扶正祛邪，扶正补虚当宗《理虚元鉴》之虚证三统，即"治虚有三本，肺脾肾是也，肺为五脏之天，脾为百骸之母，肾为性命之根"，而肺、脾、肾之中又以脾为最重。脾主运化，胃主受纳，脾胃为"后天之本"，亦为"生痰之源"，肺为贮痰之器，肺虚日久，子病及母而见肺脾俱病，故健脾益胃为扶正补虚之根本。

案例：王某，女，40岁，2020年4月初诊。患者于2019年1月体检时，查出右肺下叶占位性病变，同年4月行右肺下叶切除术，术后未进行放化疗。同年12月进行复查，显示无明显异常。患者自述平素常出现乏力、气短、胸闷、多梦等症状，偶有咳嗽、咳痰、不欲饮食、食后腹胀、腹满、呃逆、嗳气、反酸等症状，大便黏滞不成形，口干，晨起有黏痰不易咳出，不想喝水，舌质淡，苔白腻，脉弦滑。诊断：肺癌。中医辨证：湿浊内阻，肺脾两虚。治以化湿健脾，补肺通络。处方：党参15g，茯苓20g，生白术15g，陈皮12g，法半夏10g，山药12g，砂仁（后下）12g，地龙10g，海浮石12g，鱼腥草20g，炒扁豆12g，焦神曲20g，海螵蛸15g，木香12g，竹茹12g，干姜6g，蒲公英6g，瓜蒌20g。14剂，水煎服，日1剂。

二诊：药后患者胸闷腹胀等症状好转，大便黏滞好转，仍有咳嗽、咳痰等症状，舌淡红，苔白腻，脉弦滑。上方去木香、海螵蛸，加橘红12g，生黄芪20g，14剂，水煎服，日1剂。

三诊：药后患者精神较前大为好转，胸闷咳嗽减少，食欲增加，大便基本正常，仍偶有乏力、多梦等症状，舌红，苔薄白，脉弦滑。上方去海浮石、炒扁豆，加茯神15g，炒枣仁20g，14剂，水煎服，日1剂。

四诊：药后患者无明显不适感，舌淡红，苔薄白，脉弦。嘱患者停药改服代茶饮，不适随诊，茶饮处方：麦冬5g，百合5g，陈皮5g，西洋参5g。随访，患者同年6月、12月复查均无明显异常，至今仍间断随诊。

按语：该患者为肺癌早期患者，且行手术根治术，由于该患者病因为脾气虚弱，脾失健运，水谷精微不能生化输布，蕴湿生痰，肺气虚弱，肃降失职，痰贮于肺，而出现胸闷气短、纳呆等症状。故治疗以六君子汤加减，方中党参、白术、山药补脾益气，健脾燥湿；茯苓、炒扁豆健脾渗湿；干姜、法半夏、陈皮燥湿化痰，温胃降逆；砂仁、木香行气降逆；竹茹、海浮石肃肺化痰；地龙、瓜蒌开胸顺气化痰；海螵蛸制酸和胃；蒲公英清热解毒；焦神曲健脾消食，改善食欲，促进吸收，使气血生化有源。全方补肺益脾，化痰通络，使痰湿得以吸收消除，以除患者之隐忧。

2. 清热解毒，化痰通络治疗肺癌

肺癌又称原发性支气管肺癌，是一种由正气内虚、邪毒外侵导致，以痰浊内聚，气滞血瘀，蕴结于肺，肺失宣发肃降为基本病机，以咳嗽、咯血、胸痛、发热、气急为主要临床表现的恶性疾病。中医将肺癌归于"肺积""咳嗽""咯血""胸痛"的范畴，如《素问·奇病论》曰："病胁下满气上逆……病名曰息积，此不妨于食。"《灵枢·邪气脏腑病形》曰："肺脉……微急，为肺寒热，怠惰，咳唾血，引腰背胸。"笔者治疗肺癌，善调肺、脾、肾三脏，宣肺、健脾、补肾化痰，佐以祛风化痰通络之虫类药物，活血化瘀，消癥散结，化痰通络，收到满意效果。

案例：王某，女，72岁，2020年1月6日初诊。主诉肺肿瘤2年，刻下症见：咳嗽，白黏痰，前几天咯血，给予药物对症治疗，大便正常，乏力，睡眠好，舌红，苔白腻，脉沉细，近日恶心，活动后明显。综合患者病史及影像学检查，诊断为肺癌病。中医辨证：热毒蕴肺，痰浊阻络，肺气不宣。治宜清热解毒，化痰通络，开宣肺气。处方：法半夏10 g，砂仁（后下）12 g，生白术15 g，生石膏（先煎）30 g，知母12 g，地龙12 g，僵蚕12 g，浙贝母12 g，干姜10 g，太子参15 g，白果8 g，炙麻黄6 g，补骨脂12 g，川牛膝20 g，川芎12 g，炒麦芽30 g。7剂，水煎服，日1剂。

2020年1月13日二诊：仍咳嗽，咳吐白黏痰，气喘好转，打嗝，舌红，苔白腻，脉沉细，上方去知母、川芎，加全蝎6 g，蜈蚣2条，大腹皮15 g，14剂，水煎服，日1剂。

2020年1月27日三诊：患者咳嗽、咳黏痰减轻，胃纳可，二便调，睡眠好。继以上法调理半年，患者检查，病情得到控制。

按语：本案肺癌，以咳痰带血、乏力、恶心为主要症状，病机为热毒蕴肺，痰浊阻络，肺气不宣。治以清热解毒，化痰通络，开宣肺气法。方中生石膏清肺中热毒，知母滋阴润肺清热，地龙祛顽痰、活血散结通经活络，僵蚕化痰散结、解除气管痉挛，浙贝母清热润肺化痰，炙麻黄宣肺化痰，白果降气化痰，二者一升一降，恢复肺的升降功能。肾主纳气，肾气不纳，则咳喘不宁，故用补骨脂、川牛膝补肾，川牛膝又可活血化瘀。肺为贮痰之器，脾为生痰之源，肾为生痰之根，故用法半夏、砂仁调和脾胃，降气化痰，生白术、太子参健脾益气。"病痰饮者，当以温药和之"，故用干姜温肺化痰。二诊时，患者仍有痉挛性咳嗽，故更加全蝎、蜈蚣祛风止痉，化痰通络。

3. 顾脾胃、重湿邪、寒热同调治疗胃癌

胃癌属中医学"反胃""积聚""伏梁"等范畴。《景岳全书》云："凡脾肾不足及虚弱失调之人，多有积聚之病。"《卫生宝鉴》云："凡人脾胃虚弱，或饮食过度，或生冷过度，不能克化，致成积聚结块。"胃癌多因饮食不节，或暴饮暴食，或饥饱无常，日久天长，脾胃受伤，由轻到重，逐步演变而成；或逢重大事件，过度的精神压力，或所欲不遂，郁怒难伸，气机不畅，导致胃失和降，寒湿内生，久则湿浊中阻，化热成毒，形成寒热交结，夹瘀夹痰，难分难解，结聚成块，盘踞胃脘而成。故胃癌的治疗，强调顾护脾胃，调畅气机，注重湿邪，寒温并用。

案例1：张某，男，61岁，2018年12月初诊。患者于2018年1月诊断为原发性胃癌，4月行胃癌切除手术，术后无淋巴结转移，未进行放化疗。患者原有慢性胃炎、胃溃疡病史，有饮酒史。症见术后腹胀满，大便不规律，便溏，怕冷，晨起口黏，有痰，不欲饮食，食后有嗳气，偶有反酸，口苦，舌红，苔黄腻，脉沉弦。诊断：胃癌。中医辨证：脾虚湿盛，肝胃不和。治以健脾化湿，疏肝和胃。处方：法半夏9 g，厚朴12 g，陈皮12 g，砂仁（后下）12 g，炒白术30 g，山药15 g，太子参12 g，茵陈12 g，茯苓20 g，木香12 g，苍术12 g，海螵蛸15 g，蒲公英6 g，干姜10 g，焦神曲20 g，瓦楞子（包煎）20 g。14剂，水煎服，日1剂。

二诊：患者药后腹胀好转，食欲增加，14天内未出现反酸、口苦等症状，大便仍不规律，怕冷，晨起仍有黏痰不易咳出，舌红，苔黄腻，脉弦。上方去木香、陈皮，苍术改为15 g，加肉豆蔻12 g，生黄芪15 g，14剂，水煎服，日1剂。

三诊：患者药后腹胀、腹满症状消失，胃酸、口苦不明显，晨起黏痰减少，大便有时正常，有时不正常，仍有怕冷，受凉后症状加重，舌红，苔腻，脉弦。上方去瓦楞子、厚朴，加益智仁30 g，炒麦芽30 g，生黄芪改为20 g，14剂，水煎服，日1剂。

四诊：患者药后不受凉时大便基本正常，饮食不慎时偶有反酸、口苦，仍有怕冷，偶有气短、乏力等症状，舌红，苔薄白，脉弦。处方：太子参15 g，生黄芪20 g，砂仁（后下）12 g，山药15 g，炒麦芽30 g，炒谷芽30 g，炒白术30 g，茯苓20 g，蒲公英9 g，干姜10 g，益智仁15 g，茵陈

12 g，娑罗子 12 g，肉豆蔻 12 g，炒苍术 15 g，木香 12 g。21 剂，水煎服，日 1 剂。患者药后症状基本消失，饮食基本正常，嘱患者按时复查，不适随诊。随访至今，患者近 2 年间断随诊，复查显示无明显异常。

按语：脾胃为后天之本，气血生化之源，李东垣提出"内伤脾胃，百病由生"。本案胃癌由平素饮食不节、情志失常、脾胃虚弱而致，脾失运化，胃失受纳而致清气不升，浊气不降，清浊相干于胃，中焦壅滞，气机郁滞，胃络受损，胃体失养，湿浊中阻，盘踞胃脘日久而成。故治疗时重在调畅气机，改善脾胃的运化功能，补益脾气，以求扶正祛邪。方中法半夏、厚朴化痰散结，降逆和胃，行气开郁；茯苓、苍术、炒白术渗湿健脾，脾气健运，则痰湿无以升；陈皮、砂仁、木香行气降逆；太子参、黄芪、山药补气益脾；茵陈疏利肝胆；焦神曲、炒谷芽、炒麦芽健脾消食，改善食欲，增加摄入，促进吸收，使气血生化有源；干姜温胃散寒，健运脾阳；蒲公英清化胃肠湿热，使脾胃健运；瓦楞子、海螵蛸制酸和胃。全方健脾益气，化湿温通，和降胃气，使壅塞于脾胃的痰湿得以运行，使气机得以运化，精气生化有源，精血充盈，得以濡养经络，故使胃癌不易复发。

案例 2：耿某，男，67 岁，2019 年 2 月 16 日初诊。患者于 2018 年 12 月 19 日行胃癌手术切除，原有慢性胃炎、心脏瓣膜关闭不全病史。症见口苦，胃液上泛，食欲差，进食少，咽部有痰，大便常，睡眠可，舌红，苔黄腻，脉沉弦。西医诊断：胃癌术后残胃炎，胃食管反流。中医辨证：脾虚湿滞，肝胃不和，心神不宁。治以健脾化湿，疏肝和胃，宁心安神。处方：法半夏 10 g，砂仁（后下）12 g，木香 12 g，炒白术 15 g，生山药 15 g，太子参 15 g，丹参 15 g，厚朴 12 g，香附 12 g，茵陈 15 g，百合 15 g，生龙齿 20 g，炒枣仁 20 g，竹节参 10 g，五爪龙 15 g，陈皮 12 g，14 剂。

2019 年 3 月 2 日二诊：药后食欲好转，胃上泛缓解，大便常，睡眠可，胃气稍复，上方去香附、百合，加炒麦芽 20 g，娑罗子 12 g，14 剂。

2019 年 3 月 17 日三诊：无泛酸，进食则有胃脘不适感，难以名状，睡眠可，大便常。处方：法半夏 10 g，砂仁（后下）12 g，木香 10 g，炒白术 15 g，炒枳实 15 g，太子参 15 g，炒麦芽 20 g，绿萼梅 12 g，竹节参 12 g，陈皮 12 g，生山药 15 g，合欢皮 15 g，炒枣仁 20 g，香附 12 g，娑罗子 12 g，14 剂。

2019 年 5 月 11 日四诊：药后胃部不适症状消失，停药近 1 月余。现症见口淡无味，进食不香，大便常，睡眠可，舌红，苔根部黄腻，脉沉滑。以开胃进食汤方加减。处方：太子参20 g，法半夏10 g，砂仁（后下）12 g，木香12 g，生白术15 g，炒枳实15 g，生山药15 g，炒麦芽30 g，炒神曲20 g，陈皮12 g，茯苓30 g，合欢皮15 g，炒枣仁20 g，肉豆蔻12 g，娑罗子12 g，绿萼梅12 g。14剂。

按语：脾胃为后天之本，气血生化之源，李东垣提出"内伤脾胃，百病由生"，近代张锡纯认为胃癌与中气不足有关，"当以大补元气为主"。本案脾胃虚弱为胃癌发病的根本，脾胃虚弱，不能荣养肌肤分肉，五脏六腑失养，湿瘀毒内生。故治疗全程顾护脾胃，以太子参、白术、山药、竹节参、肉豆蔻等健脾益胃，以法半夏、砂仁、厚朴、陈皮等燥湿和胃，湿去则脾健；脾胃和顺，有赖于肝之疏泄，故以木香、炒麦芽、娑罗子、绿萼梅、香附等疏肝理气，和胃止痛；化热成瘀，又以茵陈、百合、丹参、五爪龙等清热润燥化瘀；心主神志，为五脏六腑之大主，故常注重心神是否安宁，以合欢皮、枣仁等宁心安神定志。

案例3：姜某，男，65岁，2019年1月19日初诊。曾患胃溃疡多年，2018年确诊为胃腺癌，腹腔大网膜转移，肺部结节，服用替吉奥。症见打嗝，泛酸，腹胀，矢气多，睡眠差，大便常，舌红，苔薄白腻，脉弦滑。西医诊断：胃腺癌转移。中医辨证：脾虚湿滞，寒热错杂，心神不宁。处方：法半夏10 g，厚朴10 g，砂仁（后下）12 g，木香12 g，生白术30 g，炒枳实15 g，生山药20 g，干姜12 g，黄芩12 g，虎杖15 g，合欢皮15 g，炒酸枣仁20 g，茯神20 g，炒麦芽20 g，海螵蛸15 g，太子参12 g，14剂。

2019年2月2日二诊：药后泛酸减，仍食后腹胀，睡眠易醒，乏力，吃海参后下肢红斑瘙痒，暂停用替吉奥。上方加大腹皮15 g，白鲜皮30 g，14剂。

2019年2月16日三诊：药后腹胀泛酸均明显减轻，入睡难，乏力，下肢瘙痒缓解，饭后脐周痛，大便黏。中医辨证：脾肾亏虚，寒热交杂，湿毒蕴肤，心神不宁。治以健脾益肾，温中散寒，清热除湿，宁心安神。处方：太子参15 g，女贞子15 g，补骨脂12 g，川牛膝20 g，砂仁12 g，木香12 g，大腹皮15 g，陈皮12 g，蒲公英9 g，高良姜12 g，合欢皮15 g，炒枣仁20 g，茯神20 g，生龙齿20 g，虎杖15 g，白鲜皮20 g。14剂，水煎服，日1剂。

2019年3月2日四诊：药后诸症缓解，继续服用替吉奥6粒/日，脐周痛减，下肢皮疹稍痒，时有泛酸，睡眠好转，大便干。处方：法半夏10 g，砂仁 12 g，木香 12 g，干姜 12 g，黄芩 12 g，蒲公英 9 g，厚朴 12 g，合欢皮 15 g，炒枣仁 20 g，陈皮 12 g，大腹皮 15 g，全蝎 3 g，炒麦芽 30 g，香附 12 g，娑罗子 15 g，绿萼梅 12 g，14 剂。

2019 年 3 月 16 日五诊：药后胃酸减，大便不干，饭后脐周痛约半小时，眼眵多，纳可，睡眠可，乏力，眼眵多为肝热。上方去蒲公英，加茵陈 15 g，太子参 15 g，钩藤 15 g，14 剂。

2019 年 4 月 13 日六诊：胃脘偶尔疼痛，时有烧心，大便日 2 次，晨起 6 点左右大便，复查肿瘤因子正常，睡眠可。上方去陈皮，加布渣叶 12 g，补骨脂 12 g，14 剂。

按语：本案同上案相比，共同之处在于病机根本为脾胃虚弱，不同之处在于本案寒热交杂更明显，除基础病外，易出现皮肤红斑瘙痒、眼眵多、烧心等热象特征。故治疗除顾护脾胃、注重湿邪外，更注重寒热错杂的病机特点，用对药寒热同调、辛开苦降，如干姜、黄芩，高良姜、蒲公英组合。干姜，黄元御《长沙药解》载其"味辛，性温，入足阳明胃、足太阴脾、足厥阴肝、手太阴肺经，燥湿温中，行郁降浊，补益火土，消纳饮食，暖脾胃而温手足，调阴阳而定呕吐，下冲逆而平咳嗽，提脱陷而止滑泄"，可见干姜助脾胃阳气，祛脾胃寒邪，又能温散肺寒而化痰饮。黄芩，"味苦，气寒，入足少阳胆、足厥阴肝经，清相火而断下利，泻甲木而止上呕，除少阳之痞热，退厥阴之郁蒸"，可见黄芩清解热邪，消痞止呕。干姜配黄芩，早在《伤寒论》"干姜黄芩黄连人参汤"就用于治疗寒热错杂之食入口即吐者，两药相配，一寒一热，一苦一辛，寒热并用，辛开苦泄，以免寒热格拒出现恶心呕吐、泛酸痞满等。高良姜，李中梓《雷公炮制药性解》载其"味辛，性大温无毒，入脾胃二经，主胃中冷逆，霍乱腹痛，除寒气，去冷痹，止吐泻，疗翻胃，消宿食，解酒毒"，可见高良姜专入脾胃，温散脾胃之寒而止呕、止酸、消食。蒲公英，李中梓《雷公炮制药性解》载其"味苦甘，性寒，无毒，入脾胃二经，化热毒，消恶疮结核，解食毒，散滞气"，可见蒲公英可清热解毒，利湿消疮。高良姜配蒲公英，专入脾胃，一热一寒，辛开苦泻，治疗胃癌患者常见的吐泻、泛酸等表现，促进溃疡愈合。

4. 补肝肾、扶中气治疗乳腺癌

乳腺癌，中医属于"乳岩"范畴，是严重危害女性身心健康的恶性肿瘤之一，其发病率近年普遍呈上升趋势。北美、北欧的发病率最高；我国的发病率也不断增高，在一些大中城市（上海、北京、天津、南京等）乳腺癌已成为女性恶性肿瘤发病的首位，给女性健康和生命带来极大的威胁。西医多采用手术、放化疗、内分泌和免疫治疗，但这些疗法常造成不同程度的机体损伤，严重影响患者的生存质量。中医根据辨证论治的理论，采用中医药治疗乳腺癌及其并发症取得较好的疗效。放化疗是目前乳腺癌患者术后的重要治疗手段，但也会引起相应的不良反应，中药与放化疗相结合，可以减轻放化疗的不良反应，提高放化疗的完成率。化疗产生一系列的不良反应，主要表现为胃肠道不适、骨髓抑制及对心脏及肝肾功能的影响，其中脾胃最易受累，而健脾和胃、助气血生化之源、滋养肝肾可以减轻和改善这些不良反应。故治疗该病总原则是养阴清热、和胃生津、滋补肝肾。

案例：刘某，女，64岁，2020年5月初诊。患者于2020年1月行右乳腺癌根治术，肿块大小为2.7 cm×1.3 cm。术后病理：浸润性导管癌，腋下淋巴肿大，雌激素受体（+），孕激素受体（−）。术后行CAF方案化疗6个周期，放疗30次。放疗10次后患者出现口疮反复发作，脱发，脱肛，耳鸣等症状。就诊时症见仍有口疮，饮食欠佳，身体消瘦，脱发严重，大便黏滞不规律，1日数次或几天1次，每次大便后均有脱肛发生，夜间睡眠不好，耳鸣严重，心烦不得入睡，口干，口苦，舌红，少苔，脉沉细数。诊断：乳腺癌。中医辨证：热毒瘀结，脾肾两虚。治以清热解毒，益气健脾，滋阴补肾。处方：太子参12 g，生白术30 g，茯苓15 g，山药15 g，石斛12 g，焦神曲20 g，连翘12 g，木蝴蝶12 g，生磁石（先煎）20 g，炙甘草20 g，生龙骨20 g，生牡蛎20 g，当归12 g，砂仁（后下）12 g，炒谷芽20 g。14剂，水煎服，日1剂。

二诊：药后患者口疮好转，睡眠好转，大便仍不规律，耳鸣时有发生，大便后仍有脱肛等症状，食欲好转，精神好转，舌红少苔，脉弦。上方去木蝴蝶，加益智仁12 g，肉苁蓉12 g，14剂，水煎服，日1剂。

三诊：药后患者精神好转，大便好转，睡眠好转，耳鸣消失，仍口干，偶有大便后脱肛，较前次数减少，舌红，苔薄，脉弦。上方加生黄芪20 g，14剂，水煎服，日1剂。

四诊：药后患者大便基本正常，口疮没有复发，嘱患者继续进行放疗，但需拉长放疗间隔，间期服中药进行机体功能恢复。随访，患者通过中西医结合治疗，顺利完成放化疗，至今复查均无明显异常。

按语：放化疗可有效地杀灭癌细胞，同时可损伤人体的正常细胞，而产生不良反应。故治疗中重在调畅气机，改善脾胃的运化功能，补益脾气，以求扶正祛邪。方中太子参、白术、山药补脾益气；砂仁理气健脾；连翘、木蝴蝶清热解毒；炙甘草、当归滋阴养血；磁石、龙骨、牡蛎重镇安神，滋阴潜阳；茯苓健脾渗湿，石斛益胃生津，脾喜燥，胃喜润，茯苓配伍石斛使脾胃阴阳相合，升降相宜，润燥相济，能纳化正常；焦神曲、炒谷芽健脾消食，改善食欲，增加摄入，促进吸收，使气血生化有源。全方清补兼施，升降相宜，润燥相济，减少了放化疗的不良反应，提高患者放化疗的完成率，提高患者免疫功能，从而提高临床疗效。

5. 健脾和胃治疗肺癌呕吐

肺癌在中医文献中散见于"息贲""肺积""肺痿""咳嗽""喘息""胸痛""劳咳""痰饮"等病证的有关记载中，《医宗必读·积聚》云："积之成也，正气不足，而后邪气踞之。"《杂病源流犀烛·积聚癥瘕痃癖痞源流》云："邪积胸中，阻塞气道，气不宣通，为痰为食为血，皆得与正相搏，邪既胜，正不得而制之，遂结成形而有块。"中医认为其发病原因为先天禀赋不足，或外感六淫、内伤七情、饮食劳倦导致正气虚损，阴阳失调，肺气郁阻，宣降失司，气机不利，津液失于输布，津聚为痰，而见痰湿阻肺，痰凝加重气滞，气滞则血瘀，于是痰湿瘀毒胶结，日久形成肺部积块。故肺癌是一种全身属虚、局部属实的疾病，虚则以气血双亏、阴阳俱虚为多见，实则以痰凝、气滞、血瘀、毒结为主。治疗当扶正祛邪，扶正当宗《理虚元鉴》之虚证三统，即"治虚有三本，肺脾肾是也，肺为五脏之天，脾为百骸之母，肾为性命之根"，而肺、脾、肾之中又以脾为最重。脾主运化，胃主受纳，脾胃为"后天之本"，所以健脾益胃又为扶正补虚之根本。

案例：杨某，女，67岁，2018年12月12日初诊。主诉间断咳嗽、咳痰8年，恶心、呕吐半年余，加重2周。患者8年前无明显诱因出现间断咳嗽、咳痰，痰中带血，就诊于北京某医院，完善肺CT，提示"双肺占位性病变"，未予以特殊诊治；半年余前出现间断恶心、呕吐，呕吐物为胃内容物，伴头晕、四肢乏力，偶有反酸、上腹部隐痛、腹胀，伴声音嘶哑，伴左侧胸背部疼痛，于另外两医院，完善肺及上下腹增强CT，提示"双肺多发转移、多发肿大淋巴结、胸腔积液、心包积液"，因靶向药物基因检测不匹配，未予以放化疗。症见：间断咳嗽、咳痰，痰中带血，恶心、呕吐，伴头晕、四肢乏力，偶有反酸、上腹部隐痛、腹胀，伴声音嘶哑，伴左侧胸背部疼痛，食欲差，进食量少，睡眠较差，小便可，大便1~2天1次，近半年体重下降约 20 kg，舌淡红，苔薄白，脉沉弱。西医诊断：肺部恶性肿瘤，双肺多发转移，淋巴结转移。中医辨证：脾胃虚弱，痰瘀互结，胃不受纳。治以健脾益胃，培土生金，化痰散结，通瘀止痛。处方：法半夏 10 g，姜厚朴 10 g，砂仁（后下）12 g，生白术 15 g，麸炒枳实 15 g，干姜 12 g，黄芩 12 g，焦麦芽 20 g，地龙 9 g，全蝎 3 g，太子参 15 g，酒乌梢蛇 6 g，浙贝母 12 g，葶苈子 20 g，木香 10 g，炒酸枣仁 20 g。14 剂，水煎服，日 1 剂，早晚分服。

2018 年 12 月 19 日二诊：间断咳嗽，痰中无血，痰黏难出，恶心呕吐稍好转，无腹痛，声音嘶哑，左侧胸痛减轻，进食量稍增，眠差，大便可。上方去黄芩，加鱼腥草 15 g，生石膏 15 g，以增加化痰之力。7 剂，水煎服，日 1 剂，早晚分服。

2018 年 12 月 26 日三诊：乏力，近 1 周未再呕吐，咳嗽，咳少量白痰，食欲差，两胁胀满，胃脘不适，大便不干。痰热渐轻，上方去石膏、鱼腥草、葶苈子等苦寒清泻之品，加太子参 15 g，补骨脂 12 g 等补虚扶正，7 剂，水煎服，日 1 剂，早晚分服。

2019 年 1 月 2 日四诊：乏力稍减，食欲好转，咳嗽，咳少量白痰，声音仍嘶哑，胁肋背部疼痛。胃气渐复，诸症缓解，守方守法继服。处方：法半夏 10 g，姜厚朴 10 g，砂仁（后下）12 g，鱼腥草 15 g，浙贝母 12 g，陈皮 12 g，干姜 12 g，全蝎 3 g，酒乌梢蛇 6 g，生白术 15 g，焦麦芽 20 g，地龙 12 g，盐补骨脂 15 g，太子参 12 g，百合 15 g，郁金 15 g。7 剂，水煎服，日 1 剂，早晚分服。

2019 年 1 月 9 日五诊：站立时头晕，声音嘶哑好转，未再恶心呕吐，有痰，有食欲，进食不香，舌苔浮黄。继服见功，咳嗽不显，上方去百合、鱼腥草，因见舌苔浮黄、声音嘶哑，虑有肺热，加黄芩 12 g 清泄肺热，山药 15 g 健脾补气，益土生金。7 剂，水煎服，日 1 剂，早晚分服。后间断服药，随访 3 个月，未再呕吐。

按语："存得一分胃气，便留一分生机"，此案患者为晚期肺癌患者，正气虚极，用保胃气方可延长生存期。《圣济总录·呕吐篇》曰"呕吐者，胃气上而不下也……"即胃气上逆为呕吐一证的病理变化关键。此患者胃气上逆亦分虚实两端，虚则因脾胃虚弱，胃失所养，胃气上逆；实则由痰浊、气滞致胃失和降，胃气上逆。胃气以降为顺，针对虚实两端，使脾胃得健，气机条畅，胃气得降，呕吐乃止。用药方面，选用太子参、砂仁、干姜、白术、麦芽等温中健脾；脾土虚弱，水则泛滥，肾气不摄，上冲致呕，"补脾不如补肾"，喜以山药、补骨脂等以培脾摄肾止呕；又以厚朴、陈皮、法半夏、枳实、木香等行气化湿降逆，以浙贝母、百合、地龙等化痰除浊；以黄芩、鱼腥草等清热宁肺。多法应用，在于恢复脾胃运化之力，为患者带瘤生存赢得更长的时间。

6. 中药减轻肺癌患者放化疗不良反应

放化疗是目前肺癌的重要治疗手段，但同时产生相应的不良反应，中药与放化疗相结合，可以减轻放化疗的不良反应，提高放化疗的完成率。化疗的不良反应主要表现为胃肠道不适、骨髓抑制及对心脏、肝肾功能的影响。放疗患者容易出现口干、舌燥、咽痛、干咳等表现，治疗应养阴清热、和胃生津、滋补肝肾，从而减轻放疗带来的不适，促进机体的康复。

案例：王某，男，55岁，主因患肺鳞癌1月余，于2018年10月23日初诊。患者1个月前确诊肺鳞癌，双肺转移，腹膜后淋巴转移，肝转移，行化疗。刻下症见：咳嗽，大便黏滞，眠欠佳，舌红，苔薄白，脉沉弦。西医诊断：肺鳞癌。中医辨证：痰浊阻肺，脾虚湿盛，热毒瘀结。治以化痰止咳，健脾除湿，清热解毒，化瘀散结。处方：百合15 g，法半夏10 g，浙贝母12 g，地龙12 g，瓜蒌20 g，厚朴12 g，砂仁（后下）12 g，生白术30 g，炒枳实15 g，生姜12 g，全蝎5 g，乌梢蛇6 g，生山药15 g，炒枣仁20 g，半枝莲12 g，蒲公英15 g。7剂，水煎服，日1剂。

2018年10月31日二诊：药后咳嗽减轻，大便通畅。上方去百合、半枝莲，加僵蚕12 g，黄药子10 g，以解毒散结并化痰软坚，7剂，水煎服，日1剂。

2018年11月15日三诊：药后咳嗽不明显，大便常，睡眠可。处方：法半夏10 g，浙贝母12 g，地龙10 g，砂仁（后下）12 g，生姜12 g，百合15 g，全蝎6 g，乌梢蛇6 g，生山药15 g，半枝莲12 g，蒲公英9 g，酸枣仁20 g，川芎10 g，僵蚕12 g，黄药子15 g。14剂，水煎服，日1剂。

2018年12月20日四诊：复查癌胚抗原7.01 μg/L，神经元特异性烯醇化酶17.88 ng/mL。近两日咳嗽，食欲差，大便不成形，黏滞，睡眠可。处方：法半夏10 g，砂仁（后下）12 g，干姜12 g，虎杖12 g，浙贝母12 g，地龙10 g，百合12 g，紫菀12 g，全蝎6 g，乌梢蛇6 g，酸枣仁20 g，茯神20 g，郁金12 g，蒲公英9 g，炒白术12 g。7剂，水煎服，日1剂。

2018年12月27日五诊：咳嗽加重，大便有改善，睡眠可。上方去郁金，加桔梗 15 g，陈皮 12 g，增化痰止咳之力，7 剂，水煎服，日 1 剂。后间断抄方服药 3 月余，共进行化疗 4 次、放疗 2 次。

2019 年 4 月 24 日六诊：偶有咳嗽，咳少量白痰，大便成形，量少，体重增加约 5 kg，以腹围增大为主，纳食可，睡眠佳，舌红，苔薄白，脉沉弦。处方：法半夏 10 g，砂仁（后下）12 g，木香 12 g，地龙 12 g，浙贝母 12 g，陈皮 12 g，全蝎 6 g，炒酸枣仁 20 g，生白术 15 g，炒枳实 15 g，干姜 12 g，蒲公英 9 g，郁金 15 g，生山药 12 g。7 剂，水煎服，日 1 剂。

2019 年 5 月 8 日七诊：无明显咳嗽，晨起咳痰，咳少量白黏痰，大便不畅，纳寐可，口气重，体重持续增加，余无不适。进食无明显变化，体重增加，为脾肾亏虚，水湿难以代谢所致。上方加补骨脂 12 g，炒麦芽 15 g，泽泻 15 g，健脾益肾，利水渗湿。

2019 年 5 月 22 日八诊：体重有减轻，偶有少量痰，大便不畅，余无不适。复查颈胸腹 CT：与 2019 年 3 月 29 日相比，肺部肿块减少，肺部多发结节部分减少、部分同前，肺门淋巴结及腹膜后淋巴结大部分缩小，部分同前。肺与大肠相表里，腑气壅滞，则肺易失宣降，故保持大便通畅尤为重要。上方去泽泻清热化痰，又增通腑泄浊之力。

按语：本案肺癌患者主要表现为咳嗽、咳痰，随着放化疗进行，食欲不增，但体重增加、腹围增大。《素问·经脉别论》提出"饮入于胃，游溢精气，上输于脾，脾气散精，上归于肺，通调水道，下输膀胱，水精四布，五经并行"，说明脾肺两脏共同参加水液代谢的过程。本案为放化疗损伤脾胃之气，脾胃虚弱，运化水液之力不及，痰浊内生，上犯于肺，表现为咳嗽、咳痰；水湿内停，化生痰浊贮存于腹壁分肉之间，则体重增加、腹围增大。应"脾为生痰之源，肺为贮痰之器"之说，治疗以培土生金、健脾化湿、化痰止咳。选药以白术、山药等平和之品健脾益胃，以砂仁、干姜、厚朴、枳实、木香等温暖脾胃，使中焦气机条畅、燥湿化痰；又选法半夏、地龙、僵蚕、百合、紫菀等化痰止咳；全蝎、乌梢蛇、地龙、僵蚕等虫类药活血通络防肺纤维化，又"以毒攻毒"，解癌瘤积聚之毒；另肺主治节，肾者主水，二者在水液代谢中协调相关，即肺为水之上源，肾为水之下源，故当患者体重增加，水湿潴留，以补骨脂、泽泻补肾利水，现代药理研究表明补骨脂有抑制肺癌骨转移的作用。

7. *消补兼施治疗肠间质瘤*

胃肠间质瘤是一组起源于胃肠道间质干细胞的肿瘤，属于消化道间叶性肿瘤，发病率为（1~2）/10万，占胃肠道肿瘤的1%~4%。手术切除是目前治疗该病的主要方法，但术后复发率及腹腔内脏器转移发生率较高，术后部分患者接受靶向药治疗，但易耐药。关于胃肠间质瘤，中医学并无直接的病名记载，临床以血便、腹部隐痛等为主要表现，因此可归于中医学便血、腹痛等范畴。结合现代医学，本病表现为胃肠内结块固定不移，病属有形，故归属于"肠瘤""积聚""癥瘕"等范畴。《灵枢·五变》曰："皮肤薄而不泽，肉不坚而淖泽，如此则肠胃恶，恶则邪气留止，积聚乃伤，脾胃之间，寒温不次，邪气稍至，蓄积留止，大聚乃起"，首次记载了积聚的表现与成因。《诸病源候论》卷十九曰："积聚者，由阴阳不和，腑脏虚弱，受于风邪，搏于腑脏之气所为也"，指出了积聚的病因病机。《伤寒论》及《金匮要略》记载积聚、癥瘕的诊治较为详尽，主张扶正祛邪，重视祛邪，但祛邪不忘扶正，扶正中寓意祛邪，标本兼顾，缓图消积，创立有鳖甲煎丸、桂枝茯苓丸等著名方剂。笔者认为肠间质瘤的发生，是由于脏腑阴阳气血失调，气滞湿阻，瘀血内生，化热成毒，毒瘀互结，留于腹部肠间，久则成瘤，固定不移。治疗时注重健脾益肾、活血化瘀、行气散结、消积止痛，从而达到调和气血阴阳的目的，使患者临床症状得以缓解，术后复发率减低，生活质量提高，寿命延长。

案例：孟某，男，69岁，2019年2月17日初诊。确诊肠间质瘤1年，服用伊马替尼，原有便秘病史，服用伊马替尼期间则腹泻，髋关节疼痛，右下肢疼痛，活动受限，纳眠可，舌淡红，苔薄白，脉弦滑。中医诊断：积聚。西医诊断：肠间质瘤。中医辨证：脾肾阳虚，气滞血瘀。处方：太子参15 g，生山药15 g，炒白术15 g，川牛膝20 g，生黄芪20 g，补骨脂12 g，鹿角霜10 g，砂仁（后下）10 g，益智仁15 g，香附12 g，炒苍术12 g，郁金15 g，合欢皮20 g，石见穿15 g，炒枣仁20 g，生龙骨20 g，乌梢蛇6 g，炒杜仲20 g，制附片（先煎）15 g。14剂，水煎服，日1剂。

2019年3月3日二诊：伊马替尼暂停，药后无腹泻，仍右髋关节疼痛，右下肢疼痛。上方去制附片、生龙骨、益智仁，加首乌藤15 g，海风藤15 g，乌梢蛇增为8 g，14剂，水煎服，日1剂。

2019年3月17日三诊：药后右髋关节、右下肢疼痛稍减，但仍不敢活动，大便不干，时有胸闷，舌脉同前。处方：法半夏10 g，瓜蒌15 g，薤白12 g，川牛膝30 g，炒杜仲20 g，乌梢蛇8 g，首乌藤15 g，海风藤15 g，砂仁（后下）12 g，木香10 g，生白术30 g，炒枳实15 g，太子参15 g，肉苁蓉 20 g，忍冬藤 15 g，川芎 12 g，胆南星 8 g。14 剂，水煎服，日 1 剂。

2019 年 4 月 14 日四诊：药后胸闷不明显，仍有髋关节痛、右下肢疼痛。上方去川芎、胆南星、忍冬藤，加生山药 15 g，桑枝 15 g，14 剂，水煎服，日 1 剂。

2019 年 4 月 28 日五诊：查腹 CT：右下腹肠间质瘤 7.3 cm×7.8 cm。药后无腹泻，髋关节疼痛及右下肢疼痛均进一步减轻，余症同前。处方：法半夏 10 g，石见穿 15 g，全蝎 3 g，乌梢蛇 6 g，蜈蚣 1 条，炒白术 15 g，生山药 15 g，穿破石 15 g，蛇莓 12 g，川牛膝 15 g，茯苓 30 g，泽泻 15 g，砂仁（后下）12 g，厚朴 12 g，川芎 12 g，地龙 12 g。14 剂，水煎服，日 1 剂。

2019 年 5 月 11 日六诊：药后无腹泻，髋关节及右下肢疼痛好转后可活动，活动后腹部间质瘤处稍疼痛，余症同前。上方去穿破石、川芎、茯苓、泽泻，加莪术 10 g，延胡索 15 g，高良姜 12 g，蒲公英 15 g，14 剂，水煎服，日 1 剂。

按语：肾主骨生髓，脾主运化，主肌肉四肢。本案患者就诊时以腹泻及髋关节、右下肢疼痛、难以活动为主要表现，舌淡红，苔薄白，虑其脾肾亏虚为本。故治疗时应从脾肾入手，予太子参、生山药、炒白术、川牛膝、生黄芪、补骨脂、鹿角霜、炒杜仲、制附片、益智仁等温补脾肾之品，大补元气；以香附、郁金理气疏肝，使补而不滞；炒苍术、砂仁燥湿运脾；合欢皮、炒枣仁宁心安神；以石见穿、生龙骨、乌梢蛇消癥散结。二诊时，无腹泻，稍减补益之力，髋关节及右下肢仍疼痛，增首乌藤、海风藤等化痰散结，通络止痛。三诊时，患者新增胸闷不适，以瓜蒌薤白半夏汤加味以祛痰宽胸，通阳散结。四诊时，患者胸闷不显，仍关节疼痛，巩固疗效，守法稍调。五诊患者仍苦于髋关节及右下肢疼痛，无腹泻胸闷，复查肠间质瘤仍较大，故转以活血化瘀、祛风除湿、通络止痛、消癥散结等法祛邪为主，选全蝎、乌梢蛇、蜈蚣、石见穿、穿破石、蛇莓、地龙、川芎等虫类药及常用抗癌药，力大而专，辅以白术、山药、牛膝等健脾益肾，以砂仁、厚朴燥湿运脾，以茯苓、泽泻利水渗湿。六诊时关节疼痛及下肢疼痛明显好转，可活动，但活动后肠间质瘤处疼痛，故守法，增莪术、延胡索等行气止痛，增高良姜、蒲公英辛开苦降，调节胃肠功能。用药近 3 个月，患者临床症状得以改善，生活质量有所提高，再接再厉，争取拥有更长的生存期。

8. 肝脾肾同调治疗乳腺癌术后月经不调

人体是由脏腑、经络、皮肉筋骨、精髓气血等组成的一个整体。女性有奇恒之腑胞宫这一体现女性生理特征的重要器官，因而有了经、带、孕、产、乳等女性独有的生理功能。胞宫与脏腑之间有着密切的经络和功能联系，冲、任、督、带四脉属"奇经"，冲、任、督一源三岐，下起胞宫，上与带脉交会，四脉又上连十二经脉，与脏腑相通，从而胞宫通过奇经与十二正经与五脏相连。十二经脉中气血旺盛流溢于奇经，使奇经蓄存着充盈的气血。正因为冲、任、督、带四脉与十二经相通，并存蓄十二经气血，所以四脉支配胞宫的功能是以脏腑为基础的。所以治疗上必须注重脏腑辨证和整体论治这一思想，以脏腑为本，以经络为根，以气血为用，尤其重视肝、脾、肾三脏的辨治。

案例：王某，女，38岁，2018年9月19日初诊。主诉月经后期4月余。平素月经规律，此次乳腺癌术后、化疗完成后，4个月未来月经。症见白细胞低，大便偏干，隔日1次，睡眠不好，时有胃脘隐痛，舌红，苔黄腻，脉弦细。中医诊断：月经不调。中医辨证：脾肾亏虚，肝经郁热。治以健运脾胃，滋补肝肾，清肝热。处方：太子参12 g，女贞子15 g，枸杞子12 g，生地黄15 g，川牛膝20 g，补骨脂12 g，生白术60 g，炒枳实15 g，香附12 g，夏枯草12 g，合欢皮15 g，酸枣仁20 g，茯神20 g，厚朴12 g，砂仁（后下）12 g，乌梢蛇6 g。7剂，配方颗粒，日1剂，早晚分服。

二诊：药后大便不干，日1次，无胃痛发作，睡眠可，舌脉同前。处方：太子参15 g，女贞子15 g，补骨脂12 g，生黄芪15 g，枸杞子12 g，生山药15 g，川牛膝20 g，厚朴12 g，砂仁12 g，生白术30 g，炒枳实15 g，合欢皮15 g，酸枣仁20 g，茯神20 g，虎杖15 g。7剂，配方颗粒，日1剂。上方继用至2019年2月，患者无明显不适。

2019年3月14日三诊：患者于3月10日来经，行经3天，睡眠可，大便正常，少量黄带。处方：太子参15 g，女贞子15 g，枸杞子12 g，龟板12 g，补骨脂12 g，鹿角霜10 g，知母6 g，黄柏6 g，川牛膝20 g，合欢皮15 g，酸枣仁20 g，砂仁（后下）12 g，木香12 g，生白术15 g，生山药15 g，茯苓20 g。7剂，水煎服，日1剂。

2019年3月28日四诊：药后睡眠佳，无带下，时有腿胀。上方去黄柏、木香，加用泽泻15 g，生黄芪20 g。7剂，水煎服，日1剂。

2019年4月10日五诊：药后睡眠佳，腿胀减，偶有燥热感。处方：太子参15 g，女贞子15 g，枸杞子12 g，龟板12 g，补骨脂12 g，鹿角霜12 g，知母6 g，黄柏6 g，川牛膝20 g，合欢皮15 g，酸枣仁20 g，茯神20 g，茯苓30 g，泽泻15 g，砂仁（后下）12 g，川芎12 g。7剂，水煎服，日1剂。

2019年4月25日六诊：本月尚未来月经，复查示左乳腺切除术后，右乳腺多发结节，乳房有胀的感觉，右乳下淋巴结肿大，大便常，睡眠可。处方：香附12 g，佛手12 g，夏枯草15 g，川牛膝20 g，法半夏10 g，砂仁10 g，生白术15 g，炒枳实15 g，女贞子15 g，枸杞子12 g，合欢皮15 g，酸枣仁20 g，生山药15 g，川芎12 g，王不留行15 g，穿山甲3 g，7剂。

2019年5月8日七诊：5月1日来经，行经6天，月经量可，乳房轻微发胀，较前好转，腿不胀，大便常，舌红，苔薄，脉弦细。上方去川芎、王不留行，加补骨脂12 g，石见穿15 g，7剂。后月经规律来潮，患者间断服用汤药调理，避免乳腺癌复发。

按语：本案患者为乳腺癌术后、化疗后患者，手术及化疗均损伤人体脏腑气血，导致术后月经停闭或紊乱。中医治疗乳腺癌术后患者，可缓解化疗后不良反应，并可预防乳腺癌复发。此患者受化疗影响最显著的症状为月经不调，治疗基于脏腑经络的基本理论，注重肝、脾、肾三脏同治。

《妇人规》曰："故月经之本，所重在冲脉，所重在胃气，所重在心脾生化之源耳。"脾胃为气血生化之源，化生的气血，一方面充养肾精，另一方面又通过经络输注于子宫，作为月经的来源。故重视脾胃后天之本在脏腑整体辨证中的基础作用，治疗中以益气健脾之法，顾护脾胃之中焦大本营，激发五脏六腑功能之生生不息，从根本上防治妇科疾病。治疗以太子参、白术、山药、黄芪等益气健脾，并以砂仁、厚朴、枳实等燥湿运脾、恢复脾胃之升降功能，以茯苓、泽泻等淡渗利湿，恢复脾胃运化之功。

《素问·六节藏象论》曰："肾者主蛰，封藏之本，精之处也。"《素问·金匮真言论》曰："夫精者，身之本也。"精气是构成人体的基本物质，藏之于肾。《医学正传》云："月经全借肾水施化，肾水既乏，经血日以干涸。"肾气虚，精气不充，冲任不盛不通，可见月经不调。故以补骨脂、生地黄、山药、龟板、枸杞子、女贞子、鹿角霜、川牛膝等补肾填精。

叶天士《临证指南医案》中提出"女子以肝为先天"。肝藏血，主疏泄。肝体阴而用阳，肝之阴血充足，具有贮藏血液和调节血量的生理功能，如若肝血不足，肝失疏泄，则有易郁、易热、易虚、易亢的特点。肝与肾同居下焦，肾主闭藏，肝主疏泄，肝肾协同，使月经规律藏泄，形成正常的月经周期。此例患者以香附、合欢皮疏肝郁，夏枯草、虎杖清肝热，以酸枣仁养肝血、柔肝阴。

患者在调理过程中，出现黄带，时有燥热等表现，根据其兼证，以知母、黄柏等滋阴清热、燥湿止带。对于乳腺结节、淋巴结节等痰瘀阻滞之症状，以王不留行、穿山甲等散结通瘀之品治之。整个治疗过程，注重标本兼治，故能使脏腑功能恢复，月事规律。

三、肝胆病医案

1. 健脾除湿、升清降浊治疗颈性眩晕

颈性眩晕是指由于颈椎退行性改变、颈椎椎间盘突出、颈椎失稳、颈椎关节紊乱、颈部软组织僵硬等因素，或致椎动脉直接受到压迫，或使颈交感神经受到刺激，引起椎－基底动脉痉挛，造成椎－基底动脉供血不足，引起以位置性、发作性眩晕为特征，常伴有恶心、呕吐、耳鸣、耳聋、眼震、失眠、颈项部僵硬疼痛等症状的临床综合征。中医认为颈性眩晕属"眩晕""项痹"范畴。《素问·至真要大论》曰："诸风掉眩，皆属于肝。"肝为风木，风为百病之长，风性易动，情绪激动，精神紧张，容易伤及脑神，肝郁气滞，气郁化火，肝风内动，上扰头目，则为眩晕。《丹溪心法·头眩》曰："无痰则不作眩。"过食肥甘，劳倦太过，损伤脾胃，脾胃运化功能失职，则聚湿生痰，痰湿内阻，上扰清窍，清阳不升，浊阴不降，发为眩晕。《灵枢》云："髓海不足，则脑转耳鸣。"年老体衰，肾精不足，另房劳过度，耗损阴精，导致髓海空虚，脑失所养，发为眩晕；水不涵木，肾精亏虚，肝阳上亢，导致阴虚阳亢亦可发为眩晕。故治疗颈性眩晕，秉承路志正教授"持中央，运四旁"理论，常以健脾除湿、升清降浊为主，辅以平肝潜阳、补肾填精。

案例：金某，女，63岁，2019年7月24日初诊。主诉头晕1月余。患者既往有颈椎病，行手术治疗。刻下症见：头晕沉，时有视物旋转，转头明显，严重时伴有恶心、呕吐、站立不稳，颈部发僵，睡眠时好时差，近1个月来大便不成形，舌红，苔薄，脉沉细。中医诊断：眩晕病。中医辨证：脾虚湿盛，肝风上扰。治以健脾除湿，化痰息风。处方：砂仁12 g，木香12 g，生白术15 g，炒枳实15 g，高良姜12 g，茯苓20 g，泽泻15 g，荷叶12 g，川芎15 g，天麻15 g，钩藤12 g，川牛膝20 g，炒杜仲15 g，乌梢蛇6 g，葛根15 g，酸枣仁20 g。7剂，配方颗粒，早晚分服。

2019年7月31日二诊：药后头晕发作频次减少，颈部仍发僵，严重时不能睁眼，睡眠有改善，大便仍有不成形，舌脉同前。患者症状减轻，增健脾益肾填精之力，上方去木香、生白术、炒枳实，加生山药15 g，补骨脂12 g，益智仁15 g，7剂。

三诊：药后头晕进一步减轻，仍大便不成形。上方去杜仲，加用肉豆蔻12 g，芡实12 g，7剂。

四诊：患者未再发作眩晕，偶有头晕沉，大便成形，量少。处方：砂仁12 g，木香12 g，高良姜12 g，补骨脂12 g，合欢皮15 g，酸枣仁15 g，茯神20 g，荷叶12 g，太子参12 g，茯苓20 g，川芎10 g，天麻15 g，葛根15 g，川牛膝20 g，乌梢蛇6 g，蒲公英6 g。7剂，配方颗粒。随访2个月，患者未再发作眩晕，颈部有僵硬感，大便可。

按语：本案患者为老年女性，平素大便不成形，为脾虚湿重的表现。日久湿化为浊，痰浊中阻，清阳不升，浊阴不降，发为眩晕。《内经》曰："清阳出上窍。"又曰："上气不足，脑为之不满，耳为之苦鸣，头为之苦倾，目为之眩。"气属阳，"清阳上天"，清阳出于上而荣于脑，若上升清阳之气不足则发为眩晕，对于此患者来说，清阳不升与其眩晕有极其密切的关系。故治疗时以健脾除湿法贯串始终，选药以砂仁、木香、白术、太子参、高良姜、茯苓、荷叶、泽泻等为主，久病补脾须补肾，故选药补骨脂、川牛膝、山药、益智仁、杜仲等补肾填精壮骨。"诸风掉眩，皆属于肝"，以川芎、天麻、钩藤等平息肝风。久病多瘀滞，加之患者曾有手术治疗经历，创伤多瘀，故以乌梢蛇化瘀通络止痛。葛根为一妙用，既可升发清阳，又能解肌通络，治疗经气不利导致的颈肩僵硬疼痛有特效。颈性眩晕临床易复发，嘱患者平素做颈椎操以保养颈部。

2. 补肾清肝胆、补肝肾温脾胃治疗眩晕

眩是指眼花或眼前发黑，晕指头晕甚或感觉自身或外界景物旋转。眩晕一证最早见于《内经》，称之为眩冒，汉代张仲景认为，痰饮是眩晕的重要致病因素，而朱丹溪则提出"无痰则不作眩"的论断，张景岳认为"眩晕一证，虚者居其八九，而兼痰兼火者，不过十中一二耳"，指出"无虚不作眩"。笔者认为肾虚是眩晕发病的重要内在因素，痰湿、湿热则是致病的诱因。

案例1：洪某，男，41岁，主因眩晕于2016年3月17日就诊。自诉近1年来头晕，耳鸣，口苦，乏力，大便黏滞不爽，腰酸，眼睛红赤，血压不高，睡眠可，舌红，苔薄黄腻，脉弦细。中医辨证：肝胆湿热兼有肾虚。治以清利肝胆，佐以补肾。处方：茵陈15 g，青蒿12 g，黄芩12 g，法半夏

第三章 治疗常见病、多发病、疑难病的临床医案

10 g，厚朴 12 g，砂仁（后下）12 g，菊花 12 g，木香 12 g，生白术 20 g，炒枳实 12 g，虎杖 12 g，太子参 15 g，川牛膝 15 g，炒杜仲 15 g，泽泻 15 g，茯苓 15 g。7 剂，水煎服。药后患者神清气爽，眩晕耳鸣均减，调理数次痊愈。

按语：眩晕一证，虚实皆可见，其病在清窍，责之肝、脾、肾三脏功能失调，风、火、痰、瘀等扰乱清空。肝阳上亢、髓海不足、气血亏虚是本病发生的常见原因，但痰湿所致的眩晕也不少见。本例患者以头晕、口干口苦、眼睛红赤为主要症状，这是肝胆湿热上蒸、上蒙清窍的表现，肾虚髓海不足则伴见耳鸣、腰酸，湿浊内阻胃肠则大便黏滞不爽。方中茵陈、青蒿取茵陈蒿汤之义，乃清利肝胆湿热之主药；黄芩、法半夏辛开苦降，调理中焦气机；厚朴、砂仁、木香苦温芳香，理气燥湿，化浊醒脾；白术、枳实健脾燥湿，通利肠腑；泽泻、茯苓利水渗湿，清泄里热，共除肝胆脾胃之湿热；太子参益气健脾；杜仲、川牛膝补益肝肾。由此，腰酸、耳鸣、乏力之症可除。

案例 2：王某，女，29 岁，主因头晕 1 年于 2016 年 3 月 16 日就诊。自诉产后 1 年半，近 1 年出现头晕，因饮食不慎、睡眠不好、感冒、生气、访友等因素，近日眩晕，稀便，腹胀，急躁易怒，睡眠不实，心悸，舌红，苔薄，脉沉细。中医辨证：肝肾亏虚，脾胃虚寒，心神不宁。治以补肝肾，温脾胃，疏肝宁心。处方：太子参 12 g，女贞子 12 g，枸杞子 12 g，补骨脂 12 g，川牛膝 15 g，炒杜仲 15 g，炮姜 10 g，肉豆蔻 12 g，生山药 15 g，厚朴 12 g，砂仁（后下）12 g，川芎 12 g，珍珠母 20 g，八月札 15 g，紫石英 15 g，茵陈 15 g，合欢皮 15 g，炒酸枣仁 20 g，炒柏子仁 15 g，茯神 15 g。7 剂，水煎服。

按语：本案患者体质偏虚弱，产后又出现气血、肝肾亏损，加之饮食起居失于调摄，脾胃受伤，情绪抑郁不畅，肝郁气滞，诸多因素造成本案的眩晕之证。故患者肝肾阴虚为本，脾胃虚寒为标，兼有心神不宁是本病的病机所在。故药用太子参、女贞子、枸杞子、补骨脂滋养肝肾，益精填髓；川牛膝、炒杜仲补肾益精；肉豆蔻、紫石英温肾助阳，涩精止泻；炮姜温脾胃，散寒气；山药润肺健脾补肾。四药合用，脾肾同治，治疗脾肾虚寒之泄泻。厚朴、砂仁理气和中，健脾醒脾祛湿。川芎活血化瘀，行气止痛。茵陈、合欢皮疏肝解郁安神。酸枣仁、柏子仁、茯神养心安神。全方滋补肝肾，填精益髓，温脾散寒，疏肝理气，养心安神，既补肝肾之亏，又温脾胃之寒，养

不安之神,针对病机、病因、病位,立法严谨,故患者眩晕可愈。

3. 清肝健脾、疏肝化痰治疗瘿病

瘿病是以颈前喉结两旁结块肿大为主要临床特征的一类疾病。瘿病多与情志内伤有关,忿郁恼怒或忧愁思虑日久,使肝气失于条达,气机郁滞,影响津液正常输布,聚津成痰,气滞痰阻,壅结颈前,则形成瘿病。《诸病源候论》提到"瘿者,由忧恚气结所生""动气增患"。本病病变部位主要在肝、脾,与心有关。气滞、痰凝、血瘀是本病的基本病机,临床上在治疗本病时,多从疏肝解郁、健脾化痰、活血化瘀、宁心安神等入手,取得满意的疗效。

案例1:王某,男,59岁,2016年3月3日就诊。主诉甲状腺功能亢进手颤10年,服抗甲状腺功能亢进西药1年,后停药,靠运动调节。平时急躁易怒,手心出汗,手颤,起夜2~3次,近期口腔溃疡。辅助检查:大便不成形,眠差易醒,舌红,苔薄,脉沉弦细。中医辨证:肝郁化火,木克脾土,心神不安,有肝风内动的表现。治以清肝息风,健脾宁神。处方:茵陈15 g,青蒿12 g,八月札12 g,生龙骨15 g,生牡蛎15 g,山萸肉12 g,女贞子12 g,木蝴蝶12 g,连翘12 g,炒白术15 g,炒枳实15 g,砂仁(后下)12 g,生山药15 g,炮姜8 g,合欢皮15 g,炒酸枣仁20 g,茯神15 g。7剂,水煎服。

按语:患者甲状腺功能亢进10余年,未规律服药,目前手指颤动明显,是典型的肝风内动的表现;急躁易怒、手心出汗乃肝郁化火之象,火热内扰心神,渐次伤阴,则睡眠不实,手心汗出;夜间起夜乃肾精亏虚,膀胱失约之象。方中茵陈、青蒿清肝经郁火,散肝经郁热,直接针对病机;八月札疏肝解郁,兼能清热;生龙骨、生牡蛎重镇安神,平肝潜阳息风;山萸肉、女贞子、生山药滋补肝肾,填精益髓;木蝴蝶、连翘疏风散热解毒,治疗上焦郁热之口腔溃疡;炒白术、炒枳实通腑泄浊,健脾祛湿;炮姜温中健脾,取病"痰饮者当以温药和之"之意;合欢皮疏肝解郁安神,酸枣仁、茯神养心安神,此三药乃笔者常用的治疗失眠药物,疏养结合。纵观本方,肝脾同调,心肝同治,共奏清肝息风、健脾宁神之效,故患者多年手颤治愈。

案例2:安某,女,38岁,2016年2月17日初诊。主诉咽部不适1个月。患者半年来工作劳累,容易急躁,生气,后出现月经减少,乳房胀痛,生气时加重。近1个月来咽部不适,有痰阻感觉,胃部胀满,大便黏滞不畅,睡眠不佳,多梦,舌红,苔薄,脉弦细。中医辨证:肝气郁结,影响脾胃运化，脾湿内蕴，湿化为痰，湿热内结。治以疏肝解郁，调脾胃化痰湿，清利湿热安神。处方：茵陈15 g，八月札15 g，郁金15 g，延胡索15 g，川牛膝30 g，生白术15 g，炒枳实15 g，厚朴12 g，砂仁12 g，生薏苡仁20 g，黄药子15 g，浙贝母12 g，陈皮12 g，牛蒡子12 g，夏枯草12 g，炮姜6 g，黄芩8 g，合欢皮15 g。7剂，水煎服，日1剂。

二诊：咽部痰阻感减轻，乳房胀痛、胃胀减，晨起打嗝，睡眠可，大便较通畅，黏滞感改善。上方去夏枯草、黄芩，加穿山甲5 g，木香12 g。

三诊：咽部痰阻感明显减轻，打嗝消失，心情郁闷时仍乳房胀，大便黏滞，舌苔薄黄腻。上方去牛蒡子、木香，加虎杖15 g，14剂，水煎服，日1剂。药后诸症减轻，停药观察。

按语：本案是一例典型的气郁痰阻的瘿病病例。患者因工作劳累，压力大，导致肝气不畅，气机郁滞，肝郁日久化火，则急躁易怒，肝火犯胃，影响脾胃运化，则胃脘部胀满不适，大便黏滞不畅，肝火煎熬津液，聚湿成痰，气滞痰凝，壅结颈前，则颈前肿大，咽部不适，肝火内扰心神，则心神纷乱，多梦易醒，睡眠不实。方中茵陈清理肝胆湿热；八月札、郁金、延胡索疏肝解郁，行气止痛；川牛膝活血化瘀止痛；生白术、炒枳实、厚朴、砂仁、生薏苡仁健脾祛湿，理气消胀，复脾胃之运化，祛痰湿之内蕴；黄药子、浙贝母、夏枯草活血化瘀、消痰散结，解瘿病有形之实邪；合欢皮疏肝解郁安神；方中另加炮姜一味温药，可助脾胃之运化，可助痰凝之消散，亦可助郁结之开解。二诊更加活血化瘀之穿山甲、理气和胃之木香，其祛痰散结作用更强。三诊时大便仍黏滞，故加清热利湿之虎杖，清肠腑湿热。所用处方疏肝解郁，调脾胃化痰湿，清利湿热，安神，针对病机、病因，丝丝入扣，消补兼施，主次兼顾。

4. 平肝滋阴、息风通络、补肝肾祛湿治疗中风

中风是以猝然昏仆，不省人事，半身不遂，口眼歪斜，语言不利为主症的病证。本病发生突然，起病急骤，临床见症不一，变化多端而速疾，又昏仆、抽搐，与自然界"风性善行而数变"的特征相似，故古代医家取类比象命名为"中风"，又因其发病突然，又名为"卒中"。根据中风的临床表现，西医学中的急性脑血管病与本病类似，包括缺血性中风和出血性中风。本病多是在内伤积损的基础上，复因劳逸失度、情志不遂、饮酒饱食或外邪侵袭等触发，引起脏腑阴阳失调，血随气逆，肝阳暴亢，内风扰动，痰火内生，蒙蔽神窍，从而发生本病。

案例 1：曹某，男，75 岁，2018 年 7 月 21 日初诊。患者 2018 年 6 月 16 日因脑血栓住院 10 余天，右侧身体麻木，胸闷发憋，大便正常，睡眠不好，烦躁，怕热，舌红，苔薄，脉弦细，有高血压病史。中医辨证：风阳上扰，阴虚内热，气虚血瘀，痰浊闭阻心脉。治以平肝潜阳，滋阴清热，补气活血通络，泄浊通痹。处方：川芎 12 g，钩藤 15 g，瓜蒌 15 g，薤白 12 g，法半夏 10 g，生黄芪 15 g，川牛膝 20 g，青蒿 15 g，鳖甲 12 g，乌梢蛇 6 g，厚朴 10 g，砂仁（后下）12 g，生白术 15 g，炒枳实 15 g，合欢皮 15 g，炒酸枣仁 20 g。14 剂，水煎服，日 1 剂。

2018 年 8 月 4 日二诊：仍胸闷发憋，走路时明显，晚上睡眠也有发憋，服用丹参滴丸，右侧半身麻木如前，体重半个月增加 5 kg。处方：青蒿 12 g，鳖甲 15 g，川芎 20 g，钩藤 15 g，瓜蒌 15 g，薤白 12 g，法半夏 10 g，生黄芪 15 g，川牛膝 20 g，乌梢蛇 6 g，生白术 15 g，炒枳实 15 g，合欢皮 15 g，炒酸枣仁 20 g，钩藤 15 g，海风藤 12 g。14 剂，水煎服，日 1 剂。

2018 年 8 月 18 日三诊：药后右侧半身麻木，胸闷好转，晚上多吃则不适，食欲好转，渐觉肢体力量较前增加。上方黄芪改为 30 g，川芎改为 30 g，去海风藤，加地龙 12 g，14 剂，水煎服，日 1 剂。

2018 年 9 月 2 日四诊：药后半身麻木好转，胸闷不明显，继以上法调理月余停药。

按语：中风形成虽有各种原因，但其基本病机不外阴阳失调，气血逆乱，病理性质多属本虚标实，肝肾阴虚、气血衰少为本，风、火、痰、气、瘀为标。本案患者素有高血压病史，肝阳上亢，肝肾阴虚，阴虚生内热为本病发病之根本，气虚血瘀，则半身不遂，肢体麻木，痰浊痹阻，则心胸憋闷。故治以平肝潜阳，滋阴清热，补气活血通络，泄浊通痹。方中川芎、钩藤平肝潜阳息风，活血化瘀；黄芪、川牛膝一补气，一活血，共成活血化瘀之效，乌梢蛇祛风通络，三药合用共治偏身麻木之证；青蒿、鳖甲滋阴清热；瓜蒌、薤白、法半夏通阳泄浊，宣痹止痛；脾胃为生痰之源，脾胃强健则痰浊难生，故用厚朴、砂仁、白术、枳实健脾燥湿，通腑祛浊；合欢皮、酸枣仁解郁养心安神。二诊顾护脾胃已初见成效，更加海风藤祛风通络。三诊患者肢体麻木、胸闷均有好转，加黄芪、川芎用量，增强补气活血的力量。以上药物合用，标本兼治，动静结合，不失为治疗中风的良方。

案例 2：曹某，男，65 岁，2019 年 3 月 30 日初诊。患者 2019 年 2 月 9 日脑出血，当时昏迷，住院昏迷缓解后，行康复治疗，仍不能走路，坐轮椅求助中医治疗。就诊时症见血压不高，时有头晕，大便正常，睡眠可，苔红腻，脉弦细。中医辨证：肝风内动，脉络瘀阻。治以平肝息风通络。处方：川芎 12 g，钩藤 15 g，法半夏 10 g，川牛膝 20 g，地龙 12 g，僵蚕 12 g，胆南星 8 g，厚朴 10 g，砂仁（后下）12 g，全蝎 3 g，木香 12 g，桃仁 10 g，红花 10 g，高良姜 10 g，白芥子 12 g，当归 15 g，石菖蒲 15 g，郁金 15 g，虎杖 15 g，枳椇子 15 g。14 剂，水煎服，日 1 剂。

2019 年 4 月 13 日二诊：脑 CT 出血基本完全吸收，药后眩晕好转，走路脚部麻木疼痛，血压稳定，痰减少，舌红，苔腻，脉弦细。上方去白芥子、当归，加泽兰 15 g，丹参 15 g，14 剂，水煎服，日 1 剂。

2019 年 4 月 28 日三诊：走路尚可，已不坐轮椅，血压不高，反应不迟钝，有少量痰，大便正常，睡眠好，仍乏力，舌红，苔腻，脉弦细。处方：川芎 12 g，钩藤 15 g，川牛膝 20 g，地龙 12 g，僵蚕 12 g，胆南星 8 g，砂仁 12 g，全蝎 5 g，补骨脂 12 g，高良姜 10 g，石菖蒲 15 g，郁金 12 g，虎杖 12 g，生黄芪 15 g，桃仁 10 g，红花 10 g，石见穿 12 g。14 剂，水煎服，日 1 剂。

2019 年 5 月 12 日四诊：步入诊室，走路基本正常，无头晕，纳寐可，二便常，舌苔薄白，脉弦细。患者恢复非常好，继用上法化裁到 5 月底，患者基本康复，嘱稳定血压，禁烟酒，规律饮食，每天适量活动，以巩固疗效。

案例 3：关某，男，53 岁，2019 年 1 月 20 日初诊。患者 2017 年 8 月诊断为脑栓塞、糖尿病，目前胰岛素用量每日 18 IU，尿素、肌酐均升高，大便不干，睡眠好，痰少，血压高，目前服用降压药，双下肢水肿，困倦。中医辨证：气虚血瘀，肝肾亏虚，水湿泛溢。治以补气活血，补肝肾，利水去湿。处方：川芎 12 g，天麻 15 g，生黄芪 15 g，生山药 12 g，钩藤 15 g，法半夏 10 g，川牛膝 20 g，砂仁（后下）12 g，木香 12 g，补骨脂 12 g，茯苓 20 g，猪苓 15 g，泽泻 12 g，肉苁蓉 15 g，太子参 15 g，车前子（包煎）20 g。14 剂，水煎服，日 1 剂。

2019 年 2 月 2 日二诊：药后下肢水肿减轻，自觉身体轻松，穿棉衣感减轻，大便不干，血糖稳定，无腹胀，睡眠可。上方生黄芪加至 30 g，泽泻加至 20 g，补骨脂加至 15 g，14 剂，水煎服，日 1 剂。

2019 年 2 月 16 日三诊：药后小腿及脚部肿胀，言语不清，咳少量痰。处方：生黄芪 60 g，川牛膝 20 g，炒杜仲 15 g，地龙 12 g，补骨脂 12 g，龟板 12 g，熟地黄 15 g，茯苓 20 g，泽泻 15 g，车前子（包煎）20 g，水蛭 5 g，太子参 15 g，砂仁（后下）12 g，木香 12 g，生白术 15 g，炒枳实 15 g。经过数次加减，黄芪最终用量为 120 g，患者水肿基本痊愈。

按语：清代王清任指出中风半身不遂、偏身麻木是由"气虚血瘀"所致，立补阳还五汤，至今仍为临床常用。其中黄芪用到四两。本方黄芪大量用意一是大补元气，加速气血运行，气行则血行；二是补气以利水，"血不利则为水"，患者下肢水肿难消，跟患者元气不足、瘀血内停密切相关，用大剂量黄芪活血以利水，行气以利水。方中牛膝、地龙、水蛭均可活血破瘀；补骨脂、龟板、熟地黄大补肝肾之虚损；太子参助黄芪以补元气；泽泻、茯苓、车前子等利水祛湿；砂仁、木香、白术、枳实健脾和胃，顾护中焦运化。全方针对中风元气虚损的病机，大补元气，兼以活血，故患者可愈。

5. 调理中焦、重视痰瘀治疗神经血管性头痛

头痛病首见于《内经》，称为"头痛""首风""脑风"。金元时期李东垣将头痛明确分为外感头痛与内伤头痛，朱丹溪在此基础上强调"痰与火"，后世王清任善治瘀血头痛。笔者临证治疗头痛多兼顾这三方面，并注重调理中焦，对病程较久者，尤其重视痰瘀。

案例：赵某，女，67 岁，2018 年 10 月 14 日初诊。主诉间断头痛 6 年。患者有高血压病史 8 年，长期服用降压类药物，血压控制不佳，较容易波动。近 6 年间断头痛，在某院检查考虑神经血管性头痛。症见满头疼痛，呈隐痛，记忆力减退，咽部有痰，睡眠可，二便正常，舌红，苔黄腻，脉沉弦。中医辨证：肝阳上亢，痰瘀内阻。治以平肝潜阳，化痰逐瘀。处方：天麻 12 g，川芎 12 g，地龙 12 g，僵蚕 12 g，法半夏 10 g，厚朴 10 g，砂仁（后下）12 g，全蝎 3 g，乌梢蛇 5 g，蜈蚣 1 条，钩藤 15 g，川牛膝 15 g，珍珠母 15 g，石决明 15 g，栀子 12 g，知母 12 g，泽泻 15 g。14 剂，水煎服，日 1 剂，早晚分服。

2018 年 10 月 28 日二诊：头痛及头晕沉感明显减轻，咽部仍有痰，腿沉无力，舌脉同前。上方去石决明、栀子，加用郁金 15 g，胆南星 8 g，14 剂，水煎服，日 1 剂。

2018 年 11 月 11 日三诊：头已不痛，但头有昏沉不清感，有黄痰，健忘，容易乱想，大便偏稀，舌脉同前。处方：川芎 12 g，天麻 15 g，地龙 12 g，僵蚕 12 g，生石膏（先煎）20 g，厚朴 10 g，砂仁 12 g，全蝎 3 g，乌

梢蛇 5 g，蜈蚣 1 条，浙贝母 12 g，钩藤 15 g，川牛膝 15 g，干姜 12 g，山药 15 g。14 剂，水煎服，日 1 剂。药后大便正常，健忘好转，后随访 2 个月，患者未再头痛。

按语：本案患者间断头痛，血压波动，舌红，苔黄，有肝阳上亢之势；记忆力减退，咽部有痰，为痰浊阻滞；患者间断头痛 6 年，久病多瘀。综合考虑，该患者为内伤头痛，辨证为肝阳上亢，痰瘀内阻。治疗当平肝潜阳，化痰逐瘀，通络止痛。首诊方中以天麻、石决明、珍珠母、栀子、钩藤、地龙、僵蚕及知母清肝热、泻肝火、平肝阳、息肝风，以川牛膝引火下行，以法半夏、地龙、僵蚕化痰浊，以川芎为引引药上行，并以虫类药全蝎、蜈蚣、乌梢蛇等血肉有情之品搜络祛瘀止痛，患者头痛及头晕沉感明显减轻。二诊增强化痰之力，三诊脾虚便溏，转以健脾祛湿、调理中焦为主，以平肝潜阳、化痰祛瘀为辅，以杜生痰之源，再服半个月，头痛未再发作。

6. 平肝潜阳、健脾祛湿治疗头痛

头痛是临床上常见的病证，根据部位的不同，头痛可分为正头痛、偏头痛、眉棱骨痛、目眶痛等；六经辨证而言，头痛可分为太阳头痛、阳明头痛、少阳头痛、少阴头痛、厥阴头痛、太阴头痛等。中医认为引起头痛的原因很多，如六淫（风、寒、暑、湿、燥、火）之邪外袭，上犯巅顶，使气血运行受阻；或内伤病久，气血不足，失于充养；或痰浊瘀血，阻于经络，都可导致头痛。头痛的辨证主要在于区别外感与内伤。外感头痛，一般发病较急，痛势较剧而无休止，多属实证，治疗以祛邪为主；内伤头痛起病徐缓，病势也较缓，时作时停，多属虚证或虚中夹实证，治疗以补虚为主。临证需辨别虚实寒热。笔者治疗头痛时，善从痰湿论治，湿邪上犯清窍，清阳不升，浊阴不降而致头痛头昏。治以祛湿健脾，恢复气机升降，疗效颇佳。

案例：王某，女，2021 年 4 月 12 日初诊。主诉头痛 1 年。经常发作头痛，生气后加重，气短，受凉则腹泻，平时大便日 3 次，睡眠不好，血压升高，舌红，苔薄白，脉沉细。中医辨证：肝阳上亢，脾虚寒湿证。治以平肝潜阳，健脾散寒祛湿。处方：川芎 12 g，钩藤 15 g，决明子 15 g，砂仁（后下）12 g，生白术 15 g，炒枳实 15 g，生姜 10 g，黄芪 20 g，防风 6 g，川牛膝 15 g，生山药 15 g，补骨脂 12 g，合欢皮 20 g，炒酸枣仁 15 g，茯神 20 g。7 剂，水煎服，日 1 剂。

2021 年 4 月 19 日二诊：药后头痛未发作，仍睡眠不好，大便次数减少。上方去黄芪、防风、钩藤、生山药，加生龙齿 30 g，虎杖 12 g，泽泻

20 g，7剂，水煎服。

按语：发作性头痛，与外感关系不大，多属内伤。生气后加重，多责之肝火，肝火挟痰上扰清窍，清阳被阻，则头痛发作。受凉则腹泻，大便不成形，说明脾虚胃寒湿，运化失常，脾阳虚日久，则会引起肾阳虚，故补脾需补肾阳。土虚则木乘，土薄不能藏火，则肝阳容易上亢，出现头痛头晕，睡眠不好。辨证属于虚实夹杂，土虚为本，脾虚导致肾阳虚，肝阳为标。方中川芎善治头痛，能止痛活血、燥湿搜风，钩藤能平肝、清心肝热，决明子能清肝明目，三味药合用平肝阳，清肝火治标；黄芪大补脾胃之气，白术健脾祛湿，枳实宽胸理气化痰，生姜温胃化痰，四味药作用于脾胃，既治脾胃之虚，又祛痰湿的病理产物，恢复脾胃的功能；风能胜湿，故用少量防风；补骨脂温补肾阳，暖脾土；川牛膝调气机之升降；合欢皮解郁安神，酸枣仁养肝安神，茯神宁心脾安神。全方标本兼治，虚实兼调，故头痛能较快痊愈。

7. 疏肝健脾治疗抑郁症

郁证是指由情志不舒、气机郁滞而引起的，以心情抑郁、情绪不宁、胸部满闷、胁肋胀痛为主要临床表现的病证。中医的郁证包括焦虑症及抑郁症两个方面。从证候学角度分析，两者有一定区别。中医有"阴静阳躁"之说，根据临床表现特点我们把抑郁症归属阴证，临床表现为抑郁、静默、内向、不爱动；焦虑症归属阳证，其临床表现为焦虑、兴奋、烦躁、亢进。两者一个偏阴，一个偏阳。临床上焦虑症也有抑郁倾向，抑郁症也有焦虑表现。《医碥》曰："百病皆生于郁，第郁而不舒则皆肝木之病矣。"中医治疗郁病，多从肝论治。但近年治疗抑郁症，很多医家从阳虚肝郁论治，亦取得较好疗效。临床上治疗郁证，汲取古人经验，病理因素多考虑湿邪内阻，故多从肝郁脾虚论治。现代医学认为，抑郁症与肠道微生态密切相关。健康人体肠道内存在着1014个菌种，总量为人体细胞数的10倍，他们与宿主互利共生，共同维护着宿主的生理平衡，对维持人体健康发挥着重要作用。肠道菌群与肠道之间的相互作用，参与了神经系统功能的调节，近几年来，肠道菌群在抑郁症中所扮演的角色逐渐被认识并成为研究热点。肠道菌群可能通过炎症反应、调节肠黏膜上皮细胞功能影响神经递质的生成，影响下丘脑-垂体-肾上腺轴及肠黏膜屏障、血-脑屏障等多途径，影响着抑郁症的发生发展。中药通过调控肠道菌群中菌群结构组成与微生物代谢产物，从而维持生态平衡。肠道微生态属于中医脾胃范畴，通过调理脾胃功能，可改善肠道微环境，从而治疗因肠道菌群失调引起的诸多疾病。

案例：宋某，女，60岁，2019年11月21日初诊。主诉抑郁症12年。曾长期服用抗焦虑抑郁类药物，既往有二尖瓣关闭不全病史。来诊症见：精神紧张，易生气，入睡困难，服用地西泮方能入睡，头右侧发胀，头有昏沉感，口唇紫暗，脱发明显，脸面易出油，双下肢浮肿，口干渴，耳鸣，怕冷，咽部有痰，易出汗，纳可，大便黏滞不畅，舌红，苔薄白，脉弦滑。中医诊断：郁证。中医辨证：肝热脾虚，湿热内蕴，心神不宁。治以疏肝清热，健脾除湿，宁心安神。处方：川芎12 g，钩藤15 g，菊花12 g，八月札15 g，夏枯草15 g，炒栀子12 g，法半夏10 g，砂仁（后下）12 g，生白术30 g，虎杖15 g，炒柏子仁20 g，生龙骨15 g，百合15 g，干姜8 g，酸枣仁20 g，茯神15 g。7剂，配方颗粒。

2019年11月27日二诊：药后胃脘有烧灼感，肚子热，右侧头部麻木发胀，偶头晕，睡眠有改善，仍痰多，口渴，仍大便黏滞，睡眠改善，舌脉同前。上方去炒栀子、生龙骨、百合，加生石膏30 g，天麻20 g，干姜改为12 g，7剂，配方颗粒。

2019年12月4日三诊：仍有肚子发热，头胀头麻好转，口渴减，关节手脚有凉痛感，睡眠进一步好转，减少地西泮服用量，舌红，苔薄白，脉弦滑。处方：法半夏10 g，砂仁（后下）12 g，木香12 g，生白术30 g，干姜10 g，虎杖15 g，生石膏（先煎）20 g，知母12 g，川芎12 g，钩藤15 g，枳实15 g，大腹皮15 g，川牛膝20 g，乌梢蛇6 g，延胡索15 g，酸枣仁20 g，7剂，配方颗粒。

2019年12月11日四诊：仍有头胀，肚子发热，大便黏，胃灼热好转，大便黏滞改善，但仍有不畅感，关节手脚凉痛好转，睡眠可。上方去延胡索、川牛膝、大腹皮，加蒲公英15 g，土茯苓20 g，厚朴12 g，7剂，配方颗粒。药后患者头胀缓解，大便通畅，胃纳好转，继以上法调理3个月后，诸症好转，精神状态转佳。

按语：本案患者初诊时主诉症状较多而杂乱，若时间允许，任其叙述，可无休止。患者有精神紧张、易生气、头胀头晕头麻、易汗等不适，为肝郁气滞、阳亢化热化火的表现，脱发、面油、下肢浮肿、咽部有痰、口渴、大便黏滞为湿浊阻滞、化热伤津的征象，失眠为热扰心神、心神不宁的表现。故治疗时以川芎、钩藤、菊花、八月札、夏枯草、炒栀子解肝郁、清肝热、泻肝火；以法半夏、砂仁、生白术、干姜健脾祛湿；以虎杖清热除湿；以炒柏子仁、生龙骨、百合、茯神、枣仁等养肝血、宁心安神。二诊时有胃脘烧灼感、肚子热等气分热象，以石膏清热止渴，右侧头部仍麻木发胀，偶头晕，以天麻平肝止眩，同时增加干姜用量以防石膏性寒伤胃。三诊时患者主诉增加关节疼痛等不适，增川牛膝、延胡索等行气祛瘀止痛。四诊大便黏滞不畅，湿热为患，易黏滞不爽，增蒲公英、土茯苓、厚朴等以清热燥湿。抑郁症的治疗非一日之功，肠道菌群微生态的调整是一个相对较长时间的过程，对主诉较多的抑郁焦虑人群来说，不适症状的减少便是一个疾病好转的迹象。

8. 健脾化痰治疗耳鸣

耳是五官九窍之一，十二经脉、三百六十五络，其气血皆上于面而走空窍，会聚于耳，耳与五脏六腑均有联系，如肾开窍于耳，耳为心之客窍，胆经其支者从耳后入耳中，出走耳前。故肾、肝胆、心的病变，均可引发耳鸣。耳为清阳之窍，对外界的影响尤其敏感，风寒之邪，或内脏的阴阳气血不能上荣，或脏腑功能失调产生的虚火、痰火、郁火上扰，或瘀血阻滞气血运行，均可影响于耳而致耳鸣。若脾胃虚弱，运化失职，痰湿内生，阻滞耳之脉络致耳鸣，当健脾化痰，标本兼治，攻补兼施。

案例：王某，男，50岁，2010年6月12日初诊。主诉耳鸣半年，加重1个月。患者从今年1月开始出现耳鸣，经治疗不见好转，后在某医院检查，确诊为鼻咽癌，已行化疗2个疗程。刻下：耳鸣如蝉，伴有咳痰，耳内潮湿，胸闷，肢体困倦，皮肤瘙痒，易起风团疹，纳谷一般，眠可，大便黏滞，舌红舌体胖，苔薄，脉沉弦小滑。西医诊断：鼻咽癌。中医诊断：耳鸣。中医辨证：脾虚痰阻，肺窍不利。治以益气健脾，肃肺化痰，佐以抗癌。处方：太子参12 g，南沙参12 g，功劳叶12 g，胆南星8 g，浙贝母10 g，枇杷叶12 g，黛蛤散（包煎）8 g，桃仁、杏仁各9 g，猫爪草12 g，半边莲12 g，六月雪15 g，川牛膝15 g，枸杞子10 g，生牡蛎（先煎）20 g，炒薏苡仁20 g。14剂，水煎服，日1剂。

2010年6月26日二诊：服药后无不良反应，耳鸣减轻，易困倦，多汗，纳食可，大便正常，小便泡沫多，睡眠可，舌质暗红，苔黄厚腻，脉沉弦小滑。上方去太子参、浙贝母，加钩藤15 g，黄芩12 g，14剂，水煎服，日1剂。

2010年10月10日三诊：停药3个月。经过30次放疗后，刻下：口腔溃疡反复，乏力，易感冒，咳嗽少许黄痰带血丝，不易咳出，耳鸣、流水已减轻，面肿，双下眼睑及下颌水肿，纳食可，睡眠安，大便3～4日1次，干结,体重下降20 kg,面色黧黑,张口困难,舌体瘦质嫩红,苔薄白,脉细弦。治疗上益肺气以固卫,清内热以化痰,泄脾胃郁热以治口疮。处方:五爪龙15 g,功劳叶12 g,桃仁、杏仁各9 g,枇杷叶12 g,胆南星8 g,僵蚕8 g,紫菀12 g,黛蛤散(包煎)8 g,旋覆花(包煎)10 g,防风10 g,地肤子15 g,黄芩10 g,甘草6 g。14剂,水煎服,日1剂。药后电话随访,耳鸣已不明显,唯有情绪激动时轻度耳鸣,流水减少,嘱其续服原方,注意调节情志,定期复诊。

按语:耳的病变与肝胆、肾关系密切,但由于十二经脉的气血皆可走空窍,故经络气血的病变皆可导致耳鸣,凡气血虚弱,或因外邪,或内脏功能失调产生的虚火、痰火、郁火上扰,或瘀血阻滞气血,均可影响于耳而致耳鸣。本案患者耳鸣伴胸闷,咳痰有血丝,证属脾胃虚弱,痰湿内生,痰阻肺窍。治以益气健脾、肃肺化痰,药用太子参、炒薏苡仁健脾益气;浙贝母、枇杷叶、杏仁、南沙参、功劳叶清肺、降肺化痰;胆南星、黛蛤散清胆化痰;枸杞子滋补肝肾;桃仁活血;半边莲、六月雪解毒;生牡蛎收敛止咳,潜镇降火。服药后,稍见效机,但经第二次化疗后,正气复伤,故复以益气固表,佐清热化痰之法而收功。

四、心病医案

1. 清热化痰、通阳泄浊治疗胸痹

胸痹是以胸部闷痛、胸痛彻背、喘息不能平卧为主要症状的疾病,多与寒邪内侵、饮食异常、情绪异常、劳累、体弱久病等因素有关,心血瘀阻、气滞血瘀、痰浊痹阻、湿热内蕴、寒邪凝滞是其主要病机。目前,随着生活条件的提高,伤于肥甘厚味者不为少见,饮食损伤脾胃,使其运化失司,聚湿生痰,痰湿痹阻心脉,清阳不展而致胸痹。治以祛湿化痰,通脉宣痹。

案例1:杨某,女,54岁,主因胸前区憋闷疼痛2个月,于2013年9月6日初诊。患者原有冠心病心绞痛病史,服用硝酸甘油等能缓解,现因阴雨天气而诱发,症见胸前区憋闷疼痛,伴腹胀纳呆,肢体沉重,头昏如蒙,口黏不欲饮,形体丰腴,睡眠欠安,大便黏滞不爽,晨起可见黏稠白痰,舌淡舌体胖,边有齿痕,舌苔黄腻,脉沉滑。中医诊断:胸痹。中医辨证:脾虚湿浊内停,痰阻心脉而发心痛。治以化湿清热涤痰,宽胸宣痹。方用小陷胸汤和菖蒲郁金汤加减。处方:黄连8 g,瓜蒌15 g,炒枳实15 g,半夏10 g,荷叶(后下)12 g,藿梗(后下)12 g,陈皮12 g,石菖蒲12 g,郁金 12 g，茯苓 15 g，竹茹 12 g，旋覆花（包煎）12 g。7 剂，水煎服，日 1 剂。

二诊：药后胸闷疼痛减轻，胸闷纳呆亦有改善，仍头昏，肢体沉重，口黏而苦，舌脉同前。上方加川芎 12 g，薤白 12 g。14 剂，水煎服。

三诊：药后胸闷疼痛已明显减轻，头昏、肢体沉重亦减，舌红体胖，苔薄白略腻，脉沉滑。此为痰湿已化，胸阳复展，但脾胃功能尚需恢复，上方去黄连，加炒苍术、白术各 12 g，太子参 12 g，14 剂。药后胸痛未作，诸症消失。

按语：本案患者形体丰腴，为痰湿体质，原有冠心病，因阴雨天或饮食不节而诱发心痛。舌苔脉象又有痰郁化热之象，故辨证为痰湿内阻、阻滞心脉，宜化湿清热涤痰，宽胸宣痹。用小陷胸汤和菖蒲郁金汤加减。药以黄连、瓜蒌清化痰热；石菖蒲、竹茹、郁金化痰解郁散结以宽胸；荷叶、藿梗芳香化湿；炒枳实、半夏、陈皮、茯苓、旋覆花健脾和胃祛湿。诸药以化痰湿、祛痰热为中心，辅以宽胸散结、健脾祛湿，使痰湿化解，胸阳舒展，气机通利，胸痛方获缓解。

案例 2：王某，男，28 岁，主因胸闷发憋半年，于 2020 年 3 月 18 日初诊。症见：时有胸闷发憋，活动后加重，偶有心慌，咳嗽有痰，睡眠可，大便黏而不畅，舌红，苔薄白，脉沉弦。西医诊断：冠心病。中医诊断：胸痹心痛。中医辨证：痰湿痹阻。处方：法半夏 10 g，瓜蒌 20 g，薤白 15 g，生黄芪 20 g，砂仁（后下）12 g，木香 12 g，生白术 30 g，炒枳实 15 g，干姜 12 g，虎杖 15 g，川牛膝 15 g，地龙 12 g，橘红 12 g，僵蚕 12 g，夏枯草 12 g，佛手 12 g。7 剂，水煎服，日 1 剂。

2021 年 3 月 30 日二诊：药后仍有痰，大便秘结，日 1 次，饭后有撑胀感，有肾囊肿，尿黄，无胸闷，睡眠可，上方去夏枯草、佛手，加决明子 20 g，肉苁蓉 15 g。7 剂，水煎服，日 1 剂。

2021 年 4 月 13 日三诊：仍有痰，肾囊肿，腹胀不减。处方：法半夏 10 g，瓜蒌 20 g，地龙 12 g，僵蚕 12 g，紫菀 15 g，砂仁（后下）12 g，生白术 20 g，炒枳实 15 g，决明子 20 g，虎杖 15 g，肉苁蓉 20 g，泽泻 15 g，佛手 12 g，香附 12 g，郁金 12 g，土茯苓 15 g。7 剂，水煎服，日 1 剂。药后痰减少，胸闷发憋未发作。

按语：从病理学角度来讲，冠心病为脂质斑块阻塞血管，心肌缺血导致。脂质斑块在中医中属于脂浊、痰湿，痰湿日久可造成血瘀。治以化痰理气，宽胸活血。本病患者伴有大便黏滞不畅、咳痰，肺为贮痰之器，脾胃为生痰之源，故应调脾胃，宣肺降气，促进痰湿的排出。药用瓜蒌、薤白、法半夏通阳开痹；黄芪健脾补脾，砂仁、木香理气，白术、枳实调升降，干姜暖脾燥湿，虎杖祛脾胃之湿浊而通便，川牛膝、地龙活血化瘀通络，橘红、僵蚕化痰，夏枯草、佛手清肝火、理肝气，肉苁蓉补肾通便。心肝脾肺肾同调，痰湿瘀血同治，全面调理。

案例3：王某，女，63岁，主因胸闷气短，失眠1年，于2021年3月10日初诊。1年来每晚仅睡2~3个小时，脑鸣，大便不畅，脑后有疲劳发胀的感觉，舌红，苔薄，脉沉细。既往有甲状腺结节，肝囊肿。西医诊断：冠心病。中医诊断：胸闷、不寐。中医辨证：肝郁化火，痰湿阻滞。治以清肝化痰祛瘀。处方：法半夏10 g，瓜蒌20 g，薤白15 g，川牛膝20 g，夏枯草15 g，川芎12 g，钩藤15 g，砂仁（后下）12 g，生白术20 g，炒枳实15 g，合欢皮15 g，酸枣仁20 g，茯神15 g，生龙齿20 g，天麻15 g，虎杖15 g。7剂，水煎服，日1剂。

2021年3月17日二诊：药后胸闷气短减轻，仍睡眠不好，胃反流，轻度肠化生，既往有肝肾囊肿、高脂血症、慢性胃炎、反流性食管炎、肺结节。处方：法半夏10 g，瓜蒌20 g，夏枯草15 g，生白术20 g，炒枳实15 g，生姜12 g，黄芩12 g，瓦楞子（包煎）20 g，虎杖15 g，决明子15 g，生龙齿15 g，合欢皮20 g，炒枣仁20 g，茯神20 g，生龙齿（先煎）15 g，代赭石15 g。服药后诸症减轻，继续调理痊愈。

按语：本病初诊以胸闷气短为主诉，治以瓜蒌薤白半夏汤，其也是《伤寒论》中治疗胸痹的常用方，对痰湿瘀阻胸阳引起的胸闷胸痛效果较好。痰湿由脾胃所生，所以祛痰湿的同时必须兼顾脾胃，故方中用砂仁、白术、枳实等调脾胃气机升降，川牛膝可以引气下行，气机一降，痰湿自然下降。二诊时，胸闷气短已减轻，故以调整睡眠为主，胃不和则卧不安，患者有胃食管反流病史、慢性胃炎、肠化生等相关疾病，故以清利脾胃湿热为主，枳实、白术调脾胃升降，黄芩清胃热，瓦楞子制胃酸，虎杖祛胃肠湿热，决明子清热通腑，夏枯草清肝火。总以清热祛湿为主，辅以安神药物，调整睡眠。

2. 疏肝和胃降气治疗胃心痛

胃心痛乃胃受邪，胃气上逆于心而引起的心痛。其病在心，由胃的病变而引起。其症状可见胃痛，呈一种憋闷、胃胀的感觉，有时伴有钝痛及剧痛，恶心欲吐，食后加重，嗳气吞酸，舌淡或晦暗，脉沉细小滑或沉迟，可由胃中隐痛、腹胀纳呆进一步引起心前区疼痛，伴出冷汗，持续半小时以上，舌红少津，脉细数无力，相当于冠心病心绞痛兼有胃的证候。胃心痛重点在于治胃，而不限于治心，应详辨胃之寒热虚实，根据辨证求因、审因论治的原则，治胃宁心，这也是治病求本之道。

案例：李某，女，64岁，2016年1月27日初诊。患者走50米即胸痛，动则发病2年余，饮食不慎则胃痛，大便常，入睡困难，舌红，苔薄，脉沉细。平时易生气，胃胀，两胁胀。中医辨证：肝木克土，胃气不降，上逆犯心。治以疏肝和胃降气，通阳泄浊。处方：八月札15 g，茵陈15 g，瓜蒌15 g，薤白15 g，生黄芪15 g，法半夏10 g，厚朴12 g，砂仁（后下）12 g，木香12 g，香附12 g，生白术15 g，炒枳实15 g，合欢皮15 g，炒酸枣仁20 g，茯神15 g，陈皮12 g。7剂，水煎服，日1剂。

2016年2月3日二诊：药后仍胸痛，动后甚，胃胀，两胁胀减。处方：法半夏10 g，厚朴12 g，砂仁（后下）12 g，木香12 g，生白术15 g，炒枳实15 g，陈皮12 g，炒莱菔子12 g，八月札15 g，茵陈15 g，佛手12 g，合欢皮15 g，炒酸枣仁20 g，天花粉15 g，川牛膝15 g，柏子仁12 g。

2016年2月25日三诊：药后走路后胸痛好转，现因伴侣住院着急，复出现行走胸前区憋闷疼痛，晚上咽部发憋，睡眠不好，大便干，起夜多，白天尿频，尿少，舌红，苔薄黄，脉沉细。处方：瓜蒌15 g，薤白12 g，法半夏10 g，桂枝12 g，厚朴12 g，砂仁（后下）12 g，木香12 g，生白术30 g，炒枳实15 g，虎杖15 g，八月札15 g，香附12 g，合欢皮15 g，炒酸枣仁20 g，泽泻15 g，山萸肉12 g。7剂，水煎服，日1剂。

按语：患者胸闷、胸痛，动则发病，属胸痹心痛病无疑。饮食不慎则胃痛，生气则胃胀，据患者病史、症状、发病因素考虑，患者胃痛乃肝气犯胃、脾胃虚弱所致，故处方中八月札、茵陈疏肝理气；瓜蒌、薤白、法半夏辛开苦降，通阳泄浊；辅以黄芪大补元气，助心行血；胃气以通降为顺，故用厚朴、砂仁、木香、香附和胃降气，兼能疏肝；白术、枳实健脾祛湿，降气通腑；合欢皮、酸枣仁、茯神解郁养心安神。二诊中，胃胀、两胁胀痛减，故着重调脾胃，以治心痛。治疗3次后，胸痛好转。在治疗心痛的过程中，如果不详审病机，而使用大量活血化瘀药物，反而损伤心气。本案调脾胃论治心痛，收到满意的疗效，值得借鉴。

3. 健脾补肾治疗脾心痛

心和脾经脉相连，互相络属，在功能上也密切联系，心主血，脾主气，心为火脏，脾为土脏，火能生土，心为脾之母。脾脏得到心阳的温煦，才能正常地运化水谷并输送到全身，心得到脾化生的水谷精微的滋养，方能发挥心主血的功能。心与脾在病理上互相影响，一方面，脾病可影响心，如脾胃气虚致宗气不足，心脉灌注不足，心血失于充养，心脉蜷缩可发生心痛；脾胃升降失司，清阳不升，浊阴上逆，蒙蔽心窍；或脾失健运，津液不行，聚湿生痰，痰瘀互结，痹阻心脉均可引发心痛；另一方面，心病可传于脾，如心火盛，可传于胃，导滞心胃火炽，心阳不足，不能温煦脾胃致脾胃虚寒，失于健运，心脾两虚，心血不足，心脉挛急，也可发生心痛，正如《马培之医案》中所说："中阳不足，寒气停留，升降失司，上不得入，下不得出，致成胸痹。"

案例1：李某，女，51岁，2016年5月12日初诊。主因心前区憋闷、气短半年余就诊。患者自诉心前区憋闷，气短，伸腰乏力，胃胀，大便不成形，口干，睡眠可，舌红，苔薄，脉弦细。中医辨证：胸阳不振，脾胃虚弱。治以宣痹通阳，健脾和胃补肾。处方：瓜蒌15 g，薤白15 g，法半夏10 g，桂枝12 g，生黄芪15 g，炮姜12 g，生薏苡仁15 g，川牛膝20 g，炒杜仲15 g，厚朴12 g，砂仁（后下）12 g，炒白术15 g，炒枳实15 g，肉豆蔻12 g，陈皮12 g，炒麦芽15 g。7剂，水煎服。

二诊：药后胸闷气短减轻，胃不胀，大便仍不成形，腰酸，口干，困倦感减。上方生黄芪加至30 g，炒杜仲加至20 g，加补骨脂12 g。7剂，水煎服，日1剂。

按语：本案患者心前区憋闷、气短，伴见大便不成形、胃胀等脾胃虚寒的症状，四诊合参，考虑为脾心痛病。治以宣痹通阳，健脾和胃补肾。方中瓜蒌、法半夏清热化痰、宽胸散结，薤白宣痹通阳，桂枝温通心阳，黄芪大补心气，炮姜温中散寒以健脾，厚朴、砂仁、白术、枳实、陈皮健脾燥湿、理气和胃，杜仲、川牛膝、肉豆蔻温补肝肾，炒麦芽消食和胃以助运化。全方针对胸闷、气短，以宣痹通阳为主，更辅以健脾和胃补肾，恢复脾胃升降以绝生痰之源，温补肝肾以绝亏虚之本，故胸闷可愈。

案例2：刘某，男，59岁，2018年12月3日就诊。自诉近年来心前区发憋，大便不成形，黏滞，吃西药后胃不适，晚上脚凉脚痛明显，舌红，苔薄，脉沉细。中医辨证：胸阳不振，脾肾阳虚。治以宣痹通阳，温脾暖肾。

处方：瓜蒌 12 g，薤白 15 g，法半夏 10 g，砂仁（后下）10 g，木香 10 g，炒苍术 15 g，炒白术 15 g，生山药 30 g，干姜 12 g，高良姜 10 g，川牛膝 15 g，桂枝 6 g，生黄芪 20 g，补骨脂 12 g，肉豆蔻 12 g，小茴香 12 g。7 剂，水煎服，日 1 剂。

按语：根据患者临床表现，结合病史，四诊合参，考虑患者为脾心痛病。但本案患者的寒象比较明显，脾肾阳虚更甚，故患者大便不成形，脚凉明显。治以宣痹通阳，温脾暖肾。方中仍用瓜蒌、法半夏清热化痰，宽胸散结；薤白宣痹通阳，桂枝温通心阳；黄芪大补心气；干姜、高良姜二姜并用，增强温脾肾、散寒凝之力；炒苍术、炒白术二术并用，增强燥湿健脾止泻之力；补骨脂、小茴香并用补肝肾，散下焦寒气；砂仁、木香调中焦之升降。升降复，则心火可下降以暖肝肾之寒，肾阳可上升以宣心阳之痹，故胸痹可愈。

4. 清肝息风、暖肝散寒治疗肝心痛

肝心痛病名首见于《灵枢》，《灵枢·厥病》指出"厥心痛，色苍苍如死状，终日不得太息，肝心痛也"。情志内郁或心情急躁，劳伤虚损，六淫邪气内侵，导致气血逆乱，肝的功能失调，筋脉失于濡养，心脉挛急，引起的心痛，称为肝心痛。其症见胸闷胁肋胀满疼痛，心悸，气短，烦躁易怒，善太息，脉沉滑或弦滑，舌质暗有瘀斑，甚者胸闷压榨疼痛，有窒息感，并向胁下、后背、肩胛部放射，面色苍白，汗出如珠，烦躁惊恐等，相当于冠心病心绞痛伴有肝经的症状。

案例 1：姜某，男，58 岁，主因发作性胸闷疼痛 5 年，于 2013 年 11 月 12 日初诊。患者 5 年前诊断为冠心病，经常因心情不舒而诱发胸前区憋闷疼痛，伴头晕头痛，左半身麻木，大便干燥，睡眠不宁，平时有痰，舌质红，苔稍黄，脉弦数。心电图示 ST 段下移，T 波低平，血压 170/110 mmHg。西医诊断：冠心病心绞痛，高血压。中医诊断：肝心痛。中医辨证：肝阳上亢，肝肾阴虚，虚风内动。治以平肝潜阳，凉肝息风而止痛。方用天麻钩藤饮加减。处方：天麻 12 g，钩藤 15 g，僵蚕 12 g，石决明 20 g，珍珠母 20 g，栀子 6 g，天竺黄 10 g，益母草 9 g，瓜蒌 15 g，薤白 12 g，法半夏 10 g，生白术 20 g，牛膝 10 g，茯神 10 g，地龙 12 g。7 剂，水煎服。

二诊：药后胸痛发作次数减少，左半身麻木消失，血压 150/100 mmHg，上方去珍珠母，加石菖蒲 15 g，14 剂，水煎服，日 1 剂。

三诊：药后心痛缓解，血压降至 140/90 mmHg，继以上法调理，1 个月后，血压正常，自觉症状消失，心电图也恢复正常。

按语：本案患者素有高血压、冠心病病史，遇情绪变化而引发心绞痛，根据病史和诱发因素、症状特点，考虑为肝心痛。治以平肝潜阳，凉肝息风而止痛。以天麻、钩藤、石决明、珍珠母平肝潜阳息风，地龙、僵蚕、天竺黄、瓜蒌、法半夏清化痰热，栀子、茯神清心安神，益母草、牛膝利水引血下行，薤白宽胸散结。诸药重在审因论治，平肝潜阳息风，清心安神，使肝风内息，肝阳下潜则心神安定，心痛之症随之而消失。

案例2：薛某，男，61岁，主因发作性胸痛3年，于2007年11月20日初诊。患者3年前因胸痛而住院，经检查诊断为急性心肌梗死，经抢救治疗，恢复月余缓解出院。以后每逢天气变冷或情志不畅即出现发作性胸痛，近因接近冬季，气候转冷，昨日出现胸闷憋气，胸痛掣背，手脚发凉伴左下肢拘急疼痛，舌质暗淡，苔白，脉沉细。西医诊断：冠心病心绞痛发作。中医诊断：寒凝血脉，心脉不通。系因天气转冷，寒邪侵犯肝经，母病及子，影响于心而致心脉瘀阻。治以暖肝散寒，温通心阳止痛。方用当归四逆汤加减。处方：当归15 g，薤白10 g，桂枝9 g，炙甘草10 g，白芍12 g，细辛3 g，通草12 g，吴茱萸6 g，生姜2片，大枣3枚。7剂，水煎服，日1剂。

二诊：服用上方后胸痛发作次数减少，疼痛减轻，上方加檀香9 g，降香12 g，龙骨20 g，14剂，水煎服，日1剂。

三诊：药后胸痛已不明显，四肢转温，继以上法加入黄芪15 g，丹参15 g，继服30余剂，诸症消失，心电图示T波已恢复，1年后随访未见复发。

按语：本案患者心痛伴因感受寒邪而诱发的胸闷痛，且伴有肢体拘挛疼痛，为肝经、心经同时受寒邪侵袭而致，故治以暖肝温通心阳，散寒止痛法。药用吴茱萸、细辛暖肝散寒；桂枝甘草汤加薤白温通心阳；当归、白芍养血活血；通草通络止痛，生姜、大枣温脾胃助心阳。诸药温阳散寒、温通经脉以推动血液运行，暖肝温心以通血脉、安心神，故药后心痛之症得以控制。

5. 温肾通阳和胃治疗肾心痛

"肾心痛"始见于《灵枢·厥病》，提出："厥心痛，与背相控，善瘛，如从后触其心，伛偻者，肾心痛也。"肾之阴阳虚损，致心失于濡养和温煦、心脉瘀阻引起的心痛，称之为"肾心痛"。其病位在心，病本在肾。症见心痛彻背，背痛彻心，胸背拘急，畏寒肢冷，腰膝酸软，伛偻不伸，足跗浮肿；或面色苍白，惊恐不安，冷汗自出等，舌体胖，质淡，或紫暗有瘀点，苔白滑润，脉沉涩、细弱或结代；或头晕耳鸣，咽干，腰酸，五心烦热，夜热盗汗，舌红苔少，或有裂纹，脉沉细小数，或虚大无力。肾心痛临床表现相当于冠心病心绞痛兼有肾经的证候。

案例：崔某，男，44岁，2016年3月17日就诊。主诉胸闷、心慌、乏力2年。患者2年前无明显诱因出现阵发性心慌、胸闷、乏力，大便尚可，腰酸，胃胀，血压高，口服降压药，手脚凉，肩膀麻木，睡眠不实，舌红，苔薄，脉沉细。中医辨证：肾虚胸阳不振，胃失和降。治以补肾宣痹通阳和胃。处方：制附片（先煎）12 g，桂枝12 g，桑枝15 g，川牛膝20 g，炒杜仲15 g，厚朴12 g，砂仁（后下）12 g，木香12 g，桑寄生15 g，炒柏子仁15 g，生龙骨15 g，生白术20 g，炒枳实15 g，合欢皮15 g，炒酸枣仁20 g，桃仁12 g。7剂，水煎服，日1剂。

按语：肾阳为一身阳气之根本，肾阳不足，则心阳亦不足。患者手脚凉、腰酸、脉沉细皆为肾阳不足的表现，胸阳不振则胸闷、心慌，胃失和降则胃胀不适，故治疗以温肾阳、补心阳、和降胃气为主。制附片、桂枝相伍，一温肾阳，一通心阳，温通结合，心肾同治；川牛膝、杜仲、桑寄生补肝肾，填精髓；厚朴、砂仁、木香和降胃气，健脾祛湿；合欢皮、酸枣仁解郁养心安神；桃仁活血化瘀通络止痛。本案患者肾阳虚，心阳失于温煦，进而导致心阳虚，故应注重心肾同治。

6. 补肺化痰、清肺和中治疗肺心痛

肺与心经脉相连，功能上相互依赖，互相影响。心主血，"诸血者，皆属于心"，肺主气，"诸气者，皆属于肺"。肺朝会百脉，将气血灌注全身，心主气，推动血液运行，两者在血液运行方面起着协同的作用。肺通过呼吸、宣发肃降、朝会百脉的作用，促进心行血的作用，故有气为血之帅的说法；血液正常运行才能保证肺呼吸、主气的功能，即血为气之母。心血与肺气相互依存，互相作用，功能上紧密联系。肺对血液运行的作用，主要靠的是宗气，宗气亦即胸中之大气。宗气源于脾胃化生的水谷精微之气与肺吸纳的呼吸之气，具有贯通心脉和主呼吸的功能，维系了心主血脉和肺主呼吸的作用。肺行血的作用就是通过宗气的作用来实现的。肺与心生理上气血相依，病理上也互相影响，肺心痛乃肺的功能障碍，导致心血运行不畅、心脉痹阻引起的心痛。其病在心，根源在于肺。其症状可见阵发性心前区疼痛，气短乏力，劳累后疼痛加重，咳喘时作，自汗，舌体胖大，舌边有瘀斑，脉细滑结代，相当于冠心病心绞痛兼有肺的证候。

案例1：梁某，男，60岁，主因阵发性胸闷，胸痛3个月，加重伴气短，咳嗽1个月于2015年4月20日初诊。患者有冠心病病史2年。3个月前突发胸前区疼痛，伴胸闷气短，在当地医院诊断为"冠心病"，行抗凝血、扩张冠状动脉治疗后，病情尚平稳。1个月前因感冒，复出现频繁胸闷痛发作，伴咳嗽，咳吐白痰，气短乏力，心烦失眠，大便干结，舌红脉滑数，经扩张冠状动脉、抗感染治疗后症状无明显改善，求助于中医治疗。中医辨证：肺气不足，外感病邪，肺失宣降，影响于心，导致心脉不畅、心血瘀阻而出现心痛。治以补肺气、化痰、通心脉、祛瘀。方以瓜蒌薤白汤合生脉饮加减。处方：瓜蒌15 g，薤白12 g，法半夏12 g，生黄芪15 g，生白术30 g，浙贝母15 g，桑白皮12 g，麦冬12 g，丹参15 g，地龙12 g，紫菀12 g，杏仁10 g，生薏苡仁15 g，桃仁10 g。7剂，水煎服，日1剂。

二诊：药后胸闷胸痛次数减少，气短乏力、咳嗽明显减轻，痰减少，继以上方调理20余剂，诸症悉除。心电图、胸片表现也明显改善。

按语：本案患者胸痛伴气短咳嗽，且于感冒后复发，从症状特点和病机分析看属于"肺心痛"范畴，故以补肺化痰，活血化瘀法治疗。药用黄芪、白术补益肺气；浙贝母、桑白皮、瓜蒌、薤白、地龙、紫菀、法半夏化痰宽胸散结；生薏苡仁、白术健脾化痰湿；杏仁、桃仁、丹参降肺气活血化瘀。诸药补肺，健脾益气，宣肺化痰，降肺通腑泄浊，活血化瘀，使肺气得以补益，肺气宣降正常，心脉条畅，血行无阻，则心痛之症得以缓解。

案例2：黄某，男，68岁，主因咳嗽、胸前区疼痛20天，于2014年4月30日初诊。患者于20天前感冒后出现发热、咳嗽、咳痰等症状，伴心前区疼痛，遂接受住院治疗，既往患高血压10余年，3年前曾经植入心脏支架，本次因感冒心前区疼痛复发，入院后检查示肺部感染，诊断为"冠心病心绞痛"，经治疗后发热、咳嗽均缓解，仍有心前区疼痛，求助中医治疗。症见面色晦暗，干咳，腹胀，胸闷不舒，胸前区疼痛时有发作，气短，寐安，大便干燥，3～4天1次，口唇紫暗，舌体胖，舌质暗滞，苔薄，脉沉弦。中医辨证：邪热蕴肺，心脉瘀阻。治以清肺热，宣肺止咳，和中通心脉。处方：太子参12 g，生石膏（先煎）20 g，百合12 g，紫菀12 g，瓜蒌15 g，桔梗10 g，郁金12 g，浙贝母10 g，清半夏10 g，生谷麦芽各20 g，砂仁（后下）12 g，炒神曲12 g，丹参15 g，炒苏子12 g，炒枳壳12 g，炙甘草4 g，枇杷叶12 g，茵陈15 g，以竹沥汁30 mL为引。7剂，水煎服，日1剂。

二诊：药后心前区疼痛缓解，干咳减轻，胸闷气短症亦见缓解，食后腹胀也有减轻，上方减生石膏、枇杷叶，加娑罗子12 g，炒杏仁12 g，大腹皮12 g，14剂，水煎服，日1剂。

三诊：药后心前区疼痛未见发作，胸闷气短也已缓解，干咳消失，仍大便不畅，上方加火麻仁20 g，14剂，水煎服。

四诊：药后大便通畅，诸症已不明显，继以上方巩固。

按语：本案患者有冠心病病史2年，本次因感冒复发，症见干咳伴胸前区憋闷疼痛，辨证属于肺心痛。治以益气养阴，宣肺化痰止咳，调脾胃升降。以太子参益气养阴；生石膏、枇杷叶清肺热；紫菀、桔梗、炒苏子、郁金、瓜蒌宣肺降气化痰；茵陈清肺、肝之热；竹沥汁化痰降浊；清半夏、生谷麦芽、炒神曲、炒枳壳、砂仁、炙甘草和胃降逆，健脾消食助运以除生痰之源。诸药以清肺热降逆化痰为主，辅以调理脾胃升降以绝生痰之源，清肝热以平升发太过，助肺肃降之职。方中没有专治心痛之药，但根据辨证求因、审因论治原则，主治肺、脾胃，以复升降之职，药后咳嗽平，痰湿祛，胸闷心痛之症随之而解。

案例3：霍某，男，73岁，主因咳嗽，胸前区疼痛20天，于2009年4月30日初诊。患者于20天前感冒，出现发热、咳嗽、咳痰等症状，伴心前区疼痛，遂往北京某医院住院治疗，既往患高血压10余年，2年前因冠心病行经皮冠脉介入术，本次因感冒心前区疼痛复发，入院后检查示肺部感染，经治疗后发热、咳嗽均缓解，来诊时症状：面色晦暗，干咳，腹胀，双下肢指凹性水肿，纳可，胸闷不舒，气短，寐安，大便干燥，3～4天1次，常年喝番泻叶排便，口唇紫暗，舌体胖，舌质暗滞，苔薄，急躁易怒，脉沉弦滑尺弱。治以益气阴，宣肺止咳，调脾胃。处方：太子参12 g，麦冬10 g，生石膏（先煎）20 g，枇杷叶12 g，紫菀12 g，桔梗10 g，郁金12 g，川贝10 g，清半夏10 g，生谷麦芽各20 g，炒神曲12 g，茵陈12 g，炒苏子12 g，炒枳壳12 g，炙甘草4 g，以竹沥汁30 mL为引。7剂，水煎服，日1剂。

二诊：药后心前区疼痛缓解，干咳减轻，胸闷气短症亦见缓解，食后腹胀也有减轻，上方减紫菀、枇杷叶，加娑罗子12 g，醋延胡索15 g，大腹皮、子各12 g，14剂，水煎服。

三诊：药后心前区疼痛未见发作，胸闷气短也已缓解，干咳消失，仍大便不畅，上方加火麻仁 15 g，瓜蒌 15 g，14 剂，水煎服。药后大便通畅，诸症已不明显，继以上方巩固。

按语：本案患者有冠心病病史 2 年，本次因感冒复发，症见干咳伴胸前区憋闷疼痛，辨证属于肺心痛。治以益气养阴，宣肺化痰止咳，调脾胃升降。以太子参、麦冬益气养阴；生石膏、枇杷叶清肺热；紫菀、川贝、桔梗、炒苏子、郁金宣肺降气化痰；茵陈清肺、肝之热；竹沥汁化痰降浊；清半夏、生谷麦芽、炒神曲、炒枳壳、炙甘草和胃降逆，健脾消食助运以除生痰之源。诸药以清肺热降逆化痰为主，辅以调理脾胃升降，清肝热降肺气。方中没有专治心痛之药，但根据辨证求因、审因论治原则，主治肺、脾胃，以复升降之职，药后咳嗽平，痰湿祛，胸闷心痛之症随之而解。

7. 疏肝利胆通络治疗胆心痛

胆的功能失调影响至心所致的心痛称为胆心痛。此病虽在心，实则由胆异常引起。胆气郁阻，影响于心致心脉痹阻，发为胆心痛。胆心痛临床除见心痛症状外，还可伴见胆经的症状，心痛彻背，背痛彻心，胸背拘急，或胸胁痛，痛引肩背，面色苍白，惊恐不安，冷汗自出，或耳鸣头晕，五心烦热，舌质红，苔薄黄，脉弦数。胆心痛临床表现相当于冠心病心绞痛兼有胆经证候。

案例：张某，男，50 岁，主因发作性胸胁部疼痛半年，于 2008 年 4 月初诊。患者平素性情急躁，工作紧张，常遇事不遂而发火，半年前因情绪波动而诱发胸胁部疼痛，经中西药治疗而愈。2 天前复因工作事不随心，出现胸胁部疼痛，胸前区憋闷，善太息，心悸烦乱，急躁易怒，头晕恶心，睡眠不安，舌红，苔薄白，脉弦结代，经医院检查诊断为"冠心病心绞痛，频发房性期前收缩"。中医辨证：情志内伤，肝胆气郁，疏泄失常，心脉瘀阻而发心痛，属于胆心痛。治以疏肝利胆，通络止痛。方以温胆汤加减。处方：柴胡 12 g，白芍 10 g，炒枳实 10 g，陈皮 10 g，半夏 6 g，香附 12 g，旋覆花（包煎）12 g，醋延胡索 12 g，郁金 12 g，茯神 10 g，川楝子 12 g，夜交藤 12 g。7 剂，水煎服，日 1 剂。

二诊：药后胸胁疼痛减，头晕恶心症消，睡眠改善，但着急、活动后仍胸胁疼痛发作，持续时间缩短。上方去陈皮、半夏加川芎 10 g，瓜蒌皮 15 g，继服药 7 剂，心胁疼痛消失，心电图也明显改善。

按语：本案患者心痛发作因情绪变化而发，疼痛主要在肝胆循行部位，且伴有善太息、急躁易怒、心烦恶心等胆经所主症状，诊断为胆心痛。治以疏肝利胆，通络止痛法。药用柴胡、香附、郁金、延胡索、川楝子疏肝利胆止痛，白芍养血柔肝，半夏、陈皮、旋覆花、炒枳实和胃降逆，茯神、夜交藤安神宁心。诸药治不在心，而重在审因论治，疏肝利胆和胃，肝胆疏泄正常则心神安定，心痛之症随之而消失。心为胆之标，一些冠心病是由于胆气不能升发而造成的，"治病必求其本"，故心病治胆应当成为治疗这类冠心病的一个重要法则。对胆心痛证治的总结，可望对临床心痛的治疗起到启发及指导作用。

8. 温脾祛湿补肾疗心悸

心悸指患者自觉心中悸动，惊惕不安，甚则不能自主的一种病证，临床一般呈发作性，每因情志波动或过度劳累而发作，且常伴胸闷、气短、失眠、健忘、眩晕、耳鸣等症。心悸的成因多见体质虚弱、饮食劳倦、七情所伤、感受外邪及药食不当等，病机多为气血阴阳亏虚，心失所养，或邪扰心神，心神不宁，其病位主要在心，而与肝、脾、肾、肺四脏关系密切。

案例：兰某，男，40岁，主因心慌、出汗3年，于2016年2月17日初诊。患者自诉3年来心慌、出汗，大便稀不成形，胃胀满不舒，泛酸，腰酸，睡眠尚可，多梦，舌红，苔腻，脉沉细。中医辨证：脾虚湿盛，影响于肾，肾虚，影响心神。治以健脾祛湿，补肾，养心安神。处方：法半夏10 g，厚朴12 g，砂仁（后下）12 g，炒白术15 g，陈皮12 g，生薏苡仁20 g，生山药15 g，肉豆蔻12 g，炒柏子仁15 g，紫石英15 g，珍珠母（先煎）15 g，生龙骨（先煎）15 g，川牛膝15 g，炒杜仲15 g，黄芩12 g，瓦楞子（包煎）20 g。7剂，水煎服，日1剂。

二诊：心慌减，发作次数减少，仍出汗，大便不成形，胃胀减，腰酸，咽干有黄痰，上方去珍珠母、生龙骨，加炮姜12 g，煅牡蛎20 g，鱼腥草30 g，药后心悸缓解，大便正常，继以上法调理而愈。

按语：患者心慌、汗出是其主要症状，但患者伴有明显的大便不成形、胃胀、泛酸等脾胃的症状，心脾两虚，当养心补脾，故方中用法半夏、厚朴、砂仁、炒白术、陈皮健脾益气、化痰祛湿，生山药、肉豆蔻、川牛膝、炒杜仲补肾填精固脱，柏子仁养心安神定悸，生龙骨、珍珠母重镇安神定悸，黄芩清热祛湿，瓦楞子抑酸止痛。二诊时患者心悸减，仍有汗出，故加煅牡蛎养阴敛汗。纵观全方，虽治心悸，但调脾胃仍是本方重点。追根溯源，本病患者心悸主要是由脾胃虚弱、气血不足所致，故复脾胃运化，则心悸自愈。

第三章 治疗常见病、多发病、疑难病的临床医案

9. 扶土抑木治疗甲状腺功能亢进心悸

甲状腺功能亢进症在中医属"瘿病"范畴，古籍中亦称"瘿气""心悸"等。《诸病源候论》认为"诸山水黑土中，出泉流者，不可久居，常食令人作瘿病，动气增患"，指出瘿病的病因与情志内伤及水土因素有关。瘿病亦与古代瘰疬相似，《景岳全书》曰"瘰疬之病，属三焦肝胆等经风热血燥，或肝肾二经精血亏损，虚火内动，或恚怒忧思，气逆于肝胆二经。二经常多气少血，故怒伤肝则木火动而血燥，肾阴虚则水不生木而血燥，血燥则筋病，肝主筋也，故累累然若贯珠"，指出其与情志及内脏的关系。本病初期肝气郁滞，肝火旺盛，肝旺乘脾土，损伤脾胃，出现肝脾失和。肝主疏泄，脾主运化，肝脾疏利则气机调畅。如肝失条达、疏泄不利则气机郁滞，进而津停为痰，血滞为瘀；脾主运化，输布津液，七情内伤及肝失疏泄均可进一步导致脾失运化，脾虚生痰，痰湿凝聚而致病。因此，认为气、血、痰、瘀贯串瘿病的发生发展整个过程。对于久病患者，尤其应注重后天脾胃之本，脾伤则气结，脾虚则酿生痰湿，痰气交阻，血行不畅，气、血、痰凝聚而成瘿病，瘿病日久耗伤阴液，从而出现一系列甲状腺功能亢进常见症状。

案例：马某，女，72岁，2019年4月10日初诊。主诉甲状腺功能亢进30年，曾用碘-131治疗好转，后停药，10年前复发，心悸不适，开始口服甲巯咪唑，目前甲巯咪唑5 mg qd，查甲状腺功能五项皆处于正常范围。症见：心悸不安，易汗，精神恍惚，双眼干涩，睡眠易醒，大便基本不成形，进食可，舌红，苔薄，脉沉弦。24小时动态心电图：频发房性期前收缩、窦性心动过速。中医诊断：心悸病。中医辨证：肝郁脾虚，心神不宁。治以疏肝理气、清热泻火、益气健脾、养心安神定悸。处方：太子参15 g，丹参15 g，生黄芪20 g，炒白术15 g，高良姜12 g，夏枯草15 g，郁金15 g，生龙骨20 g，炒柏子仁15 g，合欢皮15 g，酸枣仁20 g，蒲公英9 g，炙远志15 g，山药15 g，益智仁12 g，佛手12 g。配方颗粒，7剂。

2019年5月15日二诊：患者服药1周后心悸明显缓解，因外出未再服药。症见：心悸阵发，睡眠多梦易醒，眼干涩，头晕不适，大便有改善，舌脉同前。处方：太子参15 g，炒柏子仁15 g，生龙骨15 g，炒白术15 g，高良姜12 g，蒲公英9 g，夏枯草12 g，香附12 g，山药15 g，合欢皮15 g，酸枣仁20 g，补骨脂12 g，川牛膝15 g，川芎12 g，钩藤12 g。7剂，配方颗粒。

2019年5月28日三诊：心悸进一步好转，大便成形，仍睡眠多梦，双小腿沉重，易惊。处方：上方去柏子仁、钩藤，加茯苓30 g，茯神30 g。7剂。守法调理2月余，患者偶有心慌发作，不影响生活，大便可，睡眠尚可。

按语：本案患者就诊时以心悸为主要表现，伴有易出汗、精神恍惚、双眼干涩、睡眠易醒等症状，为肝郁化热、热扰心神所致，选药以郁金、合欢皮、佛手、夏枯草、蒲公英等疏肝清热；郁久化热，耗伤阴血，故以酸枣仁、柏子仁等养血宁心，以远志、龙骨定悸安神；大便不成形，为中焦虚寒、脾虚湿重的表现，选药以太子参、生黄芪、白术、高良姜、山药、益智仁等益气健脾，暖中燥湿。另太子参、丹参为常用对药，可益气活血定悸，治疗常见的心律失常，如期前收缩、心房颤动等。患者二诊时心悸已好转，新增头晕不适，虑其为肝阳上亢、头目被扰，故以川芎、钩藤等平肝息风，以川牛膝引血下行。患者三诊时大便已成形，但下肢沉重，虑其为湿性趋下、湿重困脾的征象，故加用茯苓、茯神等，既健脾利湿又宁心安神。守法调理2个月，患者心悸明显好转。可见治疗甲状腺功能亢进，西药可使指标达标，但在患者的一些临床症状仍存在时，中医的整体观及辨证论治思想可让患者受益。

10. 清利中焦湿热、肝胆实火疗不寐

不寐主要表现为睡眠时间、深度不足，轻者入睡困难，或寐而不酣，时寐时醒，或醒后不能再寐，重则彻夜不寐，常影响人们正常工作、生活、学习和健康。不寐的病因不外乎饮食不节、情志失常、劳倦、思虑过度等，病机从阴阳分析多为阳盛阴衰，阴阳失交。一为阴虚不能纳阳；一为阳盛不得入于阴。从五脏辨证，则主要病位在心，由于心神失养或不安，神不守舍而失眠，但与肝、胆、脾、胃、肾的阴阳气血失调相关。如急躁易怒而失眠，多为肝火内扰；遇事易惊，多梦易醒，多为心胆气虚；面色少华，肢倦神疲而失眠，多为脾虚不运，心神失养；嗳腐吞酸，脘腹胀满而失眠，多为胃腑宿食，心神被扰；胸闷，头重目眩，多为痰热内扰心神；心烦心悸，头晕健忘而失眠，多为阴虚火旺，心肾不交，心神不安等。失眠虚证多属阴血不足，心失所养，临床特点为体质瘦弱，面色无华，神疲懒言，心悸健忘，因脾失运化，肝失藏血，肾失藏精所致。实证为火盛扰心，临床特点为心烦易怒，口苦咽干，便秘溲赤，多因心火亢盛或肝郁化火所致。因此，辨虚实，从阴阳入手，调理五脏，往往能收到满意的疗效。

第三章 治疗常见病、多发病、疑难病的临床医案

案例1：李某，男，65岁，2016年3月10日就诊。主诉不寐40年，加重1年。自诉年轻时即失眠，入睡困难，40年来睡眠不好，每天睡眠3~4小时，近1年加重，伴头晕呵欠，有时胃胀，大便黏滞不畅，舌红，苔黄腻，边有齿痕，脉沉细。中医辨证：湿热蕴结中焦，心神扰动。治以清利中焦湿热，安神。处方：法半夏10 g，厚朴12 g，砂仁（后下）12 g，木香12 g，生白术30 g，炒枳实15 g，虎杖15 g，黄连8 g，合欢皮15 g，炒酸枣仁20 g，茯神15 g，生龙骨15 g，茯苓15 g，陈皮12 g，珍珠母20 g，土茯苓15 g。7剂，水煎服，日1剂。药后头晕、胃胀减轻，睡眠好转，继如法调理月余，停药。

按语：患者失眠40余年，遍服各类补肾安神药而不见显效，此属顽固性失眠，若治疗过程仍按常规思路，必不见效。细审患者，头晕呵欠，乃痰浊上蒙清窍、清阳不升之证，胃胀、大便黏滞不畅、舌红苔黄腻边有齿痕是为脾虚之象。脾胃虚弱，升降失调，痰浊水湿不化，郁而化热，上犯清窍，扰动心神，乃为本病的病机，故治以清利中焦湿热，安神。方中法半夏、厚朴、砂仁、木香等健脾和胃、理气燥湿；虎杖、黄连清热利湿；土茯苓利水渗湿；酸枣仁、茯神养心安神；珍珠母、生龙骨重镇安神。《内经》云"胃不和则卧不安"，全方以清利中焦湿热、调中焦脾胃为主，安神为辅，虽治失眠，但从脾胃入手，不失为治疗的一种思路。

案例2：王某，女，45岁，2021年3月8日就诊。主诉失眠多年，睡眠不好，入睡困难，吃地西泮后头不晕，能入睡，睡后容易醒，耳鸣，脑鸣，耳胀，头胀，心烦躁，心神不安，口干，小便热，大便头干后正常，舌红，苔薄，脉弦细。中医诊断：不寐病。中医辨证：肝火扰神。处方：夏枯草12 g，青蒿12 g，鳖甲15 g，砂仁（后下）12 g，生白术20 g，瓜蒌15 g，虎杖12 g，决明子12 g，代赭石15 g，木香12 g，合欢皮15 g，石斛12 g，酸枣仁20 g，茯神20 g，生龙齿15 g，川牛膝15 g。7剂，水煎服，日1剂。

2021年3月15日二诊：睡眠好转，脑鸣、耳鸣均减轻，每2天吃1粒地西泮，之后耳鸣、脑鸣加重，心烦急躁好转，乏力，排气多，大便次数增多。上方去木香，加生山药15 g。7剂，水煎服，日1剂。

2021年3月22日三诊：药后1周睡眠明显好转，耳鸣、脑鸣减轻，但感觉仍有幻听，心烦急躁、坐立不安较前好转，这两天有腹痛而便的现象。处方：川芎12 g，夏枯草15 g，钩藤12 g，鳖甲12 g，砂仁（后下）12 g，生白术20 g，炒枳实15 g，决明子15 g，瓜蒌20 g，代赭石15 g，生姜8 g，

合欢皮20 g，酸枣仁15 g，茯神15 g，生龙齿15 g，生山药12 g。7剂，水煎服，日1剂。药后睡眠好转，急躁证缓，继以上法调理。

按语：根据患者临床表现及四诊合参，辨证为心肝火旺，热扰心神证。治疗主要以清心肝邪火，安神定志为主。方中夏枯草清心肝火热，青蒿味苦性寒，入肝胆血分，清利肝胆湿热；鳖甲咸寒，能滋阴潜阳，使上亢之肝阳回归本位；白术、瓜蒌、虎杖健脾通腑，化痰泄热；石斛滋养脾胃之阴；酸枣仁、茯神、合欢皮、生龙齿养血安神，疏肝重镇；川牛膝引火引气机下行，与火热炎上之性最适合。患者脑鸣、耳鸣均为心肝火旺所致，肝火一去，症状自然缓解。

11. 芳香化湿、疏肝健脾补肾祛湿治疗汗证

汗证是指由于阴阳失调、营卫不和、腠理不固引起人体的津液外泄，致使以全身或局部出汗异常过多为主要症状的一种病证，分为自汗、盗汗、头汗、腋汗、半身汗、手足汗、心胸汗、生理性汗出、病理性汗出。汗证的病因病机分为五类。一是肺气不足：肺气不足之人，卫表不固，腠理开泄而致自汗。二是营卫不和：由于体内阴阳的偏盛偏衰，或表虚之人微受风邪，以致营卫不和，卫外失司，而致汗出。三是阴虚火旺：烦劳过度，亡血失精，或邪热耗阴，以致阴精亏虚，虚火内生，阴津被扰，不能自藏而外泄作汗。四是邪热郁蒸：由于情志不舒，肝气郁结，肝火偏旺，或嗜食辛辣厚味，或素体湿热偏盛等，以致肝火或湿热内盛，邪热郁蒸，津液外泄而致汗出增多。五是饮食不节：内以损伤脾胃，或外感湿邪，湿浊中阻，蕴久化热，湿热熏蒸肌表，则可为自汗；上蒸于头，则头汗出；旁达四末则为手足汗出；湿热蕴于肝胆，胆汁随汗液外渍肌肤，则见汗出色黄，而为黄汗；湿热久蕴，阴血已伤，则可为盗汗。临床多见湿邪引起的汗证，称为湿汗证。湿汗证的形成与脾胃肝胆失常有密切关系。脾胃属土而居中央，既能运化水谷精微，又主人身之气机升降，如七情内伤，或六淫外侵，或饮食不节，或劳逸过度，都会使脾土受伤，运化功能失常，人体气机的升降也会受到影响，以致湿邪停聚，湿热内停熏蒸继而汗出，此乃湿热汗形成的主要原因。

案例1：李某，男，25岁，2018年2月初诊。主诉盗汗2年。患者2年前出现盗汗，近3个月症状加重，经实验室检查未见明显异常。症见：睡眠欠佳，多梦易醒，口中黏腻不爽，晨起有口苦，有痰且不易咳出，口干不欲饮水，大便黏滞不爽，小便色黄，纳可但平素饮食不规律，舌淡，苔黄腻，脉细滑。中医辨证：湿热盗汗。治以芳香化浊，燥湿健脾，佐以清热。处

方：法半夏 9 g，砂仁（后下）12 g，茯苓 30 g，炒苍术 15 g，厚朴 12 g，藿香（后下）12 g，佩兰（后下）10 g，炒薏苡仁 15 g，茵陈 10 g，黄连 6 g，生白术 20 g，生谷芽 20 g，生麦芽 20 g，车前草 15 g。7 剂，水煎服，日 1 剂。

二诊：药后患者复诊，自述夜间盗汗大为减少，睡眠好转，大便通畅，小便色黄好转，上方的基础上去黄连，加山药 30 g。续服 14 剂。随访半年无复发。

按语：湿汗治疗重在化湿，湿祛则汗自止。湿邪弥漫三焦，湿在上焦宜芳香化湿；湿在中焦宜苦温燥湿；湿在下焦宜淡渗利湿。因湿邪黏滞，湿郁化热，切忌使用大辛大热之品，以免过燥伤阴；湿热搏结者虽应苦寒清热燥湿并重，又不宜过用大苦大寒之味，以免湿邪凝滞不化。本案为典型的湿热盗汗，口中黏腻、口渴不欲饮水、尿黄、大便黏滞不爽、苔黄腻、脉细滑皆为湿热内蕴之象，湿热蕴蒸则致汗出，故治疗时以化浊祛湿清热法，处方选药以藿朴夏苓汤为主加减。方中藿香、佩兰芳香化湿；厚朴、法半夏、苍术、白术、黄连燥湿健脾；茯苓、炒薏苡仁、车前草淡渗利湿；茵陈清肝利湿；砂仁理气化湿；生谷麦芽健脾和胃。此方寒温并用，动静结合，虽未用一味止汗之药而使汗止。

案例 2：李某，女，49 岁，2020 年 9 月初诊。患者晨起一身汗，白天阵发出汗，烘热汗出，腹胀腹痛，大便长期不成形，急躁，乏力，怕风怕凉，睡眠尚可，舌红，苔薄，脉沉细。中医诊断：汗证。中医辨证：肝郁，脾肾亏虚，湿浊内盛。治以疏肝健脾，补肾祛湿。处方：生地黄 15 g，白术 15 g，麸炒枳实 12 g，山药 12 g，麸炒薏苡仁 20 g，生姜 12 g，青蒿 12 g，醋鳖甲 15 g，知母 8 g，牡丹皮 8 g，高良姜 6 g，醋香附 12 g，太子参 15 g，茯神 15 g，郁金 12 g，煅牡蛎 15 g。7 剂，配方颗粒，日 1 剂。

二诊：药后出汗减，腹胀腹痛减，大便有改善，但仍不成形，睡眠可。上方去牡丹皮、香附，加山萸肉 15 g，茯苓 20 g。

按语：现代医家认为，汗证病机总属阴阳失调、腠理不固、营卫失和，汗液外泄失常。汗证形成的主要原因在于肺气不足或营卫不和，以致卫外失司而津液外泄；阴虚火旺或邪热郁蒸，逼津外泄。《医学正传·汗证》曰"各脏皆能令人出汗，独心与脾胃主湿热，乃总司耳"，《素问·评热病论》曰"人所以汗出者，皆生于谷，谷生于精"，汗生于谷气精微，脾胃为气血生化之源，所以其为汗生化之源，故汗证论治以脾胃为核心，注重脏腑辨证。本例患者晨起一身汗为盗汗,白天阵发汗出为自汗。患者腹胀、乏力及大便长期不成形多为脾虚湿重,患者正值绝经前后,烘热汗出为肝肾阴虚内热之象,怕风怕冷为肺气亏虚、卫外不固,急躁为肝气不舒、肝经郁热。故选方用药以健脾祛湿、补益肺肾、疏肝解郁、清热养阴等为法,方中白术、茯神、生姜、高良姜、薏苡仁、山药等健脾祛湿;山药、生地黄、太子参等补益肺脾肾;牡丹皮、郁金、香附、知母等疏肝解郁、清热养阴;青蒿、鳖甲等养阴透热,并以山萸肉、牡蛎等收敛止汗。

12. 健脾化痰治疗癫痫

癫痫是一种发作性神志异常的疾病,以发作时神情恍惚,甚则昏仆、口吐涎沫、两目上视、四肢抽搐,或口中有声如猪羊般叫,移时苏醒,醒后如常人为临床特征。本病的发生与脾胃虚弱、痰浊内生、神机失灵密切相关。朱丹溪云:"痫症有五……无非痰涎壅塞,迷闷孔窍。"《证治汇补》载:"阳痫痰热客于心胃……阴痫亦本于痰热,因用寒凉太过,损伤脾胃,变而成阴。"多数医家认为本病与痰蒙心窍有关,脾为生痰之源,健脾化痰平癫痫为重要的治法。

案例:张某,女,51岁,主因心悸8年、不省人事发作1次,于2012年10月20日初诊。患者于8年前发生心悸,经中西药物治疗(具体不详)症状好转,2012年10月18日乘车时出现不省人事,口吐血沫,二便失禁,约10分钟后缓解,清醒后自觉记忆力下降,头痛,送到医院时发现心律不齐,磁共振示多发性腔隙性脑梗死,经颅多普勒超声椎动脉供血不全,来诊时症见心悸,心烦易惊,入眠困难,多梦,烦闷,食欲差,呃逆,餐后肠鸣,腹泻,大便稀溏不成形,乏力,肢体困倦,舌紫暗,苔白腻,脉濡结代。中医辨证:脾虚生痰浊,痰蒙心窍,神机失用。治以健脾益气,祛湿化浊,宁神定悸。处方:西洋参(先煎)10 g,苏梗(后下)10 g,荷梗(后下)10 g,炒白术12 g,厚朴花12 g,郁金10 g,焦楂曲各12 g,茯苓12 g,丹参15 g,姜半夏10 g,炒柏子仁15 g,醋延胡索12 g,炒枳壳12 g,炙甘草8 g,制远志12 g,苦参6 g。14剂,水煎服,日1剂。

二诊:药后心慌、烦闷诸症减轻,睡眠安,大便好转,癫痫未见发作,继以上方进退调节,半年后多年心悸之症亦消失,癫痫未发。

按语:癫痫的主要病机为痰蒙心窍,神明扰乱,发病与心、脾关系密切,心主神明,病发生在心,神机失用则意识短暂丧失,病因为痰,脾为生痰之源,故病之源头在于脾。本案癫痫发作伴有心悸失眠易惊、食欲差、腹

第三章 治疗常见病、多发病、疑难病的临床医案

泻等心脾两虚症状，系脾虚生痰，痰蒙心窍所致。本案以健脾益气、化浊祛湿、温胆宁神为法，治疗重点在于健脾化痰。药用西洋参、炒白术、茯苓、炙甘草，四君子汤健脾益气；苏梗芳化湿浊，化痰逐饮；炒枳壳、焦楂曲健脾消食以绝生痰之源；姜半夏、郁金、厚朴花、醋延胡索和胃降浊，疏肝利胆以调节脾胃升降；炒柏子仁、制远志、苦参养心以改善心律失常。全方以治痰湿为中心，以调理脾胃为重点，佐疏肝调脾之法，故药后痰浊清，心神安，癫痫得以控制。

五、脾胃病医案

1. 标本兼治胃脘痛

胃脘痛，亦称胃痛，最早见于《内经》，现代医学中的慢性胃炎、胃溃疡、十二指肠溃疡等以上腹部疼痛为主要表现者，均属此类。《医学正传·胃脘痛》中"气在上者涌之，清气在下者提之，寒者温之，热者寒之，虚者培之，实者泻之，结者散之，留者行之"为胃脘痛治疗提供了总的原则，现代也有医家将胃脘痛临床治疗概括为温、清、疏、利湿、化瘀、健运、消导、滋阴八法。朱丹溪曰："凡胃脘痛，必用温药，此是郁结不行，阻气不运，故痛在下者多属湿，宜温利之。"临床上秉承导师路志正教授"持中央，运四旁"调脾胃思想，认为胃脘痛的根本亦在于脾胃虚弱，其标在于湿与瘀，故应治病求本，标本兼治。

案例1：郑某，男，47岁，因夜晚胃脘隐痛3个月，于2018年11月14日初诊。症见：慢性咽炎，咽部不适，有痰，晨起刷牙恶心感，大便不成形，舌淡暗，苔白腻，脉弦滑。中医诊断：胃脘痛。中医辨证：脾虚湿停，痰热上扰。治以健脾祛湿，清热安神，化痰散结。处方：黄芪20 g，山药15 g，肉桂6 g，川牛膝20 g，炒杜仲15 g，干姜12 g，姜厚朴10 g，砂仁12 g，麸炒苍术15 g，木香10 g，乌药12 g，合欢皮15 g，炒酸枣仁20 g，法半夏10 g，金银花12 g，百合15 g。配方颗粒，14剂，早晚冲服。

二诊：夜里胃痛消失，进食花生米后腹部不适，影响睡眠，咽部有痰好转，大便仍不成形，舌脉同前。脾阳来复，显见疗效，夜里胃痛消失，咽部不适减轻，上方减金银花、百合等甘寒之品，守法酌加运脾化湿之品，巩固疗效。处方：黄芪20 g，山药15 g，肉桂6 g，太子参15 g，麸炒白术15 g，炒白扁豆12 g，茯苓20 g，姜厚朴10 g，砂仁10 g，陈皮12 g，木香10 g，合欢皮15 g，炒酸枣仁20 g，生姜10 g，大枣10 g，焦麦芽15 g。配方颗

粒，14剂。

2个月后随访，无胃脘不适，睡眠安稳，偶有咽部不适，大便基本成形。

按语：胃脘痛之病因，多缘于感受外邪、饮食不节、情志失调等因素。此例患者中年男性，平素饮食失节，起居无常，损伤脾胃，致使脾胃虚弱，运化失职，湿滞胃肠则长期大便不成形；湿聚成饮，饮停为痰，久而化热，阻碍中焦气机，发为胃痛；痰热扰神，则心神不宁；土不生金，痰浊阻肺，肺气不利，则慢性咽炎，咽部不适。久病及肾，病情迁延。本案本虚标实，治疗当标本兼顾，以温中健脾为主，兼以清化痰热，宁心安神。患者遵嘱服药，14剂后则胃痛消失。脾胃虚弱非一日形成，痊愈非一诊收工，故仍需守法继服，根据症状变化调整几味药物，遂3月余的胃痛蠲除。

案例2：梁某，男，48岁，2019年11月13日初诊。主诉胃脘疼痛，胃胀2年。刻下症见：胃脘疼痛不适，胃胀，晨起加重，无反酸烧心，进食后胃胀、胃痛症状加重，大便干燥，睡眠多梦，舌红，苔腻微黄，脉弦数。胃镜提示糜烂性胃炎、幽门螺杆菌阳性。有高血压、糖尿病病史。中医诊断：胃痛。中医辨证：脾胃不和，脾虚湿困。治以调和脾胃，健脾益气祛湿。处方：法半夏10 g，砂仁（后下）10 g，山药15 g，干姜10 g，蒲公英9 g，生白术15 g，黄芪20 g，合欢皮15 g，瓜蒌15 g，炒酸枣仁20 g，茯神20 g，生龙齿15 g，茯苓15 g，泽泻12 g，虎杖15 g，补骨脂12 g。7剂，水煎服，日1剂。

2019年11月20日二诊：药后胃痛好转，仍有胃胀，排便仍不畅，上方去泽泻、虎杖，加佛手12 g，酒苁蓉20 g。7剂，水煎服，日1剂。

2019年11月27日三诊：无明显胃痛，大便通畅，上方去蒲公英、生白术、泽泻、虎杖，加黄芩12 g，姜厚朴12 g，炒白术20 g，木香12 g。7剂，水煎服，日1剂。

按语：脾胃位居人体中焦，脾运胃纳相互依赖，脾胃一升一降，具有升清降浊的作用。脾脏喜润恶燥，胃腑喜燥恶润，脾胃失和，影响水液的运化输布，在体内停湿成痰成饮。胃痛胃胀为脾胃气机不和的表现，脾胃虚弱，运化无权，则进食胃胀、胃痛加剧。脾胃运化无力，则大便干燥难以排出。舌红、苔腻、脉弦数提示患者有湿郁化热之象。故处方以法半夏燥湿降逆，砂仁醒脾开胃、调畅气机，二者共奏调和脾胃之功；黄芪、山药、生白术健脾益气燥湿；湿为阴邪，非温不化，故配以干姜，温脾胃而化湿；补骨脂温肾而化湿；茯苓、泽泻淡渗利湿；以蒲公英、虎杖祛湿郁之热，兼有利水之功；合欢皮疏肝而安神；酸枣仁、茯神养心安神；生龙齿重镇安神。全方健脾益气祛湿，调和脾胃，针对患者病机，故能较快取得疗效。

案例3：孔某，女，2019年9月18日初诊。主诉胃胀痛、腹胀1年。症见胃胀痛，腹胀，大便2～3天1次，睡眠不好，舌红，苔薄，脉弦细。患者既往患有非萎缩性胃炎，糜烂出血，肠化生。中医诊断：胃脘痛。中医辨证：脾胃不和，湿热蕴结肠腑，肝气不畅。治以调和脾胃，通腑泄浊，疏肝理气。处方：法半夏10 g，砂仁（后下）12 g，木香12 g，干姜10 g，蒲公英9 g，黄芩10 g，生白术20 g，炒枳实15 g，瓜蒌20 g，虎杖15 g，合欢皮15 g，炒酸枣仁20 g，茯神15 g，炒麦芽20 g，茵陈15 g，香附12 g。7剂，水煎服，日1剂。

二诊：药后患者胃胀痛大减，大便通畅，睡眠好转，上方加减调理而愈。

按语：胃脘胀满疼痛多为脾胃气机失和、肝气失于调畅所致。脾主运水湿，脾胃失调则湿浊内阻。方中法半夏、砂仁、木香辛温燥湿，调畅脾胃气机；蒲公英、黄芩清理肠道湿热；重用白术，伍以枳实、虎杖通腑泄浊；炒麦芽升发肝气；茵陈、香附清利肝胆湿热，条达肝经；合欢皮、酸枣仁、茯神宁心安神。全方既针对胃腑喜燥恶润的病机，又兼顾胃主通降的特性，同时调畅肝气，宁心安神，故诸症能较快缓解。

2. 调脾胃补肺肾治疗久泻

张杲《医说》中曰："有人久患泄泻，以暖药补脾及分利小水，百种治之不愈。医诊之心脉独弱，以益心气补脾药服之，遂愈。"泄泻常见病因为外感、饮食不节、情志失常及五脏失调。张景岳《景岳全书》"泄泻之本，无不由于脾胃""饮食不节，起居不时，以致脾胃受伤，则水反为湿，谷反为滞，精华之气不能输化，乃致合污下降而泻痢作矣"强调脾胃为泄泻发生的主要病变部位，但久泻不仅仅责于脾胃，亦与肺肾相关。赵献可《医贯·泻利并大便不通论》曰"肾既主大小便而司开阖。故大小便不禁者责之肾"，又曰"肾不但主小便，而大便之能开而复能闭者，肾操权也。今肾既虚衰，则命门之火熄矣。火熄则水独治。故令人多水泻不止"，指出泄泻、下利均与肾关系密切。张璐《张氏医通》提出虚损泄泻，"肺肾同治"，认为肾脏真阴虚，则火邪胜，火邪上升，必伤肺而为咳逆，真阳虚则水邪胜，水气内溢，必渍脾而为泄泻。基于以上理论，治疗久泻首责脾胃，不忘肺肾。

案例：郭某，女，51岁，2018年11月28日初诊。症见腹胀，消化不好，食后不下，肠鸣，易腹泻，稍有不慎则日泻6~7次，以热水袋外敷好转，时有心慌，眠差，醒后难再入睡，反复感冒，平素大便稀溏，舌淡红，苔薄白，脉弦滑。胃镜检查（2018年11月24日）：非萎缩性胃炎。肠镜检查：未见异常。西医诊断：非萎缩性胃炎。中医诊断：胃痞病。中医辨证：肺脾气虚，水湿内停。治以温中健脾，益气化湿。处方：生黄芪20 g，炒白芍12 g，桂枝6 g，高良姜12 g，生山药15 g，麸炒白术15 g，茯苓20 g，太子参15 g，砂仁（后下）10 g，木香12 g，炒酸枣仁20 g，合欢皮15 g，干姜12 g，大枣15 g。7剂，水煎服，日1剂，早晚分服。

2019年1月9日二诊：服药期间诸症好转，停药反复，仍心慌不安，舌脉同前。患者依从性较差，嘱其规律用药，鼓舞肺脾之气，慢病久病在于守法缓图，继用前法，并宁心安神定悸，加用茯神、法半夏、龙齿等。处方：太子参15 g，麸炒苍术15 g，麸炒白术15 g，生黄芪20 g，生山药15 g，砂仁（后下）12 g，木香12 g，陈皮12 g，干姜12 g，茯苓20 g，炙甘草6 g，合欢皮15 g，炒酸枣仁20 g，茯神15 g，龙齿15 g，法半夏10 g。7剂，水煎服，日1剂，早晚分服。

2019年2月20日三诊：患者近日因家事生气后出现口干苦，胃脘隐痛，大便可成形，腹胀好转，近期未感冒，舌淡红，苔薄黄，脉弦滑。患者此次因忧思郁怒，情志不畅，肝郁气滞，疏泄失职，横逆犯胃，气血壅而不行，不通则痛。在原有胃病的基础上，"火上浇油"会导致胃脘疼痛；气郁化火，肝火上炎则口干口苦。遂疏肝解郁，清热泻火，健脾益气，温中化湿。处方：焦麦芽20 g，醋香附12 g，黄芩12 g，蒲公英9 g，虎杖12 g，生黄芪20 g，生山药15 g，干姜12 g，砂仁12 g，合欢皮15 g，炒酸枣仁20 g，茯神15 g，姜厚朴12 g，龙齿15 g，煨肉豆蔻12 g，麸炒苍术12 g。7剂，水煎服，日1剂，早晚分服。再次叮嘱患者胃肠病忌情绪波动、饮食不节。

药后患者胃痛消失，大便可，调方再服药10余剂。大便成形，未再腹泻，腹胀不明显，睡眠尚可。

按语：本案患者初诊时，稍有不慎则易腹泻，日5~6次，平素大便不成形、腹胀、食不下等为脾胃虚弱的表现；平素反复感冒为肺气亏虚、卫外不固的表现。故治疗以健脾益胃、补肺益气为主，选用生黄芪、生山药、麸炒白术、太子参、干姜、大枣、高良姜、砂仁芳香化湿，木香行气调中；炒白芍、桂枝建中和胃、调和营卫；炒酸枣仁、合欢皮宁心安神。药与证符，患者二诊后即未再腹泻，大便成形，腹胀好转，未再感冒。三诊时，因情绪波动后出现胃脘疼痛，病机在于肝郁气滞，疏泄失职，横逆犯胃，气血壅而不行，不通则痛。治疗以焦麦芽、醋香附疏肝解郁，黄芩、蒲公英、虎杖清肝泄热，生黄芪、生山药、干姜、砂仁、肉豆蔻、姜厚朴、麸炒苍术健脾益胃、化湿行气，合欢皮、炒酸枣仁、茯神、龙齿宁心安神。药后诸症好转。慢性胃炎及腹泻病理因素错杂，治疗当契合病机，寒热并用，攻补兼施，方能取得长期疗效。胃病"七分养，三分治"，务必告知患者畅情志、节饮食、起居有时、不妄作劳。

3. 灵活辨证、多法并用治疗溃疡性直肠炎

溃疡性直肠炎主要指炎症仅限于直肠部位的一种病证，主要表现为腹泻、黏液血便、脓血便，甚则鲜血便，需要经过电子结肠镜检查及病理结果明确诊断，其发病机制尚不明确，西医认为与遗传易感性、免疫调节紊乱、感染及环境等因素有关，但疗效尚不稳定。其症属于中医"休息痢""肠澼""久痢"范畴，采用中药治疗不良反应少，有其优势。相关共识将其分为六个证型：①脾气虚弱证，治宜健脾益气、化湿止泻，主方参苓白术散加减；②脾肾阳虚证，治宜温阳散寒、健脾补肾，主方附子理中汤加减；③肝郁脾虚证，治宜疏肝理气、补脾健运，主方痛泻要方加减；④大肠湿热证，治宜清热燥湿，调气行血，主方芍药汤加减；⑤寒热错杂证，治宜温阳健脾、清热燥湿，主方乌梅丸加减；⑥热毒炽盛证，治宜清热解毒，凉血止痢，主方白头翁汤加减。这一共识，基本涵盖溃疡性直肠炎的基本病机与治法，但临证过程中，病情复杂而多变，应谨守病机，标本兼顾，寒热同调，多法并用，灵活变通，方可取得长久疗效。

案例：邓某，男，71岁，2016年2月17日初诊。主因腹泻1年就诊。患者于2015年出现腹泻，每日大便20余次，肠镜检查（2015年12月29日）：溃疡性直肠炎。既往高血压10余年，长期服用降压药；腰椎管狭窄。症见大便稀，日20余次，夜间1小时1次，肛门有下坠感，性情急躁，小腹胀，时有头晕，多尿，纳可，怕冷，眠差，舌红，苔根部黄腻，脉沉弦。西医诊断：溃疡性直肠炎。中医诊断：泄泻病。中医辨证：脾肾阳虚，湿蕴下焦，水不涵木，肝阳上亢。治以补脾肾，助气化，祛湿浊；补肝肾，清肝热，调升降。处方：生黄芪15 g，山萸肉12 g，女贞子15 g，补骨脂12 g，

川牛膝20 g，益智仁12 g，肉豆蔻12 g，泽泻15 g，茯苓20 g，炒白术15 g，桂枝10 g，炙甘草10 g，生薏苡仁15 g，厚朴12 g，砂仁12 g，木香12 g，茵陈15 g，八月札12 g。7剂，颗粒剂，早晚2次冲服。

2016年2月24日二诊：药后大便日7~8次，晚上起夜3次，小腹下坠及腹凉症状减轻，左侧耳鸣，睡眠改善，舌红，苔根部黄腻减轻，脉沉弦。上方去桂枝、炙甘草、茵陈、八月札，加温补脾阳、升阳通窍的药物，炮姜12 g，川芎12 g，珍珠母15 g。7剂，配方颗粒。

2016年3月2日三诊：大便日7~10次，晚上起夜3~4次，里急后重感明显，肛门稍灼热，无头晕耳鸣等。虚不受补，稍有热象。处方：上方去女贞子、补骨脂、川芎、珍珠母，加行气导滞、清热止痢的药物，白头翁15 g，槟榔12 g，秦皮12 g。7剂，配方颗粒。

2016年3月9日四诊：大便日5~10次，里急后重严重，耳鸣偶有发作，偶有小腹下坠，喜食热性食物，臀部麻木，下肢沉重，舌脉同前。现里急后重明显，考虑湿热蕴肠、肠道不利为突出表现。中医辨证：大肠湿热，脾肾亏虚。治以清热燥湿为主，补脾益肾为辅。处方：白头翁20 g，黄连6 g，黄柏12 g，秦皮12 g，槟榔12 g，厚朴12 g，炒白术15 g，生薏苡仁20 g，肉豆蔻12 g，炮姜12 g，制附片12 g，败酱草15 g，砂仁12 g，炒苍术15 g，合欢皮20 g，泽泻15 g。7剂，配方颗粒。

2016年3月16日五诊：大便5~6次，起夜2~3次，里急后重明显，腹胀下坠，臀部麻木、下肢沉重好转。经用药，大肠湿热减轻，故清补并重。处方：白头翁20 g，黄芩12 g，秦皮12 g，槟榔12 g，木香12 g，炮姜12 g，制附片12 g，茯苓20 g，厚朴12 g，炒白术15 g，砂仁12 g，生山药15 g，山萸肉12 g，炒苍术15 g，生薏苡仁15 g，升麻5 g。7剂，配方颗粒。

2016年3月23日六诊：大便次数如前，腹胀及下坠好转，少量便血。处方：上方去苍术，加仙鹤草15 g收敛止血。7剂，配方颗粒。

2016年3月30日七诊：大便日3~5次，起夜3~4次，里急后重减轻，无明显便血，臀部麻木进一步减轻，腹胀痛，有下坠感，矢气有大便。处方：上方去仙鹤草、生薏苡仁，加肉豆蔻12 g以行气消胀。7剂，配方颗粒。

后随访2个月，患者大便日3~4次，起夜2~3次，偶有小腹坠胀及里急后重，未再便血。

第三章 治疗常见病、多发病、疑难病的临床医案

按语：本案为较典型的溃疡性直肠炎患者，初诊时腹泻日20余次、多尿、怕冷、眠差等，一派虚象，为脾肾阳虚的表现，但又兼性情急躁、头晕不适，存在肝阳上亢的情况，其本仍在于肝肾亏虚、水不涵木，加之久病肝郁气滞、肝经郁热，故治疗时选用生黄芪、山萸肉、女贞子、补骨脂、川牛膝、益智仁、肉豆蔻、茯苓、炒白术、桂枝、炙甘草、生薏苡仁等健脾益肾、补益肝肾；以泽泻、茯苓、薏苡仁等渗湿止泻；并以厚朴、砂仁芳香燥湿、调脾胃升降之机；以木香、八月札疏肝理气；以茵陈清肝泄热。患者服用7剂疗效显著，大便次数减至日7~8次。三诊、四诊时，里急后重，肛门灼热，湿热显现，转以白头翁、黄连、黄柏、秦皮、槟榔、败酱草等清热燥湿、解毒止痢；炒白术、生薏苡仁、肉豆蔻、炮姜、制附片温补脾肾；厚朴、砂仁、炒苍术燥湿止泻。五诊时，虚实共存，同等程度，故清补并重。六诊时有少量便血，加用具有收敛功效的仙鹤草以止血止痢。七诊时患者腹有下坠感，矢气有大便，加用肉豆蔻既涩肠止泻，又温中行气消胀。该案患者前后七次就诊，病情多变，病机复杂，苏教授治疗时顺应病情，切中病机，移法更方。总体来说，患者病情逐渐缓解，直至趋于稳定，虽难根治，于患者而言，却极大地减轻了痛苦。

4. 温脾祛湿治疗腹痛

腹痛是指以胃脘以下，耻骨毛际以上部位发生疼痛为主要表现的一种病证。腹痛疼痛范围可以较广，也可局限在大腹、胁腹、少腹、小腹。疼痛性质可表现为隐痛、胀痛、冷痛、灼痛、绞痛、刺痛等。《内经》最早提出腹痛的病名，提出寒邪、热邪客于肠胃可引起腹痛，如《素问·举痛论》曰"寒气客于肠胃之间……热气留于小肠，肠中痛，瘅热焦渴，则坚干不得出，故痛而闭不通矣"，并提出腹痛的发生与脾、胃、大小肠等脏腑有关。《金匮要略·腹满寒疝宿食病脉证治》对腹痛的病因病机和症状论述颇详，并提出了虚证和实证的辨证要点。《古今医鉴》则针对各种病因提出了不同治法，如"是寒则温之，是热则清之，是痰则化之，是血则散之，是气则顺之，是虫则杀之"。王清任、唐容川等提出了瘀血腹痛，并提出行之有效的方剂论治。本病病因多为寒、热、虚、实、气滞、血瘀等六个方面，影响脾胃运化，造成湿邪内停；病机多为脏腑气机阻滞，气血运行不畅，导致脾胃升降失司，湿浊内停肠腑，不通则痛，或为脏腑经脉失养，不荣则痛，但其间常常相互联系，相互影响，相因为病，或相兼为病，病变复杂。

案例：崔某，男，3岁11个月，2019年7月31日就诊。腹痛1天。症

见：患者1天前进食生冷水果后出现上腹部疼痛，伴有肚脐周围疼痛，大便稀，日3~4次，偶有咳嗽，咽痛，纳差，舌淡，苔白，脉濡细。中医诊断：腹痛。中医辨证：脾虚湿盛，脾胃虚寒。治以健脾祛湿，温补脾胃。处方：荷叶6 g，麸炒苍术6 g，麸炒白术9 g，山药12 g，石斛9 g，煨肉豆蔻6 g，茯苓10 g，陈皮6 g，干姜5 g，蒲公英3 g，地骨皮6 g，蜜桑白皮6 g，知母3 g。5剂，水煎服，日1剂。后随访，服药，2剂腹痛消失。

按语：方中炒苍术、炒白术性温燥，茯苓淡渗，三者善于健脾祛湿，是常用的健脾祛湿的药对；干姜、肉豆蔻温补脾肾，治疗脾胃虚寒之泄泻；荷叶升清降浊，调畅中焦气机，合茯苓利水渗湿止泻；山药、陈皮健脾益气化痰；蒲公英、地骨皮、蜜桑白皮、知母清肺热，养肺阴。患者服药3剂后腹痛消失，大便成形，仍有咳嗽，继续以清肺热、健脾化痰治疗而愈。

5. 健脾祛湿、通腑泄浊治疗湿秘

湿秘，因湿而致便秘者也。此说早在《内经》就有论述，《素问·至真要大论》曰："太阴司天，湿淫所胜，则沉阴且布，雨变枯槁。胕肿骨痛阴痹……时眩，大便难。"宋代严用和在《严氏济生方》中提出湿秘之名，"夫五秘者，风秘，气秘，湿秘，寒秘，热秘是也"。明代诸家进一步明确了湿秘的病机，如明代徐春甫在《古今医统大全》中曰"湿秘者，湿热蕴结，津液不行而秘涩也"，说明湿秘主要是湿阻气滞，气推动无力而致便秘。明代张景岳在《景岳全书·杂证谟》中又曰："再若湿秘之说，则湿岂能秘，但湿之不化，由气之不行耳，气之不行，即虚秘也，亦阴结也。"张景岳进一步道出湿秘的病机和特点。脾胃虚，气化失司，升清降浊功能失常，湿气内存，阻滞肠道气机，大肠运化推动无力，则致大便排出不畅或排便困难。

湿秘之证，重在"湿"字。《素问·阴阳应象大论》曰："湿胜则濡泄。"后世又有"无湿不成泄"之说，说明湿气重大便稀溏者多见，然湿是把双刃剑，既可致泄又可致便秘，因为湿还有"重浊""黏滞"的特点，湿邪黏附在肠壁，阻滞气机，可导致大便艰难不下。其特征是大便黏滞，虽虚责努力而大便难下，大便不是干而是黏稠，虽有便意，但排出困难，或量少不畅，且肛门周围手纸不易擦净。这是湿秘的症状特点，与大便干结如球之便秘迥异。

案例：何某，女，51岁，2019年1月17日初诊。主诉大便黏滞不畅，排便困难2个月。刻下症见大便黏滞，排便困难，时有腹胀，急躁易怒，爱生气，睡眠差，易醒，舌红，苔黄，脉弦滑。中医诊断：便秘。中医辨证：腑气不通，湿浊内蕴，肝火扰神。治以通腑降气，健脾祛湿，清肝祛火，解郁安神。处方：法半夏 10 g，瓜蒌 20 g，生白术 30 g，麸炒枳实 15 g，姜厚朴 10 g，砂仁（后下）12 g，木香 12 g，醋香附 12 g，郁金 12 g，合欢皮 15 g，炒酸枣仁 20 g，茯神 15 g，炒栀子 12 g，川芎 12 g，生龙骨 15 g，虎杖 12 g。7 剂，水煎服，日 1 剂。

2019 年 1 月 24 日二诊：服药后大便较前通畅，腹胀减轻，睡眠好转。上方去炒栀子、生龙骨，加陈皮 12 g，生龙齿 20 g。7 剂，水煎服，日 1 剂。

按语：便秘虽为胃肠病证，但却涉及五脏。若脾胃不和，湿蕴肠腑，心气不足，肺气不降，肝气不调，肝肾虚损，均会引起便秘。笔者治疗便秘，喜用五脏通便法，临证重用白术 30～100 g，泄浊通腑，健脾祛湿，配合枳实，理气降气，亦有枳术丸之意。方中瓜蒌降气化痰，治疗肺气不降引起的便秘；法半夏、厚朴降气消胀，砂仁、木香和脾胃，温燥祛湿，共奏调和脾胃、祛湿化痰之效；香附疏肝理气，郁金、炒栀子清肝火；合欢皮解郁安神，辅以酸枣仁、茯神养心安神。全方调脾疏肝，健脾祛湿，降气通腑，升降相因，动静结合，谨遵路志正教授调脾胃十八字方针——"持中央，运四旁，怡情志，调升降，顾润燥，纳化常"，灵活运用，故能取得疗效。

6. 调脾胃祛湿治疗吐酸

吐酸是指胃中酸水上泛，或口中发酸，又称为泛酸。若随即咽下称为吞酸，若随即吐出称为吐酸。其临床有寒热之别，与肝胃关系密切。《素问·至真要大论》"诸呕吐酸，暴注下迫，皆属于热"，认为本病多属于热，《医家心法·吞酸》中有"凡是吞酸，尽属肝木曲直作酸也。河间主热，东垣主寒，毕竟东垣是言其因，河间言其化也。盖寒则阳气不舒，气不舒则郁而为热，热则酸矣。然亦有不因寒而酸者，尽是木气郁甚，熏蒸湿土而成也，或吞或吐也"。《寿世保元·吞酸》中有"夫酸者，肝木之味也，由火盛制金，不能平木，则肝木自甚，故为酸也。如饮食热，则易于酸矣，或言吐酸为寒者，误也。乃湿热在胃口上，饮食入胃，被湿热郁遏，食不得化，故作吞酸。如谷肉覆盖在器，湿则易于为酸也"。以上医家对吐酸属于寒热虽有不同认识，但均认为吐酸与湿密切相关，在临床中注重健脾祛湿以治疗吐酸一证，可取得较好的效果。

案例：桑某，男，2019 年 12 月 5 日初诊。主诉吐酸、胃痛 1 年。刻下症见：吐酸，晨起、夜间加重，胃脘胀满疼痛，腹胀，大便不成形，2日一行，睡眠差，易醒，舌红，苔白，脉沉细。中医诊断：吐酸。中医辨证：脾胃不和，湿浊内蕴，肾虚。治以调和脾胃，祛湿抑酸，理气消胀，补肾。处方：法半夏10 g，砂仁（后下）12 g，高良姜12 g，蒲公英15 g，麸炒白术15 g，麸炒枳实15 g，黄芩12 g，煅瓦楞子（包煎）20 g，麸炒苍术12 g，炙黄芪15 g，茯苓20 g，合欢皮15 g，炒酸枣仁20 g，大腹皮15 g。7剂，水煎服，日1剂。

2019年12月12日二诊：服药后胃酸好转，胃痛减，仍有胃胀，上方加干姜12 g，木香12 g。14剂，水煎服，日1剂。

按语：吐酸一证，湿邪为其主要原因，或为寒湿，或为湿热，或为寒热错杂，但究其根本，脾虚生湿是其根源。故方中炙黄芪、茯苓补脾益气祛湿治疗吐酸；法半夏、砂仁调脾胃，降逆理气祛湿；炒苍术燥湿；炒白术、炒枳实理气消痞；肉豆蔻、补骨脂暖肾健脾止泻；黄芩、煅瓦楞子、蒲公英清肝胃郁热，抑酸止痛，是临床常用的治疗吐酸的药物组合。全方标本兼治，消补兼施，故能取得速效。

7. 健脾祛湿、清肝宁心治疗腹胀

腹胀是指以胃脘以下，耻骨毛际以上部位发生胀满为主要表现的一种病证。腹胀范围可以较广，可以是全腹胀满，也可局限在大腹、胁腹、少腹、或小腹。腹胀一般分为虚胀和实胀。《金匮要略·腹满寒疝宿食病脉证治》"病者腹满，按之不痛为虚，痛者为实，可下之""腹胀时减，复如故，此为寒，当与温药""腹满不减，减不足言，须当下之，宜大承气汤""腹满，口舌干燥，此肠间有水气，己椒苈黄丸主之"提出了虚实腹满，以及水饮腹满。《圣济总录》"论曰脾为仓廪之官，胃为水谷之海，脾气虚弱，宿寒留滞，胃受水谷，不能磨化，故令胀满"认为脾气虚也可以导致腹满。笔者在临床过程中，发现湿邪也常导致腹胀满，故在辨证基础上，加以祛湿药物，疗效更捷。

案例：张某，女，27岁，主因腹胀多年，于2019年6月11日初诊。刻下症见腹部胀满，小腹痛，食欲不振，打嗝，反酸，大便干，近日头晕，头痛，失眠多梦，易醒，舌红，苔白，脉弦。中医诊断：腹胀病。中医辨证：脾胃不和，湿浊上犯，肝火旺，心神不宁。处方：法半夏10 g，川芎15 g，天麻15 g，砂仁（后下）12 g，木香12 g，高良姜12 g，蒲公英9 g，生白术20 g，麸炒枳实15 g，生山药15 g，合欢皮15 g，炒酸枣仁20 g，茯苓

15 g，川牛膝 15 g，夏枯草 12 g，生赭石 12 g。7 剂，水煎服，日 1 剂。

2019 年 6 月 18 日二诊：头晕，头痛减，仍有腹胀，大便不畅，仍睡眠不佳。上方去夏枯草，加炒麦芽 15 g，娑罗子 12 g，7 剂，水煎服，日 1 剂。药后腹胀减轻，继如法调理月余而愈。

按语：本例患者腹胀多年，新增头晕头痛一证，应先治头痛，兼调腹胀。综合四诊分析，头痛一证，既有肝火，又有湿浊，故清肝与健脾祛湿并用。方取半夏白术天麻汤之义，方中法半夏燥湿化痰，降逆止呕；天麻平肝息风而止头晕；川芎升阳除湿止头痛；白术运脾燥湿；茯苓健脾渗湿；砂仁、木香醒脾开胃，燥湿理气；夏枯草清肝火；代赭石降逆止呕。二诊时，头晕头痛已经减轻，故调整治疗思路，以治疗腹胀为主，加健胃消食之麦芽，去苦寒之夏枯草，服药后腹胀减轻，继续调理而愈。

8. 从湿论治口疮

口疮是指以口腔内黏膜、舌、唇、齿龈、上腭等处发生溃疡为特征的一种口腔疾病。口疮发生于口唇两侧者，又称燕口疮；满口糜烂，色红作痛者，又称口糜。本病相当于西医学口炎，任何年龄均可发生，以 2~4 岁的小儿多见，一年四季均可发病。《素问·至真要大论》已有"火气内发，上为口糜"的记载，《诸病源候论·口疮候》亦有"小儿口疮，由血气盛，兼将养过温，心有客热熏上焦，令口生疮也"的论述，指出心经热盛，发生口疮。《圣济总录·口疮》"论曰口疮者，由心脾有热，气冲上焦，熏发口舌，故作疮也，又有胃气弱，谷气少，虚阳上发而为口疮者，不可执一而论，当求所受之本也"指出本病有虚实之分，实由心脾有热所致，虚由胃气虚弱所致。笔者根据多年临证经验，认为口疮一证，急性多有火热上炎，慢性反复不愈多兼夹湿气和脏腑的亏虚，临证时需辨清。

案例：李某，女，50 岁，2016 年 5 月 4 日就诊。主诉口疮 1 年。刻下症见平时头晕、头痛，口疮反复 1 年余，上腹胀满，大便稀不畅，尿频尿急，睡眠不好，入睡难，舌红，苔薄，脉弦细。中医诊断：口糜。中医辨证：肝火上炎，肝肾亏，脾胃失和，心神不宁。治以补肝肾，清肝火，健脾除湿安神。处方：太子参 12 g，女贞子 15 g，枸杞子 12 g，茵陈 20 g，八月札 15 g，青蒿 12 g，炮姜 10 g，百合 15 g，川芎 12 g，珍珠母 20 g，厚朴 12 g，砂仁（后下）12 g，木香 12 g，炒白术 15 g，合欢皮 15 g，炒枣仁 20 g，木蝴蝶 12 g，山萸肉 12 g。7 剂，水煎服，日 1 剂。服药后，诸症均有好转，口疮减轻，继续调理旬月余。

按语：本病患者头晕头痛，乃肝火上炎之象，口疮反复不愈，大便稀溏，腹胀，均为脾胃失和，兼夹湿气之象。患者闭经10年，乃气血亏虚、肝肾不足的表现。治疗上补肝肾以治其本，药用太子参、女贞子、枸杞子、山萸肉补肾填精，益肝血；茵陈、八月札、青蒿清上炎之肝火；厚朴、砂仁、木香、炒白术、炮姜调脾和胃，兼以祛湿；酸枣仁、合欢皮、珍珠母宁心安神。全方标本兼治，补虚与清火相结合，更顾调脾胃。口疮虽为小病，实则涉及五脏，故不可轻视，从调理五脏入手，更能速速取效。

六、肺病医案

1. 肺脾肾同调、补泻兼施疗肺胀

肺胀是因咳嗽、哮喘等日久不愈，肺脾肾虚损，气道壅滞不利，肺气上逆，出现胸满、咳嗽咳痰、痰涎壅盛、上气咳喘，动则尤甚，甚则面色晦暗，唇舌发绀的疾病。慢性阻塞性肺疾病证候复杂，常表现为表里同病，本虚标实，虚实夹杂。肺主气，司呼吸，为水之上源，反复咳喘，缠绵不愈，肺气必虚，卫外不固，则易为风寒等外邪所伤，表现为慢性阻塞性肺疾病急性加重期的咳、痰、喘症状加重。肺朝百脉，助心行血，肺气亏虚不能治理调节心血运行，久则成瘀；《素问·经脉别论》云："饮入于胃，游溢精气，上输于脾，脾气散精，上归于肺"，脾为肺之母，肺虚则子病及母，导致脾气亏虚，脾气虚致中气不足，无力充养肺卫，又运化无力，易致湿邪内生、化痰成浊，痰浊贮肺，而发为咳喘；王冰云"肺与肾通"，肺病日久，母病及子，易致肾虚，肾为生命之根，肾虚则火不暖土，脾肾两虚又可致肺虚。故肺、脾、肾三脏亏虚，是本病根本所在。标实是指风寒、痰浊、瘀血、热毒等邪气亢盛，常夹杂致病。急性期感受外邪是本病的主要诱因，感受风寒引动痰瘀宿根，加重咳喘，初起可能表现为恶寒、发热、咳稀痰等，但现代人因喜进食油腻之品，体内有热，风寒极易入里化热，以呈寒热错杂、虚实夹杂之证，表现为咳痰难出、咳喘无力、动则加重等。

案例：张某，男，79岁，主因反复发作咳嗽咳痰、喘憋6年，再发2周，于2018年11月12日初诊。患者于6年前开始反复发作咳嗽、咳痰、喘憋，痰为白黏痰，量多，不易咳出，检查诊断为"慢性阻塞性肺疾病"，6年来症状进行性加重，活动耐量下降，2周前受凉后上述症状反复。症见咳嗽，痰多色白质黏，不易咳出，活动后喘憋气短，晨起症状明显，进食尚可，睡眠欠佳，梦扰，二便调，舌质红，苔薄黄腻，脉滑。既往有高血压、

前列腺增生、冠心病病史。西医诊断：慢性阻塞性肺疾病急性加重期。中医诊断：肺胀。中医辨证：肺脾两虚，痰浊阻肺。治以补益肺脾，化痰降逆。处方：浙贝母12 g，橘红12 g，陈皮12 g，竹茹12 g，地龙12 g，麸僵蚕12 g，生百合15 g，蜜百部15 g，姜厚朴10 g，砂仁（后下）12 g，炮姜12 g，生黄芪20 g，麸炒白术15 g，麸炒枳实12 g，太子参12 g，瓜蒌15 g。7剂，水煎服，日1剂，早晚分服。

二诊：患者偶有咳痰，痰白、质稀、量少、易咳出，无喘憋气短，纳眠尚可，二便调。咳喘明显减轻，故在前方基础上，加强益气健脾补肾固本之品，去百部，加山药、苍术各15 g。此方再服14剂，患者偶有咳嗽，活动后无明显喘憋气短。

按语：本案患者久病肺脾已虚，有伏痰寒饮，此次急性加重，考虑为再受外邪，痰郁化热，壅塞肺气，致咳喘加重。用药若过于苦寒，清热效强，但损脾伤胃；补益过多，则闭门留寇。治疗选用生黄芪、太子参、炒白术补肺健脾，无温燥助热之弊；瓜蒌、竹茹、浙贝母、僵蚕等清肺化痰；地龙、百合、百部等甘寒之品润肺化痰止咳；炮姜"守而不走"，温中散寒；砂仁、厚朴、枳实、陈皮运脾化湿，畅上通下，使中焦不壅、肺气得降。再诊加强补益肺脾肾之力，增山药以三脏同补，同时加苍术以运脾化湿。如此寒热并用，攻补兼施，补泻分寸拿捏精准，使邪去正安，痰浊得化，缠绵咳喘病情得以控制。

2. 从肝论治咳嗽

中医认为，五脏六腑都可以导致人体咳痰，非独在肺，临床上，慢性久咳的治疗，多从肺、脾、肾为主，情志因素在咳嗽中起重要作用，应从肝论治。《素问·咳论》指出："肝咳之状，咳则两胁下痛，甚则不可以转。"咳时两胁胀满疼痛、喉中如有异物梗塞为肝咳的临床表现。清代陈念祖《医学从众录》云："治肝咳嗽，两胁下满。木乳（皂荚树根皮，酥炙，三两），杏仁（去皮尖，研）、贝母（去心）各三两，炙甘草一两。"清代林佩琴《类证治裁》云："肝胆气升犯肺者，泄木降逆，钩藤、栀子、枳壳、丹皮、陈皮之属。"又云："上气呛咳胁痛，肝木乘肺也，七气汤加白术、金橘。"治疗肝咳，多肝肺同治，或疏肝和胃，或疏解少阳，或养阴柔肝，或清肝肃肺，或暖肝温胃，或清肝活血通络。

案例：刘某，男，51岁，主因咳嗽、咳痰1月余，于2016年3月2日初诊。患者于1月余前感冒后出现咳嗽，对症服用止咳药，咳嗽时轻时重。

症见：咳嗽，咳白黏痰，动则生痰，咳则两胁胀满疼痛，睡眠有时不好，大便正常，胃纳可，面色晦暗，舌红，苔薄白，脉沉细。西医诊断：支气管炎。中医诊断：咳嗽病。中医辨证：肝郁犯肺，痰浊阻肺，肺失宣降。治以疏肝解郁，化痰止咳。处方：八月札15 g，郁金15 g，法半夏10 g，厚朴12 g，陈皮12 g，浙贝母12 g，竹茹12 g，天竺黄12 g，鱼腥草15 g，佛手12 g，百部12 g，百合15 g，前胡12 g，紫菀15 g，地龙12 g，桃仁10 g。7剂，水煎服，日1剂。

2016年3月10日二诊：咳嗽明显减轻，痰减少，喝绿茶后痰量增多，两胁不痛，睡眠改善，大便正常，舌红，苔薄白，脉沉细。处方：上方去前胡，加海浮石15 g。7剂，水煎服，嘱忌食生冷油腻。

1个月后随访，患者用药后未再咳嗽。

按语：清代叶天士《临证指南医案》"人身气机合乎天地自然，肺气从右而降，肝气由左而升，肺病主降日迟，肝横司升日速，呛咳未已，乃肝胆木反刑金之兆"，认为肝气郁结，肝火犯肺；"肝阳逆行，乘肺则咳""肝逆乘胃射肺"等均可发生肝咳。近贤秦伯未指出"左右为阴阳之道路，肝升火及肺降不利，两胁刺痛，咳稀痰多……即拟平肝肃肺"，说明了咳嗽治肺调肝的重要性。肝咳在临床最为常见，凡肝气郁结、肝火犯肺、肝血不足、肝肾亏虚、肝经郁热、肝经受寒、肝气滞血瘀等因素，影响肺之宣发肃降而咳者，皆可依肝咳论治。肝咳的治疗，以宣肺化痰止咳治其标，疏肝养肝以治本。肝木条达，则肺气自能宣发肃降，气机调和，则咳嗽自愈。本案患者首诊时表现为咳时两胁胀满疼痛，睡眠不好，为肝咳的典型表现，治宜疏肝解郁、化痰止咳，药用八月札、郁金、佛手疏肝解郁；以鱼腥草、浙贝母、竹茹、天竺黄、海浮石清热化痰散结；以百合、百部、紫菀润肺止咳；以厚朴、陈皮、法半夏燥湿运脾、行气化痰以杜生痰之源；以前胡降气祛痰、宣散外邪；以地龙、桃仁活血通络止咳。诸药从肝、肺入手，疏肝气，降肺气，使气机升降顺畅，上下相宜，则咳嗽之证得以缓解。

3. 从脾胃论治咳嗽

咳嗽是肺失宣肃，肺气上逆，冲击气道，以发出咳声或伴咳痰为临床特征的一种病证。分而言之，有声无痰为咳，有痰无声为嗽，一般多为痰声并见，难以截然分开，故以咳嗽并称。《内经》对咳嗽的成因、症状、证候分类、证候转归及治疗等问题已做了较系统的论述，阐述了气候变化、六气影响及肺可以致咳嗽，如《素问·宣明五气》说"五气所病……肺为咳"，

《素问·咳论》更是独设一论述咳嗽的专篇，指出"五脏六腑皆令人咳，非独肺也"，提出了五脏六腑皆可致咳。隋代《诸病源候论·咳嗽候》在《内经》脏腑咳的基础上，又论述了风咳、寒咳等不同咳嗽的临床证候。明代《景岳全书》将咳嗽分为外感、内伤两类，《明医杂著》指出咳嗽"治法须分新久虚实"，至此咳嗽的理论渐趋完善，切合临床实际。笔者治疗咳嗽，对湿邪严重的患者，先从调理脾胃入手，调脾胃肃肺，化痰祛湿以止咳。

案例：吴某，男，28岁，主因咳嗽半月余，于2016年11月3日初诊。胸部CT显示右下肺炎症。症见咳嗽，痰不多，肝功能异常，大便有时稀，舌红，苔白腻，脉沉细。中医诊断：咳嗽病。中医辨证：肺脾虚痰阻，脾胃不和，湿浊内蕴，肝胆湿热。治以调和脾胃，健脾祛湿，补肺祛痰，清利肝胆。处方：太子参15 g，浙贝母12 g，陈皮12 g，八月札15 g，茵陈15 g，山药15 g，厚朴12 g，砂仁（后下）12 g，炒白术15 g，炒枳实12 g，川牛膝15 g，百合15 g，木香12 g，肉豆蔻12 g，炒苍术12 g，泽泻15 g。7剂，水煎服，日1剂。

2016年11月10日二诊：不咳嗽，大便不成形，肝功能正常，脚心发热减轻。上方去浙贝母、陈皮、泽泻，加炮姜10 g，荷叶12 g，14剂，水煎服，日1剂。

2016年12月2日三诊：药后咳嗽已缓解，大便成形，手心出汗，发热减，脚心发热稍有，睡眠可。上方去苍术，加玄参15 g，补骨脂12 g，续服7剂巩固。

按语：患者咳嗽、咳痰半年，肺部存在阴影，久不消散。咳嗽，乃肺气虚、痰浊不化的表现；肝功能异常，认为是肝胆湿热；大便稀乃脾胃不和，有湿气的征象。方中太子参大补肺气；浙贝母清热化痰，散结消痈；陈皮理气健脾，燥湿化痰；百合养阴润肺止咳；八月札、茵陈疏肝理气，清利肝胆湿热；厚朴、砂仁燥湿理气，调和脾胃；白术、枳实通腑祛湿，湿去则大便成形，所谓通因通用；苍术、泽泻燥湿利水，分利二便；肉豆蔻温肾暖脾。全方补泻兼施，标本兼治，针对病机，故患者能较快痊愈。

4. 健脾祛湿、补肺益肾治疗肺炎久不吸收

肺主行水，主宣发肃降，通调水道，如《血证论·阴阳水火气血论》说："津液足则胃上输于肺，肺得润养，其叶下垂，津液又随之而下，如雨露之降，五脏戴泽莫不顺利。"脾主运化水液，一方面将津液"上输于肺"；另一方面将津液直接输送至全身，濡养脏腑，"以灌四旁"。肾主水，《素

问·逆调论》说："肾者水脏，主津液"，肾阳的升腾气化作用贯串水液代谢的全过程。《景岳全书·肿胀》高度概括了肺、脾、肾在津液代谢方面的作用，"水为至阴，故其本在肾；水化为气，故其标在肺；水惟畏土，故其制在脾"。肺气亏虚、脾气不足、肾阳虚衰，就会引起水湿停留，发生多种疾病，在肠道则表现为常年便溏，在肺部则表现为炎症不易吸收，甚则胸腔积液等，故治疗根本在于健脾祛湿、补肺益肾。

案例：张某，男，39岁，主因稀便10余年，肺炎4月余，于2016年4月14日初诊。患者平素大便不成形已10余年，4个月前发热咳嗽，被诊为肺炎，经抗感染、化痰治疗未再发热，但时有咳嗽，胸CT提示炎症渗出吸收不佳。现症见偶咳嗽，大便稀溏，日2~3次，腰酸痛，活动后气短，纳眠可，舌红，苔薄白，脉沉濡。西医诊断：胃肠功能紊乱、肺炎。中医诊断：泄泻、咳嗽。中医辨证：脾虚湿盛，肺气不利，久伤于肾。治以健脾祛湿、补肺益肾、化痰止咳。处方：太子参12 g，生黄芪15 g，炒白术15 g，厚朴12 g，砂仁（后下）12 g，生山药15 g，炮姜10 g，川牛膝30 g，炒杜仲15 g，桔梗15 g，百合15 g，茯苓30 g，泽泻15 g，补骨脂12 g，肉豆蔻12 g，茵陈12 g。14剂，水煎服，日1剂。

2016年4月28日二诊：大便稀好转，乏力，腰酸好转，未再咳嗽，舌脉同前。继宗上法，上方去桔梗，加生薏苡仁20 g，间断服用14剂。

2016年6月30日三诊：服药后行胸CT检查，炎症已吸收，现大便略有不成形，睡眠欠佳，疲劳乏力，身体沉重。减化痰燥湿之品，辅以宁心安神，加酸枣仁20 g，合欢皮15 g，生龙齿15 g，7剂，水煎服。

2个月后随访，患者大便成形，无明显不适。

按语：本案患者常年稀便，为脾虚湿盛的表现；活动后气短，肺主气，司呼吸，气短为肺气亏虚不足以息的表现；肾主骨，腰为肾之府，肾虚则腰酸软疼痛；脉沉濡，为肺脾肾亏虚、湿邪内盛的表现。初诊时，辨证为肺脾肾三脏亏虚，痰湿蕴肺致肺气不利，肺失宣降。故治疗以黄芪、太子参补益肺脾之气；炒白术、炮姜、肉豆蔻温中健脾；砂仁、厚朴燥湿运脾；补骨脂、杜仲、川牛膝等补肾、强腰膝；山药益气养阴、补益脾肺肾三脏；泽泻、茯苓等淡渗利湿；桔梗开宣肺气、祛痰止咳；百合养阴润肺。服用14剂，患者未再咳嗽。再诊，去桔梗，增薏苡仁健脾开胃、利水渗湿。间断服药14剂，复查肺CT，持续4月余的肺部炎症已完全吸收；因睡眠欠佳，足够的睡眠是正气恢复的必要条件，故三诊积极以酸枣仁、合欢皮、生龙齿宁

第三章 治疗常见病、多发病、疑难病的临床医案

心安神,养精气,助体力。经过此次治疗,患者多年大便稀溏也痊愈。

5. 补肾通络治疗肺纤维化

肺纤维化是一种老年病。疾病早期可仅见咳嗽,有痰或无痰,症状较单一,发展到晚期可见咳嗽无力、咳痰、呼吸困难、喘促等肺系疾病症状,可伴随纳食不佳、消瘦、周身乏力等病证。肾主纳气,《类证治裁》云:"肺为气之主,肾为气之根,肺主出气,肾主纳气,阴阳相交,呼吸乃和。"《灵枢·天年》云:"五十岁,肝气始衰……六十岁,心气始衰……七十岁,脾气虚……八十岁,肺气衰……九十岁,肾气焦,四脏经脉空虚",说明随着年龄增长,五脏之气日益衰绝,尤其肾脏之气虚衰日益彰显。另外,关于呼吸的记载,《难经》指出:"呼出心与肺,吸入肝与肾。"随着疾病发展,肺纤维化患者肾虚之证表现日益明显,如咳嗽无力、呼吸浅短,说明肺纤维化疾病早期肺脏功能失职,疾病日久则肾虚之证出现。可见,老年特发性肺纤维化肺肾亏虚、肾不纳气归根是主要病机。其病位在肺、肾,本虚为主,痰瘀、脉络瘀阻为标,标本互为因果。本着"治病求本"原则,治疗以补肾为主,加用化痰通络药物,标本兼治,相辅相成。

案例:见第一章"从肾论治老年肺纤维化"下病案。

6. 持中央运四旁、升阳除湿治疗鼻炎

鼻炎,临床较多见,一般分为急性、慢性、萎缩性、过敏性鼻炎,相当于中医鼻渊、鼻窒、鼻䘌的范畴。鼻渊的病名源于《内经》,指出其主要病机为"胆移热于脑,则辛頞鼻渊,鼻渊者,浊涕下不止也"。《圣济总录·鼻渊》指出"夫脑为髓海,藏于至阴,故藏而不泻,今胆移邪热上入于脑,则阴气不固,而藏者泻矣。故脑液下渗于鼻,其证浊涕出不已,若水之有渊源也"。明清时期对鼻渊已很重视,医籍中多处可见有关鼻渊的专论,其理论上也突破了《内经》囿于热的观点,如《景岳全书·鼻证》说鼻渊:"新病者多由火热,久病者未必尽为热证,此当审查治之",《医醇正义》中说:"脑漏者,鼻如渊泉,涓涓流涕,致病有三:曰风也,火也,寒也",明确了风、火、寒三因。风者,多见于肺经风热;火者,多见于肝胆热盛;寒者,多指肺、脾、肾之虚损。笔者认为,鼻炎虽表现为肺病,但与脾胃运化失调、湿邪上犯清窍相关。本病病机为肺脾气虚,湿浊上犯。治疗当从脾胃入手。

案例1:谷某,女,33岁,2016年3月9日初诊。主诉产后腰酸8年,鼻炎3年。8年前生产,产后出现腰酸,近3年,鼻炎发作每晚流清涕,大

便不畅，有时稀，怕冷，疲劳乏力，睡眠可，白天犯困，舌红，苔白腻，脉沉弦。中医诊断：鼻鼽病。中医辨证：产后气血不足，肾虚，脾胃虚寒，脾气不利。治以调脾胃，益肾宣肺疏肝，持中央（脾胃）以运四旁（五脏）。处方：生黄芪15 g，炒白术15 g，辛夷12 g，防风6 g，川牛膝30 g，炒杜仲15 g，补骨脂12 g，八月札15 g，郁金15 g，香附12 g，黄药子12 g，法半夏10 g，厚朴12 g，炮姜10 g，木香12 g，蝉衣12 g。14剂，水煎服，日1剂。

2016年3月23日二诊：药后腰酸好转，仍流清涕，大便稀。上方生黄芪加至30 g，去黄药子，加生山药15 g，14剂，水煎服，日1剂。

2016年4月13日三诊：腰酸好转，流涕减轻，睡眠不好。上方防风改为8 g，去香附、八月札，加砂仁12 g，酸枣仁30 g，14剂，水煎服，日1剂。

按语：本证为产后肾虚，后出现肝气不调、肺气不宣、脾胃虚寒证，故以调脾胃为中心，补肾益肺，疏肝治疗，遵循路志正教授提出的调脾胃十八字方针"持中央，运四旁"的治疗四想，以调五脏原则治疗该病。方中黄芪、白术、防风乃玉屏风散，玉屏风散以黄芪大补肺气，白术健脾，防风祛风。当肺气得以补益，卫表得固，则邪无以入侵，正所谓"正气存内，邪不可干"。如此配伍，黄芪得防风则祛而外无所扰，得白术则补脾而内存所据，犹如在人体表面形成一道屏障，邪自去，表自固。故对气虚所致的鼻炎，可予此方。川牛膝、炒杜仲、补骨脂滋补肝肾、强筋健骨，八月札、郁金、香附疏肝解郁，黄药子软坚散结，法半夏、厚朴、炮姜、木香调和脾胃、理气燥湿。在综合四诊的基础上，抓住鼻炎的基本病机为气虚，肾虚，脾气不利，湿浊内蕴，故采用补脾补肾的药物来治本，玉屏风散来固表，故诸症可痊愈。

案例2：王某，男，48岁，2015年11月26日初诊。主诉鼻塞流涕反复发作2年。患者2年前冬季受寒后出现感冒，鼻塞流涕，伴发热，经治后愈。但以后每遇辛苦劳累、遇寒则感冒发热，同时鼻炎反复发作，伴口干不欲饮，胃胀，乏力，双膝关节疼痛，睡眠差，难眠易醒，大便稀溏，每日3~4次，小便稍黄，形体丰腴，舌质红，苔薄白，脉沉弦。西医诊断：慢性鼻炎。中医诊断：鼻鼽病。中医辨证：脾虚失于健运，湿浊内停，鼻窍不利，气虚卫外不固。治以益气升阳固卫，健脾祛湿。处方：太子参12 g，炒白术12 g，辛夷12 g，炒薏苡仁20 g，苍耳子12 g，苍术12 g，升麻12 g，荷叶12 g, 炒山药15 g, 莲肉15 g, 茯苓15 g, 焦三仙各12 g, 鸡内金12 g, 炒枳实15 g, 炙甘草6 g。14剂, 水煎服。

二诊：药后大便成形，次数减少，每日2次，鼻涕减少，胃胀减轻，饮食正常，睡眠安，容易疲劳，困倦。故予上方去山药、苍耳子、荷叶，加补骨脂12 g, 西洋参（先煎）10 g, 14剂, 水煎服。

三诊：服药后大便已成形，每日2次，乏力减轻，感冒次数减少，关节痛减轻，鼻炎发作减少，且发作症状已不明显，继以上法调理到2016年春季。2016年4月5日复来诊，诸症已明显减轻，尤其是反复感冒、鼻炎明显缓解，春季受风后有不适感觉，口干，急躁。鉴于春季，阳气升发，肝气容易旺，治以疏肝清肝，健脾益气。处方：南沙参15 g, 西洋参（先煎）8 g, 厚朴12 g, 苏梗（后下）10 g, 生麦芽20 g, 半夏12 g, 夏枯草12 g, 炒白术15 g, 五爪龙15 g, 生山药15 g, 丹参15 g, 白芍12 g, 玫瑰花12 g, 车前草15 g, 炒枳壳12 g, 甘草6 g。14剂, 水煎服。药后症状已不明显，嘱调畅情志，放松精神，适量运动以巩固疗效。

按语：《素问·通评虚实论》指出"头痛耳鸣，九窍不利，肠胃之所生也"，说明脾胃与鼻窍的病变也有关系，脾肺气虚，湿蒙清窍，可发生鼻塞不通，不闻香臭，头额昏沉，涕泪眵多等症。本案患者每于冬季遇冷则发感冒、鼻炎，平时乏力，胃胀，睡眠差，系脾胃升降失常，气血生化不足，营卫失和，卫外不固，故每受寒则感冒，鼻为肺窍，然气血不足，阳气不能出于鼻窍则鼻塞流涕。故治以益气升阳固卫、健脾祛湿法。药用太子参、炒白术、炒山药、炙甘草健脾益气；苍耳子、升麻升阳除湿通鼻窍；炒薏苡仁、茯苓健脾淡渗利湿；苍术健脾燥湿；莲肉养血；焦三仙、鸡内金、炒枳实健脾消食。诸药升阳益气，补气固卫，健脾除湿，使阳气升发而外固于肌表、上通于鼻窍，故感冒、鼻炎之症随用药而愈。

7. 健脾祛湿、补肾肃肺治疗哮喘

哮病是由于宿痰伏肺，遇诱因或感邪引触，以致痰阻气道，肺失肃降，痰气搏击所引起的发作性痰鸣气喘疾病，发作时以喉中哮鸣有声，呼吸气促困难，甚至喘息不能平卧为主要表现。《内经》虽无哮病之名，但在许多篇章里，都有关于哮病症状、病因病机的记载。张仲景将本病称为"上气"，不仅具体描述了本病发作时的典型症状，提出了治疗方药，而且从病理上将其归属于痰饮病中的"伏饮"。元代朱丹溪首创哮喘病名，在《丹溪心法》一书中以专篇论述，阐明其病机为痰饮为患，提出未发以扶正气为主，继发以攻邪气为急的治疗原则。明代虞抟进一步对哮和喘做了明确的区分。后世医家鉴于哮必兼喘，故一般将二者统称为哮喘。笔者认为，哮喘发病病位在肺，根本在脾肾，脾虚湿停，湿郁日久，煎熬成痰，宿痰引动伏痰，肺虚失于治节，故发哮喘。哮喘迁延不愈，久病及肾，肾不纳气，更加重哮喘症状，故治疗时，当从脾肾入手，健脾祛湿化痰为其关键。

案例：赵某，女，55岁，主因喘憋多年，于2021年1月5日初诊，刻下症见：咳嗽，有痰，胸闷，喘憋，使用激素控制哮喘，可不发作，纳差，睡眠差，腰酸，乏力，夜间起夜。中医诊断：哮喘病。中医辨证：脾肾两虚，痰湿蕴肺，肺气不宣。治以补肾健脾，祛湿化痰，开宣肺气。处方：生黄芪20 g，太子参12 g，砂仁（后下）12 g，炒白术15 g，茯苓20 g，泽泻15 g，山药12 g，生姜12 g，蜜麻黄6 g，白果仁6 g，盐补骨脂12 g，盐益智仁12 g，金樱子15 g，酒萸肉12 g，黄芩12 g，炒酸枣仁20 g。7剂，水煎服，日1剂。

2021年1月12日二诊：服药后喘憋好转，使用激素次数减少，腰酸乏力较前改善，睡眠可。上方去酒萸肉、黄芩，加炒枳实15 g，柏子仁20 g，布渣叶12 g，14剂，水煎服，日1剂。

按语：本案哮喘为主诉，其根本为脾肾虚，湿浊内停，煎液成痰。方中黄芪、太子参大补元气，补脾肺肾三脏之气；砂仁、炒白术辛温，健脾燥湿；茯苓、泽泻淡渗利湿；山药健脾和胃；生姜调和脾胃；蜜麻黄宣肺平喘，白果仁降气平喘，二药合用，一宣一降，升降相因，调理肺脏气机；补骨脂补益肝肾；盐益智仁、金樱子、酒萸肉固肾缩尿，兼可补肾。全方侧重健脾祛湿补肾，兼以宣降肺气，取得了较好的临床疗效。

七、肾病医案

1. 清利湿热、清肝治疗淋证

淋证是以小便频急，滴沥不尽，尿道涩痛，小腹拘急，痛引腰腹为主要临床表现的一类病证。《素问·六元正纪大论》称为"淋"，并有"甚则淋""其病淋"等的记载。《金匮要略·五脏风寒积聚病脉证并治》称"淋秘"，该篇指出淋秘为"热在下焦"。《金匮要略·消渴小便不利淋病脉证并治》描述了淋证的症状："淋之为病，小便如粟状，小腹弦急，痛引脐中。"隋代《诸病源候论·淋病诸候》认为"诸淋者，由肾虚而膀胱热故也"，指出了淋证的主要病机。《备急千金要方·淋闭》提出"五淋"之名，《外台秘要》具体指出五淋的内容："《集验》论五淋者，石淋、气淋、膏淋、劳淋、热淋也。"至今临床仍沿用五淋之名。多数医家认为淋证的病机为湿热蕴结下焦，肾与膀胱气化不利，治以清利湿热，补肾助气化。

案例：齐某，男，38岁，主因尿频尿痛3天，于2019年6月25日就诊。症见：尿频，尿急，尿痛，无明显发热，口干苦，心烦，急躁易怒。中医诊断：淋证。西医诊断：急性尿路感染。中医辨证：下焦湿热，肝气郁滞。处方：法半夏10 g，石韦15 g，瞿麦15 g，茯苓20 g，泽泻15 g，滑石（包煎）15 g，灯心草12 g，砂仁（后下）12 g，木香12 g，八月札15 g，佛手12 g，白茅根15 g，夏枯草12 g，川牛膝15 g，生白术15 g，山药15 g。7剂，水煎服，日1剂。

药后尿频、尿痛缓解，继以上法7剂巩固。

按语：湿热蕴结下焦膀胱，则尿频、尿急、尿痛，口干苦、心烦急躁为肝气郁滞，肝郁化火的表现。湿性黏滞，湿热相合，如油入面，最难消解。方中石韦、瞿麦清利下焦湿热；茯苓、泽泻淡渗利湿；滑石咸寒，清利下焦湿热；灯心草利尿通淋，清心降火；白茅根清热利尿，凉血止血；川牛膝引热下行，从小便而解；八月札、佛手、夏枯草疏肝解郁，清肝胆火；法半夏、砂仁、木香苦温燥湿理气；生白术、山药健脾祛湿，治疗湿气之根本。全方清热利湿，通利下焦湿热，辅以疏肝解郁，气机得以条畅。湿去热清，一身之气周流，则病可痊愈。

2. 补脾益肝肾治疗尿频

尿频指排尿次数增多。正常成年人白天平均排尿4~6次，夜间就寝后0~2次；婴儿昼夜排尿20~30次。如排尿次数明显增多，超过了上述范围，就是尿频。《金匮要略·消渴小便不利淋病脉证并治》中"男子消渴，小便反多，以饮一斗，小便一斗，肾气丸主之"，指出尿频为消渴的一个症状，尿频不合并其他病证者，多见于肺脾肾三脏气虚。在临床治疗过程中，注重从五脏入手，或补虚或调气，取得较好疗效。

案例：赵某，男，9岁，主因尿频1个月，于2019年11月13日初诊。刻下症见：尿频夜间重，尿急，无尿痛，尿常规正常，咽痛，大便正常，舌红，苔薄，脉沉细。中医诊断：尿频。中医辨证：肝脾肾三脏亏虚，风热上犯咽喉。治以补脾胃益肝肾，疏风清热。处方：法半夏8 g，麸炒白术12 g，山药12 g，炒麦芽15 g，生姜6 g，连翘8 g，木蝴蝶8 g，石韦12 g，合欢皮12 g，炒酸枣仁15 g，茯神12 g，盐益智仁10 g，金樱子12 g，太子参

10 g，酒萸肉 8 g。7 剂，水煎服，日 1 剂。

二诊：药后尿频、尿痛缓解，咽痛缓，继以上方 7 剂以巩固。

按语：脾主运化水湿，肾主水，主蒸腾气化，肾气不固，则尿频尿急。方中山药补脾益肾；太子参补脾肺气；白术运脾祛湿，法半夏降逆化痰止呕，二者调和脾胃；石韦清利湿热；酒萸肉酸温，具有收敛作用，既可补肝肾又可酸收止尿频；金樱子、益智仁补肾缩尿，补虚与收敛固涩并用，标本兼治，故能使患者较快痊愈。

3. 健脾升提中气治疗尿失禁

脾胃为水液代谢的枢纽，相当于水渠的大坝，起到控制、调节水量的作用，这一作用在整个水液代谢中至关重要，如脾不能控制水液，水液壅阻于肾，肾的排泄就会受到影响；脾病及肾，肾气化功能障碍，就会造成排泄不畅，甚或排泄失禁的状况。故治疗尿失禁，应以治脾肾为主，尤其应重视治脾，健脾益气可制水。

案例：张某，女，17 岁，主因尿失禁 3 年，于 2014 年 10 月 15 日初诊。患者于 3 年前无明显诱因出现尿频、尿急，每 15～40 分钟上一次厕所，若强忍则可尿湿衣裤，夜间睡眠时多尿床。因影响学业，患者被迫休学，曾遍服中西药物无效，现来救助。症见尿频，尿急，时有尿失禁，夜间多尿床，口渴不敢饮，困倦，伴神疲乏力，纳少，便溏日 2 次，形体瘦小，面色萎黄，憔悴，舌淡苔少，脉细弱无力。中医辨证：中气不足，脾虚下陷而致多尿。治以补中益气，升提中气。以补中益气汤加减治之。处方：黄芪 15 g，党参 12 g，当归 10 g，焦白术 12 g，炒山药 12 g，升麻 6 g，炒枣仁 15 g，石菖蒲 10 g，远志 6 g，鸡内金 12 g，金樱子 15 g，桑螵蛸 12 g，生龙牡（先煎）各 20 g，炙甘草 6 g。7 剂，水煎服，日 1 剂，早晚分服。另处方：五倍子（焙）30 g，花椒（为末）12 g，生姜（切碎）6 g。共为细末，每次取 5～10 g，取大葱白 15 g 捣烂，与药粉混匀，每晚敷脐部，外用塑料布、胶布固定，每日 1 次。

2014 年 10 月 25 日二诊：服上药 7 剂，纳食增加，大便已成形，尿频明显减轻，能坚持 1～2 个小时上一次厕所，已无尿失禁，偶有遗尿、尿急感，精神较前好转，舌淡，苔薄白，脉细数较前有力。上方去枣仁，加覆盆子 10 g，芡实 10 g，再进 7 剂，诸症基本消失，纳食正常，面转红润，舌淡红，苔薄白，脉细较前有力。综上法调理再进 14 剂，诸症未复。

按语：本例患者尿失禁 3 年，从审因论治出发，因兼有形体瘦小，伴有神疲乏力，纳少，大便溏等脾胃虚弱症状，故治疗以健脾益气、升提阳气为主，兼以养心、固肾。方用补中益气汤加减，方中用参、芪、术、草、升麻健运中气，升阳举陷；山药、金樱子、桑螵蛸健脾益肾固摄；当归、枣仁、石菖蒲、远志、龙牡宁心安神；外用五倍子、生姜、花椒、大葱白温阳固涩。诸药配合，内外合治，使3年顽疾在1个月而除。

4. 健脾祛湿、补肾益气治疗脱发

脱发之证，多责之肾精不足，或血虚失养。《内经》云："肾者，主蛰，封藏之本，精之处也，其华在发，其充在骨。"又云："发为血之余。"然精血的化生，全赖脾胃运化的水谷精微，若脾胃虚弱或饮食不节、情志内伤、久病伤脾胃，脾胃化生的气血不足，也可导致脱发。故治疗脱发不唯在肾，从脾胃治疗也是常用之法。

案例1：姚某，女，33，已婚，主因脱发4个月，于2018年10月8日初诊。半年前，出现周身关节疼痛伴红斑，曾在某医院确诊为系统性红斑狼疮。给予激素、免疫抑制剂等治疗，症状好转，但出现严重脱发，伴神疲乏力，面部浮红肿胀，向心性肥胖，白带增多，欲求中医治疗。自发病以来，口干，纳呆，睡眠多梦，二便调，舌体胖，边有齿痕，质暗尖红，苔白滑略黄，脉沉细小数。中医辨证：湿浊内盛，气阴两伤。治以健脾祛湿，益气养阴。处方：五爪龙15 g，太子参12 g，天冬12 g，炒苍术12 g，炒白术15 g，土茯苓15 g，炒山药15 g，炒薏苡仁20 g，荷叶12 g，椿根皮12 g，车前子（包煎）15 g，鸡冠花12 g，炒白芍15 g，醋香附12 g，煅牡蛎（先煎）15 g。14剂，水煎服。外洗方：苦参15 g，蛇床子12 g，白矾8 g，马鞭草30 g，黄柏15 g，蒲公英30 g，防风12 g，防己15 g。先熏后洗。

二诊：药后关节疼痛未作，红斑已退，脱发明显，白带略减，质稀，味腥，面色仍浮红，肿胀减轻，舌脉如前。上方去天冬、荷叶、香附，加荆芥穗10 g，当归12 g，泽泻15 g，14剂，水煎服。

三诊：药后，脱发明显减轻，白带亦明显减少，面部肿胀消失，但仍有浮红，舌胖，质暗，苔薄白腻，脉弦细滑。因近日感冒，既见效机，仍宗上方，再进14剂，药后脱发愈，白带止，关节疼痛、肢体红斑未作，随访至今未发。

按语：脱发之证，为精血不足之象，精血的化生，全赖后天脾胃，若饮食不节，或情志内伤，久则伤脾胃，脾胃升降失常，水湿内停，气血化生不足，可导致脱发。本例患者患系统性红斑狼疮，经激素和免疫抑制剂治疗，狼疮虽好转，但气阴已伤，故脱发，伴神疲乏力、口干，面浮红肿胀，气虚脾胃运化失常，故见纳呆、白带增多、舌胖有齿痕等症，此一派湿浊内盛，兼有伤阴之象。本案以健脾化湿、益气养阴为法治疗，方以完带汤加减。方中土茯苓、薏苡仁、苍术、白术、荷叶、椿根皮、车前子、鸡冠花等清化湿浊；以五爪龙、白术、山药健脾补气；太子参、天冬养阴；煅牡蛎养阴安神；白芍、香附等疏肝。待湿浊去，脾健得复，毛发得养，故脱发止。二诊后，诸症减轻，遂以原方加减，去天冬、荷叶、香附，加荆芥穗祛风胜湿，泽泻利水渗湿，当归养血和血，再进14剂后脱发止，余症悉除。本案体现了圆机活法的辨证特点，对于脱发伴湿浊偏胜者，可参考用之。

案例2：刘某，女，26岁，2016年8月初诊。患者脱发，斑秃，经前头痛，经期腹痛、腰痛，天冷后手脚凉，怕热，面部痤疮，大便1~2天1次，睡眠可，舌红，苔薄白，脉沉滑。中医辨证：肾精不足、气血亏虚，湿热瘀滞。治以补肾益精，益气养血，清热除湿，活血通络。处方：太子参12 g，制何首乌10 g，黑芝麻15 g，法半夏10 g，生白术20 g，炒枳实15 g，连翘12 g，木蝴蝶12 g，生姜12 g，炒薏苡仁15 g，川芎12 g，钩藤12 g，大麻12 g，酸枣仁15 g，茯神20 g，川牛膝15 g。7剂，配方颗粒，日1剂。

二诊：面部痤疮好转，大便干燥，2天1次，继续治疗。守方去连翘、木蝴蝶、生姜，加瓜蒌20 g，决明子15 g，虎杖12 g，7剂，配方颗粒。

药后脱发好转，继以上方调理月余，诸症减轻。

按语：斑秃，中医称之为"油风"，以局限性斑片状秃发或体毛脱落为主要临床特征。《素问·六节脏象论》"肾者……精之处也，其华在发"，指出毛发生长与肾之精气密切相关。百姓称斑秃为"鬼剃头"，隋代巢元方《诸病源候论》第一次出现了"鬼剃头"这个名称，并云："人有风邪在于头，有偏虚处，则发秃落，肌肉枯死，或如钱大，或如指大，发不生，亦不痒，故谓之鬼舐头。"并记载："足少阴肾之经也，其华在发……若血盛则荣于须发……若血气衰弱……不能荣润，故须发秃落。"其强调了血液荣枯的重要性，毛发正常生长虽有赖于肾气充盈，但同时需要血液的滋养，说明肝肾不足、气血虚衰是毛发疾病的首要病理基础。又《诸病源候论·毛发病诸候凡十三论》云："当数易栉……血液不滞，发根常牢"，指出如果血液循环不畅则可导致脱发，良好的血运是发根牢固的基础，强调了血瘀与毛发生长的关系。元代朱丹溪云："酸味收湿热之痰，随上升之气至于头，蒸熏发根之血，渐成枯槁，遂一时尽脱。遂处以补血升散之药"，提出湿热这

第三章 治疗常见病、多发病、疑难病的临床医案

一致病因素的重要性，其认为湿邪郁久而化热，致湿热内盛循经上犯，首先熏蒸发根，以致发根处生瘀阻塞血络，新血不能养发而削弱发之生机，逐渐出现头发干枯脱落。基于以上理论，认为脱发病机在于肾之精气不足、气血亏虚为本，湿热瘀滞发根为标，治疗当补肾益精，益气养血，清热除湿，活血通络等。该方以何首乌、黑芝麻等补肾益精；以太子参、白术、川芎、川牛膝、酸枣仁等益气养血、活血通络；川芎又善于治疗头痛；以生姜辛温散湿；薏苡仁健脾祛湿；以钩藤、天麻等清热平肝，伍川芎治疗经前头痛；患者面部痤疮，虑其热毒蕴结，以木蝴蝶、连翘等以清热解毒、消散痈肿结聚。复诊时，患者面部痤疮好转，大便干燥，去木蝴蝶、连翘，增瓜蒌、决明子、虎杖以清热化痰、润肠通便。

5. 多脏同调、多法组合治疗阳痿

阳痿，西医称为阴茎勃起功能障碍，即阴茎痿而不举、举而不坚、坚而不挺、挺而不硬。据不完全统计，在我国其发病率约占10%，且有一定的上升趋势。其病因复杂，常顽固难愈，是影响夫妻生活和谐、家庭幸福的重要因素。本病的病机在于本虚标实，古籍记载有肾虚不荣说、脾胃不足说、肝郁不遂说、瘀血阻络说、湿热下注说等代表性观点。临床上治疗阳痿，师古而不泥古，认为初发阳痿、青年男性阳痿多以心理情志因素为主，病机多为肝郁不遂；老年男性阳痿及久病者，多以脾肾亏虚为本，兼有肝郁不舒。

案例：郝某，男，28岁，2019年2月13日初诊。主诉阳痿，勃起障碍1年余。曾当兵，出警多，下身常浸入水湿。症见：左侧睾丸疼痛不适，鼻炎、鼻塞喷嚏，面部暗黄，油多，痤疮散起，大便长期不成形，乏力，舌淡红，苔薄，中间有剥苔，脉沉弱。中医诊断：阳痿。中医辨证：脾肾亏虚，湿热内蕴。治以健脾益肾，行气除湿，清热解毒。处方：太子参15 g，女贞子15 g，补骨脂12 g，鹿角霜12 g，龟板12 g，仙灵脾12 g，干姜12 g，砂仁（后下）12 g，木香12 g，锁阳12 g，川牛膝20 g，高良姜6 g，石韦15 g，辛夷12 g，木蝴蝶10 g。7剂，水煎服，日1剂。

2019年2月20日二诊：仍勃起障碍，睾丸疼痛，面部痤疮消，仍鼻塞喷嚏，药后大便成形，舌脉同前。处方：生黄芪20 g，女贞子15 g，补骨脂12 g，辛夷12 g，炒白术15 g，干姜12 g，高良姜10 g，砂仁12 g，木香12 g，鹿角霜12 g，龟板12 g，川牛膝15 g，川芎12 g，炒杜仲15 g，锁阳15 g，香附12 g。7剂，水煎服，日1剂。

2019年2月27日三诊：仍勃起障碍，睾丸疼痛减轻，大便可。处方：

上方去香附,加用淫羊藿 12 g。7 剂,水煎服,日 1 剂。

守法前后调理 4 个月,末次就诊于 2019 年 6 月 18 日。患者正常勃起,大便成形,可进行正常性生活。

按语:本案患者为青年男性,曾因常浸入水湿,外湿内侵,损脾伤肾,导致脾肾亏虚,表现为长期大便不成形、易乏力疲惫。湿浊内盛,日久化热,湿热内蕴,化毒成瘀,上下侵犯,则见面部油多、面部痤疮、鼻炎反复、睾丸疼痛等。治疗上标本兼治,首诊以太子参、女贞子、补骨脂、鹿角霜、龟板、仙灵脾、干姜、锁阳、川牛膝、高良姜等温补脾肾、阴阳同调;以木香、砂仁等行气化湿;木蝴蝶清热解毒、治头面痤疮;石韦清热利水、治下焦湿热;配以辛夷辛温入肺胃利鼻窍、通鼻塞。二诊时,治疗思路大致同前,佐以香附疏气解郁。得效后守法慢病久图,使阳痿得愈。在临床上,常可以见到肝、脾、肾三脏相关的病因病机所致的阳痿,对于这种虚实证候相兼的阳痿患者,以其中一种病因的治疗方法治疗很难有良好的效果,小方、精药并不适用。故在临证处方时常常兼顾患者表现出来的症状,采用较大方药、复方进行多脏同调,将健脾、补肾、疏肝、祛湿、清热、解毒等方法有机组合,显效甚著。

6. 补肾健脾、除湿祛瘀治疗良性前列腺增生

良性前列腺增生是常见于中老年男性的良性疾病,主要表现为前列腺间质和腺体成分的增生,前列腺体积增大,压迫尿道,引起尿频、排尿困难,甚至尿液无法排出的病证,严重者可引起尿潴留、肾积水、尿路感染和肾功能损害等。前列腺增生归属于"淋证""癃闭""癥瘕""积聚"等病证范畴。现代中医结合有关前列腺的解剖结构及其生理功能,将前列腺与精囊腺概属"精室",精室病变导致的"癃闭",称之为"精癃"。前列腺增生属老年常见病,其病机为男子进入"七八"之年后,肾气渐衰,肝气不舒,气化不利,血行不畅,精微输布失常,败血、瘀血、槁精阻于下焦,同时患者多嗜食醇酒辛辣,损伤脾胃,或脾胃本虚、运化不及,酿生湿热,蕴结膀胱,湿瘀互结,久之而发为精癃,其病位在精室与膀胱,与肾、脾、肝、肺等脏腑密切相关。故治疗此病,本虚标实是其病机特点,治疗上标本兼顾,一方面补肾健脾,另一方面除湿祛瘀,使患者临床症状能够很快得以缓解。

案例:王某,男,57 岁,主因前列腺增大 1 年,于 2015 年 2 月 5 日初诊。2014 年 2 月 24 日前列腺彩超:前列腺大小为 4.3 cm × 4.8 cm × 3.0 cm,膀胱残余尿量为 12 mL。症见小腹下坠感,受凉后小腹胀满,小便

偏黄、次数多、尿等待感，大便常，睡眠可，舌红，苔薄，脉沉细。中医诊断：精癃。中医辨证：脾肾亏虚，湿瘀互结。治以补肾健脾，除湿祛瘀。处方：太子参12 g，女贞子15 g，补骨脂12 g，炒杜仲15 g，川牛膝12 g，瞿麦12 g，泽泻15 g，车前子（包煎）20 g，桑螵蛸15 g，益智仁12 g，生山药15 g，茯苓15 g，延胡索15 g，八月札15 g，桃仁10 g，红花10 g。7剂，配方颗粒，日1剂，早晚分服。

2015年2月12日二诊：药后小腹下坠感减轻，但仍腹胀不欲食，小便黄，尿频减，大便不畅感，舌红，苔黄腻，脉沉细。处方：瞿麦12 g，萹蓄15 g，滑石（包煎）15 g，土茯苓20 g，川牛膝20 g，泽泻15 g，车前子（包煎）15 g，八月札12 g，槟榔12 g，延胡索15 g，厚朴12 g，砂仁（后下）12 g，生白术15 g，炒枳实15 g，桃仁10 g，红花10 g，7剂。

前后调方4月余，患者小腹无不适感，二便可。2015年5月4日复查前列腺彩超：前列腺大小为3.1 cm×4.0 cm×2.8 cm。

按语：中医学认为，肾开窍于二阴，主二便，肾合膀胱，膀胱者，津液之府也，肾者，胃之关也，关门不利，故聚水而生病也。《素问·上古天真论》指出，男子"七八……天癸竭，精少，肾脏衰，形体皆极"。随着年龄增长，身体的整体功能处于下降阶段，肾精不足更明显。此患者年57岁，肾精已亏，肾气不足，气化不利，生湿蓄水。故治疗之初，即以女贞子、补骨脂、炒杜仲、川牛膝、山药、益智仁补肾气、益肾精。脾肾为先后天之本，补肾不忘健脾，以太子参健脾益气，茯苓、瞿麦、泽泻、车前子利水化湿。《灵枢·经脉》记载肝足厥阴之脉"循股阴，入毛中，过阴器，抵小腹，挟胃，属肝，络胆"，《灵枢·经筋》云足厥阴之筋"上循阴股，结于阴器，络诸筋"，前列腺属于精室，肝主疏泄，调畅全身气机和调节其他脏腑的气机升降，使三焦水道通利。若肝疏泄失职，则易致气滞水停，正如《灵枢·经脉》所说"是主肝所生病者……飧泄狐疝，遗溺闭癃"。故治疗时加入延胡索、八月札等以疏肝理气，使气机畅达，水道通利。《景岳全书·癃闭》言："或以败精，或以槁血，阻塞水道而不通也"，认为瘀血阻于下焦，以致小便不畅，故以桃仁、红花等活血祛瘀。二诊时尿频、小腹胀满不适减轻，但因患者舌苔由薄转为黄腻，腹胀不舒，虑其补益之品温燥助热，故二诊以清热利湿为主，并以砂仁、厚朴、枳实行气消胀。后仍以除湿祛瘀以治其标，以补肾健脾以治其本。同时嘱患者避免久坐，戒烟限酒，忌辛辣油腻等，长期坚持，不仅尿频、小腹胀满、大便黏腻等症状消失，复查前列腺彩超前列腺也基本恢复正常。

八、妇科病医案

1. 健脾祛湿补肾治疗不孕症

随着社会经济的迅猛发展、人们生活节奏的改变和生态环境的改变，越来越多的人发生不孕不育症，研究显示有 10% 左右的夫妻受到不孕不育的困扰。不明原因不孕症一般分为血瘀、湿热、肝郁、肾虚等，临床上往往不是单一出现而是多证相兼，但因现代人饮食不节，工作压力较大，导致肝脾气血不调，而致脾虚湿盛，气机不畅，气血运行失调，而致冲任无法充盈，滞涩冲任，壅堵胞脉，不能凝精成孕，正如《傅青主女科》所说："补脾气以固脾血，则血摄于气之中，脾气日盛，自能运化其湿，湿既化为乌有，自然经水调和。"故在治疗不孕症时常从脾胃入手，以调畅气机，补益肝肾，使精血充盈，凝精成孕。

案例 1：郭某，女，32 岁，2015 年 12 月 30 日初诊。患者结婚 2 年未孕，夫妻双方检查卵巢功能、激素水平、精子活动度均都正常。平素月经量少，大便不成形，腰酸乏力，手部湿疹，睡眠易醒，舌红，苔薄白，脉弦细滑。中医诊断：不孕症。中医辨证：脾虚湿盛，脾肾亏虚。治以健脾化湿，补肾助孕。处方：太子参 15 g，生黄芪 20 g，炒白术 15 g，川牛膝 15 g，炒杜仲 20 g，炮姜 12 g，生山药 15 g，生薏苡仁 20 g，荷叶 12 g，女贞子 15 g，补骨脂 12 g，合欢皮 20 g，炒酸枣仁 20 g，茯神 20 g，茯苓 20 g，泽泻 12 g，茵陈 12 g。14 剂，水煎服，日 1 剂，早晚分服。

二诊：药后大便基本正常，腰酸乏力缓解，手部湿疹减，仍有瘙痒，舌红，苔薄白，脉弦。上方去泽泻、荷叶，加白鲜皮 20 g，首乌藤 15 g，14 剂，水煎服，日 1 剂，早晚分服。

三诊：湿疹好转，月经来潮，周期基本正常，月经量增加，腰酸好转，舌红，苔薄白，脉弦滑。上方去生薏苡仁、茵陈，加淫羊藿 15 g，龟板 10 g，28 剂，水煎服，日 1 剂，早晚分服。

四诊：近 1 个月无其他不适症状，睡眠好转，本次月经周期基本正常，月经量增加，无腰痛，无血块，6 天干净。上方续服 28 剂，药后无其他不适症状，嘱患者停药备孕，随访患者于停药 3 个月后受孕。

按语：患者为原发性不孕症。症见大便不成形，手部湿疹，为脾胃失健，胃肠失调，水液代谢异常，湿邪蕴出体表而成湿疹，积聚而形成痰湿，痰湿流注于下焦，滞涩冲任，壅堵胞脉。脾胃失健，运化水谷精微的功能减弱，使气血运行功能减弱，精亏血耗，冲任无法充盈，不能凝精成孕。方中太子参、生黄芪、山药补脾益气，以健运脾气；白术、茯苓、生薏苡仁、荷叶燥湿健脾，以增强清化痰湿之功；川牛膝、炒杜仲、补骨脂、女贞子补益肾气，填精益髓，以充盈冲任，补益气血；合欢皮、酸枣仁、茯神安神定惊，改善睡眠，睡眠改善使气血得以修养，使凝精成孕；炮姜温胃散寒，健运脾阳。

案例2：陈某，女，35岁，2019年6月初诊，患者继发不孕7年，2010年结婚，2012年曾自然受孕，后因个人原因，妊娠2个月时进行"刮宫流产"一次，近5年来未怀孕。平素月经周期基本正常，人工流产后月经量减少，经期缩短。症见：经行时有头痛、腰痛、腰酸等症状，行经前几天有小腹坠痛、乳房胀痛等症状，白带量多，偶有色黄有异味，平素脾胃虚弱，饮食稍有不慎即出现胃痛、便溏等症状，食欲欠佳，形体枯瘦，面色无华，常自觉乏力，气短，睡眠多梦，情绪易急躁，舌暗红，苔薄白，脉沉细滑。中医诊断：不孕症。中医辨证：脾虚湿盛，肝肾两虚，冲任失调。治以健脾化湿，补肾填精。处方：党参12 g，砂仁（后下）12 g，炒扁豆15 g，山药15 g，炒白术12 g，茯苓15 g，莲子肉15 g，熟地12 g，川牛膝20 g，菟丝子15 g，山萸肉12 g，龟板10 g，黄柏6 g，鸡冠花15 g，炒谷芽20 g，炒麦芽20 g。14剂，水煎服，日1剂。

二诊：药后患者自觉睡眠改善，食欲增加，白带量减少，大便基本成形，乏力症状有所改善，舌暗红，苔薄白，脉沉细滑。上方去鸡冠花，莲子肉，加郁金12 g，川芎12 g，14剂，水煎服，日1剂。

三诊：药后患者月经来潮，本次月经经量较前有所增加，经期头痛、腰酸等症状有所改善，睡眠好转，仍有急躁、乏力等症状，偶有夜间手足心热等症状。处方：太子参15 g，茯苓15 g，炒白术15 g，女贞子12 g，白芍12 g，柴胡12 g，砂仁12 g，桑寄生15 g，炒杜仲15 g，菟丝子12 g，川牛膝15 g，山药15 g，红花10 g，炙甘草8 g，龟板10 g，炒谷芽20 g，郁金12 g，香附12 g。28剂，水煎服，日1剂。

四诊：药后患者月经来潮，较前经量增加，经期头痛、腰酸等症状较前明显好转，面色较前有光泽，睡眠好转，仍有多梦，大便基本成形，夜间手足心热消失，舌红，苔薄白，脉弦滑。上方加枸杞子15 g，28剂，水煎服，日1剂。

五诊：药后患者月经来潮时月经量较前基本正常，经期头痛、腰酸等症状好转，睡眠好转，面色较前有光泽，体重较前有所增加，舌红，苔薄白，脉弦。上方续服28剂。

六诊：药后患者无明显不适，偶有受凉后腹痛、腹泻，嘱患者停药备孕。平素注意保暖，少吃寒凉、辛辣食物。随访，患者于停药后1个月后受孕。

按语：肝主藏血，主疏泄，肾主生殖，冲任督脉和肝肾经的关系最为密切，唐容川曰："带脉出于肾中，以周行脾位，由先天交于后天脾者也"，说明带脉与脾肾经的关系最为密切，因此调理肝、脾、肾经可达到调节冲任督带的功效。方中党参、白术健脾益气，白术甘而柔润，升清降浊，无伤阴之弊，配伍扁豆、茯苓化湿健脾，炒谷芽、炒麦芽调和脾胃；用菟丝子温补三阴经，益精髓，加山萸肉、熟地益肝滋肾益精，山药、莲子肉补脾益阴，滋肾固精；川牛膝益肝肾精气，加龟板滋阴潜阳，黄柏、鸡冠花清下焦湿热。全方配伍从肝、脾、肾三经调理入手，补肾精，和脾胃，调冲任，以达怀孕之效。

2. 疏肝健脾除湿治疗痛经

痛经，指在月经前后或在经期出现的以下腹部疼痛、坠胀，伴有腰酸及其他不适的病证，分为原发性和继发性。原发性痛经，生殖器无器质性病变，其发生与月经时子宫内膜前列腺素的含量升高有关。痛经发作之时，患者出现小腹及腰部疼痛，甚则痛及腰骶，严重者可出现恶心呕吐、冷汗淋漓、手足厥冷甚至昏厥。笔者认为，原发性痛经多因思虑过度、情绪波动以致忧思伤脾，脾胃虚弱，影响升清降浊的功能，水液代谢异常，湿从内生，湿浊运行不畅，气机不利阻遏冲任，使气血不畅，不通则痛。

案例：宋某，女，35岁，2016年2月24日初诊。患者痛经20年，自月经初潮时，每月月经来即腹痛，有肛门憋坠感，严重时偶有呕吐，平素大便不成形，经常有胃痛，手关节肿胀，1个月前查出有甲状腺结节、浅表性胃炎，月经周期有时不规律，睡眠不好，右侧淋巴结节肿大、疼痛，易受凉后患尿路感染，尿痛，舌红，苔薄，脉弦细。中医诊断：痛经。中医辨证：肝郁犯胃，脾胃虚寒。治以疏肝解郁，健脾化湿为主。方选逍遥丸加减。处方：柴胡12 g，当归15 g，白芍12 g，炒白术15 g，茯苓20 g，牡丹皮12 g，栀子12 g，香附15 g，郁金12 g，佛手12 g，炮姜10 g，肉豆蔻12 g，夏枯草15 g，山药15 g，酸枣仁15 g，茯神15 g。14剂，水煎服，日1剂，早晚分服。

二诊：2016 年 3 月 7 日月经来潮，本次月经时腹痛较之前减轻，无呕吐，乳房胀痛，睡眠不好，大便已成形，淋巴结肿大消失，尿路感染缓解，舌红，苔薄白，脉弦细。上方去夏枯草、栀子，加川牛膝 15 g，补骨脂 12 g，7 剂，水煎服，日 1 剂，早晚分服。

三诊：本次月经 6 天净，月经量增加，乳房胀痛好转，经后腰酸乏力，睡眠不实，多梦，舌红，苔薄白，脉弦细滑。上方去肉豆蔻、牡丹皮，加桑寄生 15 g，首乌藤 12 g，14 剂，水煎服，日 1 剂，早晚分服。

四诊：药后腰酸、乏力好转，睡眠改善，近 2 周尿路感染无反复，晨起偶有关节肿胀，舌红，苔薄白，脉弦，上方去补骨脂，加川芎 12 g，14 剂，水煎服，日 1 剂，早晚分服。

五诊：月经 2016 年 4 月 10 日至，月经周期延长 2 天，本次月经来潮时无不适症状，腹痛大减，大便成形，睡眠基本正常，仍有些腰酸、乏力。续服上方 28 剂，药后痛经基本消失，大便成形，无其他不适症状，随诊 1 年无复发。

按语：该患者有甲状腺结节、浅表性胃炎和尿路感染，为肝气郁结日久，肝木克脾土，而导致脾气虚弱，运化无力，气机不畅而致卫气不足，无以抗邪外出。故应先疏肝解郁，以抑肝木，健脾化湿以升脾土，使肝脾条达，气机升降有序，气血运行通畅，通则不痛，痛经方止。方中柴胡、香附、郁金、佛手疏肝解郁，使肝气条达；当归、白芍补血养肝，白芍又能养阴缓急以柔肝，当归还能活血以助柴胡疏肝郁；白术、茯苓、山药健脾益气，非但扶土以抑木，且使营血生化有源，以增强归、芍养血之功；夏枯草消瘰散结；牡丹皮、栀子泻火除烦，活血化瘀；茯神、酸枣仁养血安神；肉豆蔻、炮姜温中散寒，健运脾阳。全方疏肝解郁，健脾益气，活血化瘀，通络止痛。

3. 健脾温肾、散寒除湿结合生活方式干预治疗原发性痛经

女性正值经期或行经前后，出现周期性小腹疼痛，或痛引腰骶，甚者剧烈昏厥者，称为"痛经"，亦称"经行腹痛"。痛经是临床最常见的疾病，多为生育年龄的女性痛经和继发性痛经。原发性痛经一般在初潮开始或初潮后 6~24 个月就会发生。疼痛通常持续 8~72 小时，在月经的第 1 天或第 2 天是最严重的，并且可以辐射到背部和大腿。继发性痛经是由明确的疾病引起的痛经，如子宫内膜异位症、子宫肌瘤、盆腔炎等炎性疾病，出现的时间

是在正常行经2年后。其中原发性痛经占90%以上。中医认为痛经有寒热虚实不同的病机,如患者素多抑郁,肝气郁滞,或喜食生冷,寒客胞宫,均可使血海气机不畅,不通则痛,发为痛经。又素体气血亏虚,禀赋不足,久病耗伤气血以致血海空虚,冲任胞宫失去经血濡养,不荣则痛,发为痛经。原发性痛经的发生多属脾肾阳气不足,寒湿内生,不能温煦冲任胞宫,不荣则痛。虚寒滞血,血行不畅,瘀滞胞宫,不通则痛。两者相互影响,虚实夹杂,发为痛经。治疗时应虚实兼顾,补泻同调,口服药物调理的同时,加强平素生活方式干预,往往能收到很好的临床效果。

案例:张某,女,27岁,2019年8月21日初诊。原发性痛经多年,每次经前1天开始出现小腹胀满不适,经期第1~2天均疼痛明显,痛时需要服用止痛药才得以正常生活工作,末次月经2019年8月15日,月经周期规律,28~30天,月经持续5天左右,月经量少色暗,吃凉则腹痛,手脚凉,怕冷,睡眠差,大便尚可,舌淡红,苔薄白偏腻,脉弦细。中医诊断:痛经。中医辨证:脾肾亏虚,寒湿阻滞。治以健脾温肾、散寒除湿。处方:制附片(先煎)12 g,砂仁(后下)10 g,川牛膝12 g,炒白术15 g,生山药15 g,香附12 g,生姜12 g,艾叶10 g,合欢皮15 g,酸枣仁15 g,茯神15 g,木香10 g,太子参12 g,女贞子12 g,枸杞子12 g,茯苓15 g。7剂,配方颗粒。并嘱患者忌食生冷油腻,避免吹空调,避免夜间洗头,不熬夜等。

2019年8月29日二诊:药后感觉变化不大,仍怕冷,睡眠尚可。上方制附片改为15 g,去木香、枸杞子,加炒白芍12 g,桂枝6 g。7剂,配方颗粒。

2019年9月4日三诊:手脚凉、怕冷好转,睡眠可,舌红,苔黄腻,脉弦细。处方:制附片(先煎)15 g,砂仁10 g,川牛膝20 g,炒白术15 g,生山药15 g,桂枝6 g,炒白芍12 g,生姜12 g,艾叶10 g,合欢皮15 g,酸枣仁15 g,太子参15 g,当归12 g,通草15 g,木香12 g。7剂,配方颗粒。

2019年9月11日四诊:手脚凉进一步好转,泛困,大便不成形,睡眠尚可,舌红,苔薄,脉弦细数。大便不成形,脾湿为重,加强健脾燥湿之力。上方去炒白芍、生姜、当归、通草,加荷叶12 g,炒苍术15 g,干姜8 g,草果8 g,7剂,配方颗粒。

2019年9月18日五诊:患者于2019年9月14日来经,无痛经,睡眠早醒，大便成形，舌脉同前。处方：黑顺片（先煎）15 g，细辛 3 g，川牛膝 15 g，茯神 15 g，酸枣仁 15 g，合欢皮 15 g，佩兰（后下）12 g，荷叶 12 g，当归 12 g，生艾叶 10 g，桂枝 6 g，补骨脂 12 g，山药 15 g，炒苍术 12 g，炒白术 15 g，干姜 8 g。7 剂，配方颗粒。

守法又调理 1 个月，2019 年 10 月 12 日来经。无痛经，二便可，手脚温。

按语：本案患者平素怕冷，手脚凉，月经量少，为脾肾阳虚的表现。肾阳为一身之元阳，《景岳全书》言"命门为精血之海……为元气之根……五脏之阴气，非此不能滋，五脏之阳气，非此不能发"，肾藏精，为生命之本源，肾阳虚衰则冲任失于温煦，阳虚推动乏力，寒湿内生，血为寒凝，瘀阻胞脉。而脾阳又赖于肾阳的温养，脾虚则运化无力，后天之本亏虚，气血化生泛源，精血不足，脾阳久亏，亦不能充养肾阳。二者相互影响，正如《医宗必读·虚劳》："……脾肾者，水为万物之元，土为万物之母，二脏安和，一身皆治，百疾不生。夫脾具土德……脾安则肾愈安也。肾兼水火，肾安则水不挟肝上泛而凌湿土，火能益土，蒸腐而化精微，故肾安则脾愈安也。"故治疗本案患者时，抓住其根本，温肾健脾贯串始终，予黑顺片、太子参、干姜、山药、炒白术、桂枝、补骨脂以健脾温肾；枸杞子、女贞子等益肾填精；川牛膝、白芍、当归等活血祛瘀；木香、细辛、香附等行气通滞；艾叶、生姜暖宫散寒；苍术、荷叶、佩兰等燥湿运脾；酸枣仁、茯神、合欢皮等宁心安神。因辨证准确，谨守病机，疗效显著。

4. 健脾化湿调肝治疗月经不调

经期不准，或先或后，潮无定时，称"月经先后不定期"，或名"经乱""月经延期"。病由冲任失调、胞宫蓄溢失常所致，一般认为本病与肝郁、肾虚最为密切。月经不调在临床上十分常见，现代女性工作压力大，生活不规律，饮食不节，导致忧思伤脾，脾虚则湿盛，脾气运化水湿的能力减弱，停滞于体内，湿为寒邪，日久导致寒邪凝滞胞宫，肝主藏血，肝失条达，使气血运行不畅，冲任不调，而使月经不规律。

案例：张某，女，28 岁，未婚，2015 年 10 月 14 日初诊。患者近 1 年来月经周期不规律，先后无定期，最迟 50 天 1 次，最短 18 天 1 次，月经量少，月经颜色淡红，经期腹痛，经期伴有腹泻，经前期伴有乳房胀痛，烦躁易怒，睡眠不实，大便稀溏，不思饮食，腹胀满，周身乏力，记忆力减退，末次月经为 2015 年 9 月 2 日，行经 4 天，舌红，苔白腻，脉弦滑。中医诊断：月经先后无定期。中医辨证：脾虚湿盛，肝失条达。治以健脾化湿，疏肝调经。予以逍遥散合参苓白术散加减。处方：柴胡 12 g，当归 15 g，白芍 12 g，炒白术 15 g，茯苓 20 g，牡丹皮 12 g，栀子 12 g，香附 15 g，郁金 12 g，太子参 12 g，山药 15 g，砂仁（后下）12 g，炒薏苡仁 15 g，白扁豆 15 g，干姜 12 g，炙甘草 8 g。14 剂，水煎服，日 1 剂，早晚饭后服用。

二诊：药后患者月经于 2015 年 10 月 22 日来潮，本次月经较上次延迟 20 天，月经量较之前略有增加，腹痛略减，血块增多，大便仍不成形，周身乏力。本次来月经前，乳房胀痛好转，睡眠多梦，舌红，苔白腻，脉弦滑。上方去白扁豆，加生黄芪 15 g，14 剂，水煎服，日 1 剂。

三诊：药后患者大便基本成形，周身乏力缓解，睡眠正常，仍有腰酸，带下清稀，饮食改善，舌红，苔白，脉弦滑。上方去栀子、牡丹皮，加补骨脂 12 g，炒杜仲 20 g，14 剂，水煎服，日 1 剂。

四诊：药后患者精神改善，周身酸沉消失，乳房略有胀痛，情绪得以控制，睡眠仍偶有多梦，舌红，苔白，脉弦滑。上方去炒薏苡仁，加川牛膝 30 g，14 剂，水煎服，日 1 剂。

五诊：药后患者月经于 2015 年 11 月 28 日来潮，较上次延迟 6 天，月经量略有增多，经血颜色改善，第 1 天时仍有腹痛，便溏，血块略有减少，6 天净，余症基本消失，舌红，苔白，脉弦滑。上方去炙甘草，加女贞子 12 g，随证加减续服 3 个月，3 个月后月经周期基本正常，无其他不适症状，随访 1 年无复发。

按语：患者平素急躁易怒，肝失条达，导致肝木克脾土，而致脾气虚弱，运化无力，湿邪停滞体内，日久发为寒邪，凝滞胞宫。治以温化寒湿，疏肝健脾。方中柴胡、香附、郁金疏肝解郁，使肝气条达；当归、白芍补血养肝，白芍又能养阴缓急以柔肝，当归还能活血以助柴胡疏肝郁；白术、茯苓、山药健脾益气，非但扶土以抑木，且使营血生化有源，以增强归、芍养血之功；栀子、牡丹皮泻火除烦，活血散瘀；太子参归脾经，擅补脾胃之气；炒薏苡仁、白扁豆健脾化湿；砂仁化湿醒脾，行气和胃；干姜温胃散寒，健运脾阳。

5. 疏肝理气祛湿治疗更年期综合征

绝经综合征指女性绝经前后出现性激素波动或减少所致的一系列躯体及精神心理症状。中医古籍"脏躁""心悸""郁证""年老血崩"等与本病证候相似。女性进入绝经期，肝肾功能减弱，月经不规律，周身乏力，冲脉脉虚，为正常生理过程，但现代大部分女性因社会环境、精神因素、身体素质等原因，不能及时适应并调节改善这一阶段所出现的不平衡状态，使气血阴阳失和。现代人工作和生活压力较大，思虑过度，而损伤心脾，致使情志不畅，横逆犯脾胃，阻滞气机，使气血运行受阻，五脏失养，不能滋养冲任。脾为后天之本，肾为先天之本，脾虚湿困而导致肾阳不足，而使脾肾阴阳俱虚。

案例1：张某，女，52岁，2016年5月26日初诊。近半年来月经不规律，前后无定期，经量忽多忽少，急躁，情绪不稳定，日常有胸闷，叹息，咽喉不利，夜间睡眠不好，白天无精神，悲伤欲哭，潮热汗出，夜间汗出明显，口苦，食欲不好，大便不规律，舌红，苔白腻，脉弦滑。中医诊断：绝经前后诸病。中医辨证：肝郁脾虚。治以健脾化湿，疏肝理气。方选逍遥散、四君子汤合酸枣仁汤加减。处方：柴胡12 g，炒白术15 g，当归12 g，白芍12 g，茯苓15 g，太子参12 g，酸枣仁15 g，知母12 g，川芎9 g，炙甘草8 g，地骨皮12 g，大枣12 g，补骨脂12 g，茵陈15 g，栀子12 g，牡丹皮12 g。14剂，水煎服，日1剂。

二诊：药后患者心情好转，悲伤欲哭本周消失，仍有气短，汗出好转，大便不成形，舌红，苔白腻，脉弦滑。上方去牡丹皮，加肉豆蔻12 g，14剂，水煎服，日1剂。

三诊：药后患者诸症好转，自觉神清，周身乏力好转，无悲伤情绪，急躁感可自控，大便基本成形，仍偶有烘热感，舌红，苔薄，脉弦。上方续服28剂，药后诸症好转，无明显不适症状，随访半年无反复。

按语：该患者月经不规律，为天癸将竭，肝肾已虚，情志不畅，肝气不条达，使横逆犯脾，致脾胃气机不利，运化失调，而湿浊内蕴，表现为蒸蒸汗出、口苦口黏、饮食不纳。方选逍遥散、四君子汤合酸枣仁汤加减。方中柴胡、茵陈疏肝解郁使肝气条达；当归、白芍养血柔肝，活血疏肝；白术、茯苓、大枣化湿健脾；太子参补气健脾；酸枣仁入肝经，养肝血以安神；川芎入肝经以活血，助柴胡、茵陈调畅气机，疏达肝气；知母、地骨皮滋阴降火；栀子、牡丹皮泻火除烦，活血散瘀；补骨脂补益肝肾以养血；炙甘草与酸枣仁酸甘合化，养肝阴，缓肝急，调和诸药。

案例2：郭某，女，51岁，2018年11月初诊。主诉夜间烘热汗出1月余。患者近1个月以来每于夜间烘热汗出，醒后衣被尽湿。无其他既往史，于2年前绝经，平素睡眠不好，多梦易醒，头沉乏力，易急躁腹胀，饮食不香，大便先干后稀，排出不畅，舌红，苔黄腻，脉弦滑。诊断：绝经前后诸病。中医辨证：脾虚湿盛，肝肾阴虚。治以燥湿健脾，养阴透热。处方：青蒿12 g，地骨皮12 g，鳖甲12 g，茵陈12 g，法半夏10 g，厚朴12 g，杏仁10 g，白蔻仁12 g，生薏苡仁20 g，砂仁（后下）12 g，生山药15 g，生白术15 g，炒枣仁15 g，生地黄12 g，生姜10 g，竹叶12 g。7剂，水煎服，日1剂。

二诊：药后患者自觉夜间出汗明显好转，大便较前好转，睡眠仍有不实，多梦，仍有心烦、急躁等症状，舌红，苔白腻，脉弦滑。上方去竹叶、生姜，加炒栀子12 g，太子参15 g，郁金12 g，14剂，水煎服，日1剂。

三诊：药后患者自觉睡眠好转，心情较前放松，夜间出汗基本消失，偶有感觉腰酸、乏力，舌红，苔薄，脉弦滑。上方去生薏苡仁，加生杜仲15 g，14剂，水煎服，日1剂。药后患者无明显不适，嘱患者停药，不适随诊。

按语：本案为燥湿相兼的证候，患者出现头沉乏力，腹胀纳呆，大便排出不畅，舌苔黄腻，皆为湿困脾胃之象，又有烘热烦躁的湿郁化燥的虚热之象，呈现出湿燥合病的病证。所以在治疗上采用燥湿健脾为主兼以养阴透热。处方以三仁汤和青蒿鳖甲加减，方中三仁汤具有宣化上焦，运化中焦，渗利下焦，调畅气机，使湿热从三焦分消的作用，配伍青蒿鳖甲汤清热降火，滋阴养液，辛凉透散。此方燥湿相济，清补兼施，虽未用大量补益肝肾之品，却起到四两拨千斤之效。

6. 疏肝清湿热通腑治疗带下

带下一词，有广义和狭义之分。广义带下是泛指女性经、带、胎、产杂诸病而言。狭义带下是专指女性阴道中的分泌物而言。狭义带下又有生理性带下和病理性带下之分。"带下"之名，首见于《素问·骨空论》。正常女子自青春期开始，肾气充盛，脾气健运，任脉通调，带脉健固，阴道内即有少量白色或无色透明无臭的黏性液体，特别是在经期前后、月经中期及妊娠期量增多，以润泽阴户，防御外邪，此为生理性带下。病理性带下即带下病，带下病是指带下量明显增多或减少，色、质、气味发生异常，或伴全身、局部症状，相当于西医炎性疾病或各种妇科疾病引起的带下异常。带下病多因脾运失健，湿浊内积，兼外感寒湿毒邪，使阳气势微，寒湿浊气下注损伤带脉，蕴久化热，湿热蕴蒸成毒形成。

案例1：张某，女，35岁，2016年3月2日初诊。主诉小腹凉，腰酸，

第三章 治疗常见病、多发病、疑难病的临床医案

白带量多，大便干结2年。患者2年来自觉小腹发凉，腰酸沉，白带量多，月经有血块，经期腹痛，大便干燥，近期睡眠不好，舌红，苔薄黄腻，月经后1周有赤白带下，有异味，小腹疼痛，舌红，苔薄黄腻，脉弦细尺细。诊断：带下病。中医辨证：肝郁气滞，湿热内蕴，腑气不通。治以疏肝理气，清湿热通腑止带。方选完带汤合丹栀逍遥丸加减。处方：太子参15 g，生白术20 g，山药15 g，苍术12 g，柴胡12 g，牡丹皮12 g，香附15 g，栀子12 g，郁金12 g，陈皮12 g，茯苓20 g，木香15 g，枳实12 g，虎杖15 g，川牛膝15 g，土大黄12 g，当归12 g。7剂，水煎服，日1剂，早晚分服。

二诊：药后小腹发凉缓解，腰酸痛缓解，大便通畅，睡眠改变，白天犯困，仍有少量白带，腰酸，舌红，苔薄，脉弦细。上方去茯苓，加炒白芍12 g，7剂，水煎服，日1剂，早晚分服。

三诊：药后小腹凉，白带基本消失，偶有腰酸乏力，白天困倦减少，舌红，苔薄，脉弦细。上方加炒杜仲15 g，补骨脂12 g，14剂，水煎服，日1剂，早晚分服。药后无不适感，随访半年无复发。

按语：该患者肝气不舒，脾虚不运，带脉不固，湿浊下注。仲景言："见肝之病，知肝传脾，当先实脾。"方中白术、山药补脾祛湿，使脾气健运，湿浊得消；太子参补气健脾；苍术、茯苓燥湿健脾；柴胡、郁金疏肝解郁，升举阳气，使湿浊不得下注；木香、陈皮健脾燥湿，长于理气；当归、川牛膝活血以助柴胡疏肝解郁；患者郁而化火故加栀子、牡丹皮泻火除烦，活血散瘀；枳实、虎杖、土大黄清热化湿以通腑。全方在补脾燥湿药的基础上配伍疏肝清热之药，补散并用，使气旺脾健，阳升湿化，而带下得止。

案例2：王某，女，33岁，2018年5月2日初诊。主诉小腹发凉，腰酸沉，白带量多，大便干结2年余。症见2年来经常自觉小腹发凉，腰酸沉，白带量多，月经期经常有血块，经期有腹痛，大便干燥，近期睡眠不实，多梦，月经前后有赤白带下，偶有异味，小腹疼痛，患者素来有胃脘胀满，口酸口苦，神疲乏力，肢体困重，舌红，苔薄黄腻，脉弦细。诊断：带下病。中医辨证：脾虚湿蕴，肝郁气滞。治以健脾化湿，疏肝理气，通腑止带。方选平胃散、完带汤、丹栀逍遥丸加减。处方：太子参15 g，生白术20 g，山药15 g，苍术12 g，柴胡12 g，鸡冠花15 g，香附15 g，栀子12 g，郁金12 g，陈皮12 g，茯苓20 g，木香15 g，厚朴12 g，川牛膝20 g，炒椿皮12 g，当归12 g。7剂，水煎服，日1剂。

二诊：药后患者小腹发凉缓解，腰酸沉痛缓解，大便较以前通畅，仍有

排出费力，腹胀腹满减少，睡眠好转，梦少，白天困倦，仍有少量白带，腰酸，晨起有口苦等症状，舌红，苔薄，脉弦细。上方去茯苓，加茵陈12 g，7剂，水煎服，日1剂。

三诊：药后患者小腹凉，白带基本消失，腹胀、口酸口苦基本消失，偶有腰酸乏力，白天困倦减少，舌红，苔薄，脉弦细。上方去炒椿皮，加炒杜仲15 g，龙眼肉15 g，14剂，水煎服，日1剂。药后无不适感，随访半年无复发。

按语：该患者肝气不舒，脾虚不运，带脉不固，湿浊下注。仲景言："见肝之病，知肝传脾，当先实脾。"方中白术、山药补脾气祛湿浊，使脾气健运，湿浊得消散；太子参补气健脾；苍术、茯苓燥湿健脾；柴胡、郁金疏肝解郁，升举阳气，使湿浊不得下注；木香、陈皮健脾燥湿，长于理气；当归、川牛膝活血以助柴胡疏肝解郁；患者郁而化火故加栀子泻火除烦，活血散瘀；炒椿皮、鸡冠花清热化湿以止带。全方在补脾燥湿药的基础上配伍疏肝清热之药，补散并用，使气旺脾健，阳升湿化，而带下得止。

九、肢体经络病医案

1. 清热除湿、健脾益肾治疗痛风

痛风是因嘌呤代谢紊乱引起的一组异质性疾病，现代归于自身免疫性炎症性疾病，是由尿酸产生过多和（或）排泄障碍而致血尿酸水平增高，尿酸盐结晶在体内沉积所导致的疾病，表现为特征性关节炎反复发作，迁延不愈，严重者可出现关节肿胀畸形、关节活动障碍、痛风石形成，累及肾脏可引起尿酸钠盐肾病、尿酸结石及尿酸性肾病。痛风病归属于中医"痹证""白虎""历节病""脚气""痛风"的范畴，病因有内因、外因、不内外因之分。历代医家从邪正相争、本虚标实的角度来认识本病，认为或因先天禀赋不足；或后天失养，正气亏虚，脾肾不足，感受风寒暑湿等外邪，郁而化热；或感受燥热火邪，或嗜食膏粱、醇酒无度，脾胃运化不利，湿热留于筋骨而发病。笔者认为，痛风为本虚标实之证，标为湿、热、毒、瘀，其病机主要与饮食起居失宜、风寒湿热外侵有关，本则责之脾、肾，脾主运化水谷精微，若健运失职，水液积聚，蕴湿生痰，痰湿久羁生瘀阻，凝成瘀毒内生。"肾为先天之本"，肾主骨，主藏精，肾精充足则骨壮髓健，若肾精亏虚，壮骨生髓无源，久为痹病；脾肾两虚，影响气血津液运行，使气血瘀阻，痰湿结聚于肢体关节经络，化热成毒，引起痹痛。

第三章 治疗常见病、多发病、疑难病的临床医案

案例：曹某，男，19 岁，主因高尿酸血症 1 年余，痛风性关节炎急性发作 2 个月，于 2019 年 8 月 21 日初诊。患者表现为左脚第一跖趾关节肿痛，经消炎止痛后好转。刻下症见关节间断疼痛，胃中易泛酸，大便不成形，睡眠不实，多梦，舌红，苔薄白，脉弦沉。诊断：痛风。中医辨证：湿热内蕴、脾肾亏虚。治以清热除湿、健脾益肾。处方：法半夏 10 g，炒苍术 15 g，茯苓 15 g，泽泻 15 g，土茯苓 20 g，虎杖 15 g，晚蚕沙（包煎）20 g，砂仁（后下）12 g，木香 12 g，海螵蛸 15 g，干姜 12 g，黄芩 12 g，合欢皮 15 g，酸枣仁 15 g，补骨脂 12 g，炒白术 15 g，乌梢蛇 6 g。7 剂，水煎服，日 1 剂。

2019 年 8 月 29 日二诊：药后左足关节疼痛未发作，胃中泛酸减轻，大便成形，眠仍多梦，易乏力，舌脉同前。处方：生黄芪 15 g，炒白术 15 g，茯苓 15 g，泽泻 15 g，土茯苓 20 g，绵萆薢 15 g，砂仁（后下）12 g，生姜 12 g，威灵仙 15 g，海螵蛸 15 g，合欢皮 15 g，酸枣仁 15 g，乌梢蛇 6 g，虎杖 15 g，蚕沙（包煎）15 g，黄芩 10 g。14 剂，水煎服，日 1 剂。药后疼痛未做，胃纳可，睡眠改善，乏力好转，继以上方调理月余，尿酸降至正常，症状消失。

按语：本案痛风患者，脾肾不足为本，喜食膏粱厚味，进一步损伤脾胃，脾胃虚弱，运化失职，酿生湿浊，痰阻血瘀。患者形体偏胖、平素大便不成形、乏力为脾肾亏虚的表现，人体代谢缓慢，嘌呤代谢紊乱，导致高尿酸血症的发生。长期高尿酸血症，尿酸沉积于关节而发生痛风。患者就诊时存在关节疼痛，故以清热除湿、活络止痛以治其标，选药以茯苓、泽泻化浊利湿；土茯苓、黄芩、绵萆薢清利湿热；威灵仙、乌梢蛇通络止痛；蚕沙、砂仁、法半夏、苍术以燥湿运脾；白术、干姜、补骨脂、黄芪等温补脾肾治其本。二诊后疼痛消失，继以清利湿热为主，降尿酸控制指标。本案患者伴有大便稀溏，为脾胃寒湿，应忌食生冷寒凉之品，除了冰镇食物，还有生蔬、水果、寒性药物等，注意胃部保暖，同时以醋泡姜晨起服用，以温中散寒、健脾除湿，以此来祛湿化浊，降低尿酸。

2. 祛湿瘀治疗银屑病性关节炎疼痛

银屑病性关节炎是一种与银屑病相关的炎症关节病，本病持续时间长，不易根治，终末期可导致相应部位的关节僵硬、变形，使生活质量大大下降。中医方面，本病属于"尪痹""历节病""大偻"等范畴，根据皮损描述，属中医"白疕""蛇虱"。关于本病的病机，《杂病源流犀烛·诸痹源

流》曰："痹者，闭也，三气杂至，壅蔽经络，血气不行，不能随时祛散，故久而为痹。"《素问·至真要大论》中曰："夫百病之生也，皆生于风寒暑湿燥火，以之化之变也。"部分专家认为银屑病的发生不外内、外二因，外因主要为风、寒、湿三气杂至，闭阻经络肢节，内因主要为素体阳虚、卫外不固，导致外邪乘虚而入，发为痹证。赵炳南等认为本病系风湿毒热痹阻经络所致。临床上治疗此类疾病时，采取扶正祛邪、内外兼顾的方法，尤其重视湿瘀致病。湿性黏滞，致病多缠绵难愈；瘀血痹阻，病位多固定。关节疼痛日久，局部僵硬变形，病情迁延，乃湿瘀杂合致病，治疗当祛湿化瘀。

案例：刘某，男，64岁，2018年11月7日初诊。既往银屑病性关节炎10余年，长期服用甲氨蝶呤。刻下症见左足跖趾关节、双手指间关节肿痛，银屑病皮疹累及上下肢，全身瘙痒，面部尤重，胸闷气短，乏力，入睡困难，白天易困，大便稀溏多年，黏滞，舌暗红，苔薄腻，脉弦滑。中医辨证：脾肾亏虚，湿毒瘀阻。治以健脾胃、补肝肾、祛湿毒、通经络。处方：太子参15 g，生黄芪20 g，炒白术15 g，生山药15 g，川牛膝15 g，炒杜仲15 g，乌梢蛇6 g，全蝎5 g，地骨皮15 g，牡丹皮12 g，白鲜皮20 g，炮姜12 g，虎杖15 g，蜈蚣2条，首乌藤15 g，土茯苓20 g。7剂，水煎服，日1剂。

2018年11月14日二诊：药后关节疼痛明显减轻，跖趾关节、双手指间关节稍痛，仍大便稀溏，黏滞，头胀，全身仍瘙痒，睡眠好转，近两日咽痛，舌红，苔黄腻，脉弦滑。上方去黄芪、杜仲、首乌藤，加用海桐皮15 g，蛇床子12 g，木蝴蝶12 g，14剂，水煎服，日1剂。

2018年11月28日三诊：药后跖趾关节无明显疼痛，双手指间关节有肿胀感，指尖稍痛，全身瘙痒减轻，大便黏腻，睡眠较差，舌红，苔黄腻，脉弦滑。处方：太子参15 g，炒白术15 g，生山药15 g，虎杖15 g，土茯苓20 g，川牛膝15 g，乌梢蛇8 g，全蝎5 g，蜈蚣2条，地骨皮12 g，丹皮12 g，海桐皮15 g，白鲜皮15 g，蛇床子12 g，首乌藤12 g，钩藤12 g。7剂，水煎服，日1剂。

2018年12月5日四诊：药后关节无明显疼痛，双手指间关节晨起有胀感，全身瘙痒进一步减轻，大便稍黏腻，睡眠改善。以上方加减，治疗1月余。

2019年3月初随访，患者诉天气变化时，双手指间关节有胀感，无关节疼痛、无明显瘙痒等不适。

第三章 治疗常见病、多发病、疑难病的临床医案

按语：本案患者平素便溏乏力，脾虚湿重，肾主骨，肝主筋，关节筋脉疼痛当补肝肾，故以太子参、山药、黄芪、杜仲、川牛膝、白术、炮姜、蛇床子等温补脾胃、补益肝肾；土茯苓、虎杖等解毒除湿、通利关节；白鲜皮、地骨皮、牡丹皮、海桐皮、首乌藤、钩藤等以皮达皮，以藤通络，祛风胜湿，清热解毒，通络和血；以乌梢蛇、全蝎、蜈蚣祛风邪，通经络，止痹痛。本案多种治法标本兼顾，丝丝入扣，故收到理想效果。

3. 健脾调营卫治疗产后痹

"产后痹"是指妇人产后气血亏虚，复感风寒湿之邪，痹阻经络，流注于肌肉关节所致的疾病。早在唐代就有产后中风的记载，如《经效产宝》曰："产后中风，身体疼痛，四肢痿弱不遂。"民间称其为产后风、产后关节痛，是临床多发病。由于妇人产后血虚，复感于寒，其症状与正常人感寒所发风寒湿痹证有所不同，并且病情缠绵难愈，治疗颇为棘手，故路志正教授于20世纪70年代提出产后痹的病名诊断及辨证施治，认为此病不同于寻常之痹证，盖产后气血亏虚，营卫失和，复受风寒湿邪，导致经脉痹阻，血行不畅，风寒湿流注关节肌肉，发为产后痹，故治疗当以补气养血，调和营卫，祛风除湿通络。盖脾胃化生气血充养营卫，脾胃调则营卫和，故李东垣的弟子罗天益治疗营卫失和之证，多从调理脾胃入手，重用甘辛之剂。

案例：王某，女，40岁，主因产后关节疼痛6年，于2018年6月28日初诊。患者于6年前产后受凉，出现肘、膝关节疼痛，后每遇气候变化、阴雨天气疼痛加重。当地医院检查抗链球菌溶血素O阳性，曾服中西药物，疗效不著。症见：关节疼痛，微汗则舒，遇寒湿加重，入睡困难，多梦，双目痒甚，餐后腹胀，矢气少，呃逆，经前乳房胀痛，少腹微痛，经量中等，有血块，大便2～3日一行，服中药后便秘改善，成形，溲黄，舌体中，质暗尖红，苔薄少苔，脉沉弦小紧。诊断：产后痹。中医辨证：气血两虚，营卫不和，脾失健运。治以益气健脾，调和营卫。处方：生黄芪15 g，太子参12 g，桂枝8 g，炒白芍12 g，生白术30 g，川芎9 g，生地12 g，厚朴12 g，旋覆花（包煎）10 g，姜半夏10 g，炒麦芽12 g，夜交藤15 g，伸筋草15 g，鸡矢藤15 g，枳实15 g，生龙牡（先煎）各20 g，生姜2片，大枣2枚为引。14剂，水煎服，日1剂。

2018年7月12日二诊：服药后关节疼痛症状明显缓解，眠差怕冷，汗多、腹胀、呃逆等症状亦改善，但停药后症状复发。刻下：关节疼痛，以双膝关节疼痛明显，眠差多梦，头痛，经前乳胀，行经腹痛，周期正常，二便

正常，舌体中，质淡略暗，苔薄白，脉沉弦细。治宗上法，上方去太子参、姜半夏，加防风10 g，片姜黄12 g，海桐皮12 g，地龙12 g，14剂，水煎服，日1剂。

三诊：服上方14剂后双肘关节疼痛，畏风寒减轻，已能穿短袖上衣，出汗减少，仍有双肘关节轻微疼痛，畏风，右肩背明显，服药后半小时出现腹胀，偶有头痛，纳食不佳，饮水较前减少，睡眠好转，脉沉细。治以补气和血，祛风通络。处方：五爪龙15 g，生黄芪15 g，川芎10 g，生地12 g，炒白芍12 g，桂枝8 g，半夏10 g，夜交藤12 g，厚朴10 g，乌梢蛇6 g，炒麦芽12 g，炙甘草10 g，豨莶草15 g，炒枳实12 g，炒白术12 g。21剂，水煎服，日1剂。

四诊：服上方21剂，刻下诸症较前明显轻，双膝、肘关节在受风及阴雨天时似有疼痛，平素已无明显疼痛，右肩背疼痛恶风明显减轻，已无头痛不适。服药后约半小时仍有轻度腹胀，程度和时间均减，近日常有畏寒，汗出，喜凉食，但进食凉饮胃胀加重并出现双膝和双肘关节疼痛，纳食有增，饮水可，夜寐好转，大便日1～2次，不干，体重增加2 kg，舌体中，质淡红，苔薄白，脉沉细小弦。时令为初伏，燥邪渐生。上方去川芎、豨莶草，生地改15 g，加鸡矢藤15 g，忍冬藤18 g，14剂，水煎服，日1剂。

五诊：服上方14剂后，已无明显不适主诉，原方再进14剂以善后。随访至今未发。

按语：本例患者因产后受凉出现关节疼痛6年，感寒后症状加重，系产后气血不足，感寒而病，我们称之为产后痹。因感寒而发，得微汗则舒，知其为气血不足，营卫失和，复感风寒所致，与《伤寒论》中桂枝汤证颇为相似，《伤寒论》曰："太阳中风，阳浮而阴弱，阳浮者热自发，阴弱者汗自出，啬啬恶寒，淅淅恶风，翕翕发热，鼻鸣干呕者，桂枝汤主之。"本例患者关节疼痛，伴有食后腹胀、乏力、睡眠欠佳、月经失调等，系产后气血两虚、营卫不和、脾失健运所致，虽为痹证，但以虚为本，疼痛为标，为本虚标实之证。遂以桂枝汤调和营卫；四物汤养血活血；因其平素腹胀、呃逆、经前乳胀，知其原有肝胃失和，又以平胃散合旋覆花、白芍、枳实理气养血柔肝；夜交藤、生龙牡安神；伸筋草祛风活络；太子参益气养阴。服药14剂后，关节疼痛有明显缓解，然本证属本虚标实之证，不可求速效，须缓图之，遂在原方基础上，酌加地龙虫类药，增强其通络之力。本证用药重在补气血，调营卫，通经络，根据兼夹症状，佐以疏肝和胃、养血安神之品，标本兼顾，故药后收到很好效果。

4. 清利湿热、疏风治疗狐惑病

狐惑病是一种与肝、脾、肾湿热内蕴有关的口、眼、肛（或外阴）溃烂，并有神志反应的综合征。狐惑病首载于《金匮要略·百合狐惑阴阳毒病证治》"狐惑之为病，状如伤寒，默默欲眠，目不得闭。卧起不安，蚀于喉为惑，蚀于阴为狐，不欲饮食，恶闻食臭，其面目乍赤、乍黑、乍白，蚀于上部则声嗄，甘草泻心汤主之"，指出本病以脾胃湿热为主要病机。究其原因不外乎外感、内伤两个方面，外感可由感受风热而发，内伤则以情志不舒、饮食所伤、久病体虚为主。或有外感、内伤复合致病者。湿热蕴久伤阴，出现湿热、阴虚为主的病势趋向，治疗应以清热祛湿为主，佐以疏风散热、养阴凉血之法。

案例：刘某，男，48岁，主因手足面部结节性红斑1年，于2018年10月28日初诊。患者1年前因手足结节性红斑、疼痛在某医院诊断为"白塞病"，间断服用雷公藤等至今，来诊时症见：手足指关节、面部结节性红斑，背部散在大量脓疱疮，瘙痒、疼痛，足底痛，周身关节游走痛，口腔溃疡，视物模糊，眼干涩多泪，二便常，心烦易怒，偶有头晕，头痛如锥刺，睡眠可，阴茎溃烂刺痒，舌体稍胖，边有齿痕，舌红边有溃疡，苔白腻，脉弦滑小数。西医诊断：白塞病。中医诊断：狐惑病。中医辨证：脾胃湿热内蕴，湿热弥漫三焦，肝经风热。治以祛湿解毒，疏风清热。以当归拈痛汤合半夏泻心汤加减。处方：丹参15 g，羌活10 g，防风10 g，防己12 g，升麻10 g，青蒿12 g，黄连6 g，黄芩10 g，茵陈12 g，制半夏10 g，干姜10 g，炒苍术12 g，知母10 g，苦参8 g，金银花15 g，鸡矢藤15 g。7剂，水煎服，日1剂。外洗方：苦参12 g，马鞭草20 g，防风15 g，防己15 g，地肤子15 g，蛇床子12 g，苏木20 g，当归15 g，芒硝30 g，白矾10 g，金银花15 g，连翘12 g，甘草10 g。水煎先熏后洗阴茎，7剂。

二诊：药后头晕、头痛症减，周身关节痛也有减轻，口疮未见新发。上方去升麻、炒苍术，加虎杖12 g，土茯苓20 g，14剂，水煎服，日1剂。

2018年11月28日三诊：药后面部红斑已减，口舌溃疡均消失，结合外洗药物，阴茎刺痒症消失，继如法调理，上方去羌活、防风，加晚蚕沙（包煎）15 g，萆薢12 g，天冬12 g，麦冬12 g，14剂，水煎服，日1剂。

2018年12月12日四诊：药后病情平稳，口腔、阴部溃疡未发，其他症状也有减轻，精神状态尚可，继以上方进退，半年后随访，病情已明显好转。

按语：狐惑病是一种与肝、脾、肾湿热内蕴有关的口、眼、生殖器溃烂，并有神志反应的综合征。本案患者以面部红斑及口腔、阴部溃疡为主，从症状特点看属于肝经风热，脾胃湿热内蕴，故治以疏风清热、祛湿解毒法。仿当归拈痛汤合半夏泻心汤意加减，药用羌活、防风疏散风热，祛除表湿；升麻升阳祛湿；防己祛除肌肉之湿；青蒿、黄连、黄芩、知母、苦参、鸡矢藤、茵陈清肝热，利湿热；半夏、干姜、炒苍术温脾和胃燥湿；金银花清热解毒；丹参活血化瘀。全方治疗以肝、脾为中心，以祛湿清热为重点，佐以凉血清肝、健脾助运和胃之品，使肝脾调，湿热清，则溃疡得以缓解。

5. 健脾润肺抑肝治疗燥痹

燥痹指燥邪损伤气、血、津、液而致阴津耗损，气血亏虚，肢体筋脉失养，瘀血痹阻，脉络不通，导致肢体隐痛，甚至肌肤枯涩、脏器损害的全身性疾病。燥是致病之因，亦是病理之果，痹是病变之机。燥痹的临床表现为口鼻咽燥少津，眼干泪少，口干口渴，渴不多饮，肌肤干涩，肢体关节微肿或不红肿，屈伸不利，隐隐作痛，舌红少苔或无苔，脉细数或细涩。本病以心、肝、脾、肺、肾各脏及其互为表里的六腑、九窍特有的阴津亏乏之表现为临床特征，一年四季皆可发病，但以秋冬季节为多见。燥痹系多脏器损伤，病证复杂，治疗上往往多脏同调，不寓于一方一法。由于脾胃关乎津液的生成，故治疗肺肝同病的燥证，可通过调理脾胃的方法达到治疗目的。

案例：尹某，女，58 岁，主因患干燥综合征 1 年，于 2019 年 1 月 15 日初诊。症见：口舌干燥，眼干，鼻干，关节疼痛，头晕耳鸣，纳食不馨，食后胃脘部及左下腹胀满不适，腹中肠鸣，大便干燥，睡眠不实，汗出，烦躁易怒，周身乏力，干咳少痰，每日饮水量多，舌暗红，少苔，脉沉细。中医诊断：燥痹。中医辨证：肺津、肝阴、脾胃之阴受伤，升降失常。治以健脾润肺生津法佐以疏肝。处方：太子参 12 g，南沙参 12 g，麦冬 12 g，石斛 12 g，生白术 15 g，炒山药 12 g，炒神曲 15 g，苦桔梗 12 g，茵陈 15 g，生谷麦芽各 30 g，当归 12 g，素馨花 12 g，炒白芍 15 g，炒枳实 15 g，夜交藤 15 g，绿萼梅 12 g，生薏苡仁 20 g，炙甘草 8 g。药后诸干燥症状减轻，继如法调理数月，病情缓解。

按语：燥痹系多脏器损伤所致，病证复杂，由于是津液亏乏而为燥，故凡津液代谢障碍所涉及的脏器，如肺、脾胃、肝、肾损伤皆可为病。本病口舌干燥，眼干，鼻干，从干燥定位看，与肺、肝、脾有关，又见纳食不馨，食后胃脘部及左下腹胀满不适，腹中肠鸣，大便干燥，周身乏力，系脾胃虚弱，升降失常所致；睡眠不实，汗出，烦躁易怒，头晕耳鸣，乃肝失疏泄，气郁化火所致；干咳少痰，舌暗红，少苔，脉沉细，为肺失清肃，痰湿内停所致。本证涉及脾胃、肺、肝脏器失调，肝失疏泄，"木火刑金"，则肺失清肃，脾胃居于中焦，为气机升降之枢纽，与肺、肝一起，在津液生成、代谢过程中，起到协调作用，若三脏功能失调，均可引起津液代谢的障碍，导致津液亏乏而出现燥证。患者属肺、肝、脾同病，病情复杂，仅治一脏，恐他脏难平，故采取"上下同病调其中"的原则，从中焦脾胃入手，使中气一健，肺肝升降自调。故药用生白术、炒山药、生薏苡仁、桔梗健脾以升清；枳实、神曲消食以和胃；太子参、南沙参、麦冬、绿萼梅、白芍润降以养肺肝之阴；素馨花、茵陈、生麦芽生发少阳之气。调理脾胃、肺肝之升降，可使脏腑功能调和，达到"水精四布，五经并行"，使燥痹顽症得以缓解。

6. 温阳散寒除湿治疗膝痹

膝痹是膝关节骨性关节炎的中医诊断。该病由肝肾亏虚，筋骨失养，风寒湿痹所致。素体虚弱，正气不足，肝肾亏虚是本病的内因。冒雨涉水，久居湿处，风寒湿等气候变化是发病的外因。内外因共同致病。《严氏济生方》认为痹证"皆因体虚，腠理空疏，受风寒湿气而成痹"，强调了内外因合邪致病的重要性。对于本病的治疗，扶正祛邪为正治之法。扶正首要注重后天脾胃，以化湿健脾、恢复运化为其根本，疏肝理气、调畅气机为转枢，补肾通络，祛风散寒除湿。

案例1：平某，女，49岁，主因双膝关节疼痛2年，于2018年3月10日初诊。患者2年来双膝关节疼痛反复发作，遇风受寒时加重，晨起加重，得热可减，局部皮色略红，触之温度不高，双膝回弯轻度受限。于某医院诊断为"类风湿关节炎"，曾予口服泼尼松龙、甲氨蝶呤治疗效果不显，经人推荐就诊。症见：双膝关节疼痛，活动受限，伴有乏力，纳眠可，二便尚调，舌胖大，苔薄黄，有齿痕，脉沉细。西医诊断：类风湿关节炎。中医诊断：膝痹。中医辨证：脾肾亏虚，风寒湿阻络。治以调补脾胃，疏肝理气，补肾通络，温阳除湿，祛风散寒。处方：炒白术15 g，姜厚朴10 g，砂仁（后下）10 g，木香12 g，香附12 g，佛手10 g，川牛膝15 g，生黄芪20 g，女贞子15 g，太子参15 g，补骨脂12 g，乌梢蛇6 g，全蝎3 g，蜈蚣2条，首乌藤15 g，海风藤15 g。7剂，水煎服，日1剂。

二诊：药后膝关节疼痛减轻，仍活动受限，乏力等症好转，纳寐可，二便调，舌脉同前。上方去香附、厚朴，加木瓜 15 g，络石藤 15 g，14 剂，水煎服，日 1 剂。

三诊：药后膝关节疼痛续减，活动度也有好转。继以上法调理月余，诸症有明显改善。

按语：类风湿关节炎主要表现为膝关节疼痛，活动受限，中医诊断为膝痹，证属脾肾亏虚，风寒湿阻络，治以补脾肾，疏肝通络，祛风散寒除湿。方中用炒白术、姜厚朴、砂仁健脾和胃，顾护正气；木香、香附、佛手疏肝理气，通络止痛；生黄芪、女贞子、太子参、补骨脂补肾通络，温阳除湿，散寒止痛；川牛膝引经下行，逐瘀通经；首乌藤、海风藤等藤类药，祛风散寒止痛；乌梢蛇、全蝎、蜈蚣等虫类药搜风通络，解痉止痛。全方注重脾胃运化，从顾护肝、脾、肾三脏入手，调补机体正气，抵御外邪入侵，以达到祛邪不伤正的目的。

7. 升阳除湿治疗湿疹

湿疹是由多种因素引起的炎性渗出性皮肤病。中医称之为"湿疮""浸淫疮"。《内经》认为"诸湿肿满，皆属于脾"，脾虚运化功能失职，水液代谢失常，造成水湿内停，湿气泛溢于肌肤，发为湿疹。治疗以祛湿为要，湿在内，宜燥湿、利湿；在外，则宜芳化、宣透。病在肌表，总宜祛湿加通络之品治之。

案例：于某，男，61 岁，主诉湿疹 10 余年，于 2017 年 10 月 28 日初诊。现病史：湿疹常于入秋后加重，换季时明显，怕冷，全身痒，疹色红，无破损，常于夜间 12 时开始痒作，夜间 3 时至 4 时痒甚明显，白日身痒微轻，大便不成形，每日 2~3 次，睡眠尚可，舌红质暗，边有齿痕，脉弦细。中医诊断：湿疹（浸淫疮）。中医辨证：脾阳不振，水湿内生，走于肌肤日久而成。治以健脾益气，升阳除湿解毒。予以清震汤合五皮五藤饮加减。处方：炒苍术 12 g，荷叶 12 g，升麻 5 g，地骨皮 12 g，丹皮 12 g，海桐皮 15 g，白鲜皮 20 g，首乌藤 15 g，海风藤 15 g，生黄芪 15 g，炒白术 15 g，蛇床子 12 g，茯苓 15 g，炮姜 10 g，山药 15 g，川牛膝 15 g。7 剂，水煎服，日 1 剂。

二诊：药后湿疹夜间 3 时至 4 时痒发作减轻，大便不成形有改善，继以上法调理，1 个月后，湿疹缓解，痒消失。

按语：患者湿疹 10 余年，反复发作，畏寒，换季发作明显，大便不成形，结合舌脉，系脾阳不振，湿邪浸于肌肤日久所致。方中炒苍术辛热，强胃健脾，疏泄阳明之湿；升麻性属阳，发散脾胃郁火；荷叶气香，能升助胃中清阳之气上行；五皮五藤饮加减，丹皮、海桐皮、白鲜皮、地骨皮清皮肤之湿热而止痒；首乌藤、海风藤、蛇床子、川牛膝祛风通络，活血止痒；生黄芪、山药、炒白术、炮姜益气健脾，温中除湿。全方以健脾胃、升清阳、祛湿毒为要，升利结合，升阳除湿，病随之缓解。

第四章　苏凤哲临床经验方

1. 升阳除湿安神方

【组成】太子参 12 g，藿梗（后下）10 g，苏梗（后下）10 g，厚朴 12 g，法半夏 9 g，炒白术 15 g，茯苓 20 g，荷叶 12 g，升麻 8 g，砂仁（后下）10 g，草豆蔻（后下）9 g，陈皮 12 g，炒枳实 15 g，益智仁 10 g，生薏苡仁 20 g。

【功用】升阳健脾，除湿安神。

【适应证】脾失健运，湿浊内停，扰动心神所致不寐。

【临证心得】张某，男，51 岁，2018 年 5 月 17 日初诊。主诉多梦早醒 2 年。患者于 2 年前因工作紧张，出现不寐，多梦早醒，平素喜甜食、冷饮，饮水多为冰水，心烦，晨起少痰，痰黏，四肢沉重，容易疲劳，头昏蒙不清，胸闷，大便稀溏，日 3~4 次，食油腻后口气较重。既往有痛风病史。舌质暗，苔白腻，脉沉滑。证属脾失健运，湿浊内停，扰动心神。治以升阳健脾祛湿。处方：太子参 12 g，藿梗（后下）10 g，苏梗（后下）10 g，厚朴 12 g，法半夏 12 g，炒苍术 12 g，生白术 12 g，炒杏仁 10 g，茯苓 20 g，荷叶 8 g，升麻 6 g，砂仁（后下）6 g，草豆蔻（后下）9 g，陈皮 12 g，车前草 15 g，炒枳实 12 g，六一散（包煎）15 g，益智仁 10 g，生薏苡仁 15 g，炒薏苡仁 15 g，玉米须 20 g。14 剂，水煎服，日 1 剂。

二诊：药后头昏蒙减轻，时头脑清醒，睡眠质量较前改善，大便日 1~2 次，四肢沉重亦减。服药已见效，上方去车前草加生山药 12 g，继服。三诊：患者已能入睡，诸症亦缓，继如法调理。3 个月后患者不寐基本消除。

本例患者不寐，从病史看，原有痛风病史，又平时喜甜食、饮冰水，生冷肥甘，损伤脾胃，致脾失健运，内湿停聚，又因发病在夏秋之际，虑外湿为患。从临床症状看，如四肢沉重、头昏蒙不清、便溏、口黏、苔腻、脉沉滑等，皆脾虚水湿内停之象，故辨证为内外湿合，湿邪内扰心神。故治以升阳健脾祛湿为法，方用藿朴夏苓汤合清震汤加减。以藿梗、苏梗、荷叶芳化湿浊；炒苍术、白术，草豆蔻健脾燥湿、化湿；厚朴、法半夏、炒枳实、砂仁、生炒薏苡仁、陈皮健脾和胃降浊；升麻升阳胜湿；六一散清利湿热；炒杏仁降肺通调水道；茯苓、车前草、玉米须淡渗利湿；益智仁补肾助气化。全方芳化湿浊，升阳健脾，又结合燥湿、化湿、利湿之品，使内外之湿邪祛则头清神安，睡眠得到改善。体现了辨病位、病性，抓主症的灵活辨证思想及法活机圆的治疗特点。

【解读赏析】不寐之证，系心神被扰所致。因心为五脏六腑之大主，心之本脏虚，或心经受邪，或肝、脾、肺、肾四脏对心的影响，均可使心神被扰而出现不寐。故治疗内伤不寐，多从五脏论治。随着生活条件的好转，饮食结构的改善，由脾胃功能失常导致的不寐患者越来越多，饮食不节，恣食生冷肥甘，损伤脾胃，脾失健运，内湿停聚，外界湿邪易乘虚而入，与内湿相和为患，湿邪扰动心神可致不寐，即常说的"胃不和则卧不安"。此不寐常伴有脾胃功能失调的症状，因病发为湿，内伤在脾，故可用升阳健脾除湿法。

2. 解郁降板汤

【组成】郁金12 g，夏枯草12 g，佛手12 g，浙贝母12 g，地龙10 g，炒莱菔子10 g，水红花子20 g，八月札12 g，莪术10 g，泽兰12 g，全蝎5 g，土鳖虫6 g，水蛭3 g，当归12 g，黄芩9 g，女贞子12 g，金雀根12 g。

【功用】理气活血，破血逐瘀。

【适应证】原发性血小板增多症。

【临证心得】王某，男，48岁，2008年10月初诊。主诉原发性血小板增多症2年，患者2年前出现口唇发绀、舌质紫暗、胸闷气短等症状，经多方检查后确诊为原发性血小板增多症。患者使用甲异靛、羟基脲治疗，血小板有一定幅度的下降，当用药减量后血小板复升，反复几次遂来就诊。患者症见消瘦，食欲不振，乏力口苦，头晕肢困，舌质暗红，苔白腻，脉弦涩。诊断：原发性血小板增多症。中医辨证：肝脾不调，瘀血阻滞。治以理气活血，破血逐瘀。予以解郁降板汤加减。处方：郁金12 g，夏枯草12 g，佛手12 g，浙贝母12 g，地龙10 g，炒莱菔子10 g，水红花子20 g，八月札12 g，莪术6 g，泽兰12 g，全蝎5 g，土鳖虫6 g，水蛭3 g，鸡内金15 g，太子参12 g，金雀根12 g。14剂，水煎服，日1剂。

二诊：药后患者口苦、纳呆等症状缓解，血小板降至正常值，嘱患者在口服中药的同时，逐步减量羟基脲的用量。上方续服14剂。

随证加减，续服中药1年半后，患者羟基脲减停，血小板稳定在正常值范围。后嘱患者改服大黄䗪虫丸，以固疗效。

本病治疗立足调气解郁，从气血痰湿入手。解郁降板汤药物组成为郁金、夏枯草、佛手、浙贝母、地龙、炒莱菔子、水红花子、八月札、莪术、泽兰、全蝎、土鳖虫、水蛭、当归、黄芩、女贞子、金雀根。方中以郁金、佛手、夏枯草、八月札疏肝解郁理气散结，浙贝母、地龙、炒莱菔子清热化痰，全蝎化瘀通络，土鳖虫、水蛭、莪术活血破血，当归和血，泽兰活血利水，水红花子散血消瘀，金雀根、女贞子益气养阴，黄芩清热，全方融理气、散结化痰、和血活血破血、逐瘀通络、清热益气养阴为一体，攻补兼施，攻而不伤正，补而不留邪。

【解读赏析】原发性血小板增多症是一种原因不明的骨髓增生性疾病，一般临床血小板在 $10\times10^5/L$ 以上时，应以中医药为主治疗，其有如下优势和特点。一是能迅速改善临床症状；二是可使羟基脲、甲异靛等西药逐渐减量，维持治疗半年至 1 年可将西药全部停掉，以中药取代，说明中药对抑制骨髓巨核细胞增生具有一定的作用；三是通过中药的整体调节，血小板功能和血管功能亦有一定的改善；四是在中医药运用方面，如血小板偏高伴热象，可加用清热解毒药物，如半枝莲、白花蛇舌草、山慈菇、龙葵、狗舌草、龙胆草以解体内热毒，有效地降低血小板，且解毒之药易伤脾胃，故同时应佐以生山药、炒白术、炒薏苡仁等药；五是血小板增多伴乏力、气短等气虚症状者不可使用人参、黄芪等温补之品，应使用五爪龙、金雀根、绞股蓝等清补之品；六是血小板增多伴胸闷、肢体困重、舌苔白腻等湿象者，可用藿梗、佩兰、荷叶。

3. 健脾除湿消瘿方

【组成】香附 12 g，郁金 15 g，夏枯草 12 g，陈皮 12 g，法半夏 10 g，厚朴 10 g，生白术 20 g，生山药 15 g，浙贝母 12 g，生龙骨 15 g，生牡蛎 15 g。

【功用】健脾除湿，化痰软坚。

【适应证】脾失健运，湿浊内停所致甲状腺结节。

【临证心得】患者，女，38 岁，于 2018 年 3 月 29 日初诊。主因"发现甲状腺结节 4 年"就诊，B 超示甲状腺左叶大小约为 1.9 cm×1.7 cm，右叶大小约为 2.0 cm×1.7 cm，左叶 2 个低回声结节，较大者约为 0.5 cm，右叶可见多个低回声结节，最大者约为 0.4 cm×0.2 cm，各结节均边界清，形态规整，内回声均匀。查甲状腺功能，未见明显异常。伴乳房胀痛，肠鸣腹胀，情绪郁闷不舒，纳可，失眠多梦，小便正常，大便日行 1 次，不成形，舌红，苔薄，脉弦细。既往体健，否认食物、药物过敏史。诊断：甲状腺多发实性小结节。中医辨证：脾虚肝郁。治以健脾除湿、疏肝散结消瘿兼养心安神。处方：香附 12 g，郁金 15 g，夏枯草 12 g，陈皮 12 g，法半夏 10 g，厚朴 10 g，砂仁 12 g，生白术 30 g，炒枳实 15 g，生山药 15 g，浙贝母 12 g，生龙骨 15 g，生牡蛎 15 g，干姜 12 g，炒枣仁 20 g，合欢皮 15 g，茯神 20 g，川牛膝 15 g。14 剂，日 1 剂，水煎服，早晚分服。

二诊：患者乳房胀痛明显好转，腹胀明显减轻，大便不成形有所改善。上方去陈皮，加娑罗子 12 g。后患者自行抄方，守方治疗至 2018 年 10 月 13 日。再次就诊行甲状腺彩超：甲状腺左叶大小为 1.5 cm×1.4 cm，右叶大小约为 1.4 cm×1.7 cm，左叶内可见 0.4 cm 低回声结节，边界清楚，内回声欠均匀。考虑：甲状腺囊实性结节。此次就诊，甲状腺大小较前已明显减小，左叶甲状腺结节缩小，变为囊实性，右侧多发甲状腺小结节消失。依上法对处方微调，继续服药。

本案患者为中年女性，平素情绪郁闷，致气机郁滞，津结成痰，痰气交阻；加之脾失健运，湿气内停，久之湿阻血瘀，结于颈前，发为甲状腺多发结节。故治疗以健脾除湿、疏肝解郁、散结化痰为法。因患者情志不畅，思虑过度，伤脾劳心，而有失眠多梦症状，故以养心安神同治。方中香附、郁金、夏枯草、娑罗子、陈皮、浙贝母、龙骨、牡蛎化痰软坚，消瘿散结。关于夏枯草、郁金、香附等药，《药性歌括四百味》记载"夏枯草味苦，……破癥散结"，《本草通玄》亦云其"能疏通结气"，至于郁金，《本草汇言》曰："清气化痰，散瘀血之药也。"同时方中以法半夏、厚朴、砂仁、生白术、炒枳实、生山药等药健脾利湿，使湿去脾运自复。干姜温运脾阳，升清降浊。炒枣仁、合欢皮、茯神等安神养心。川牛膝引火下行，通经止痛。全方谨守病机，立法精巧，终收奇功。

【解读赏析】本病虽发生在颈部，但根源在脾胃，系湿邪为患。宋代杨士瀛《仁斋直指方》指出"湿能伤脾，脾土一亏，百病根源，发轫于此矣"，提出湿伤脾胃为百病之源的观点。饮食物的消化吸收全赖脾胃的运化功能，脾主升清，喜燥恶湿，胃主下降，恶润恶燥，脾胃升降功能正常，则升清降浊有序，若脾胃虚弱，则升清降浊功能失常，水湿停聚，湿从内生，形成脾虚有湿的体质变化。脾虚有湿，湿从寒化，则伤脾阳，进而伤肾阳，造成脾肾阳虚。此时中焦不能制水，下焦不能气化，水湿弥漫三焦，出现全身肿胀、乏力、形寒肢冷、大便稀溏、女性经水减少等症，水湿停聚在甲状腺，瘿瘤逐渐增大。本病因脾虚生湿，湿聚为痰，湿郁生热，湿热为患，痰湿阻滞，痰气交结，久之湿、热、痰、瘀互结而形成。治疗当审证求因，审因论治，论脏腑侧重脾、肝、肾；论邪气着眼湿、热、痰，总以调脾胃祛湿为基础，达到消瘿散结之目的。

4. 阴虚发热退热方

【组成】柴胡 15 g，黄芩 12 g，法半夏 10 g，太子参 12 g，鳖甲 15 g，青蒿 15 g，牡丹皮 10 g，生石膏（先煎）30 g，生薏苡仁 20 g，生山药 15 g。

【功用】和解凉血退热。

【适应证】阴虚所致发热。

【临证心得】王某，女，50 岁。患者确诊急性髓系白血病，化疗期间出现肺部感染，体温 39~40 ℃，经多方治疗感染有所控制，但高热不退，伴寒战，汗出，乏力，食欲不振，不寐，就诊时患者精神萎靡，不能坐立、行走。每日下午晚上高热，体温 39.5 ℃，只能进少量流食，舌质红略紫暗，少苔，脉弦细数。中医诊断：阴虚发热。中医辨证：热郁少阳，气阴内伤。治以和解凉血退热法。处方：柴胡 15 g，黄芩 15 g，法半夏 10 g，太子参 15 g，鳖甲 20 g，青蒿 15 g，牡丹皮 10 g，生石膏（先煎）30 g，生薏苡仁 30 g，生山药 15 g。5 剂，水煎服，日 1 剂。

二诊：患者药后发热减轻，最高体温 38.2 ℃，发热时间亦缩短，开始有食欲，能下地在室内活动，仍心慌、汗多，舌质红，苔白，脉弦细。继上方，另以浮小麦 300 g，5 剂，水煎服，日 1 剂。

三诊：患者 10 剂药后已不发热，体温最高 36.9 ℃，饮食、二便可，精神状态好，睡眠可，已无不适症状，舌质红，脉弦细。治以益气养阴和血法。处方：柴胡 15 g，知母 10 g，郁金 10 g，太子参 12 g，女贞子 12 g，枸杞子 12 g，鳖甲 10 g，生山药 10 g，丹参 15 g，炒薏苡仁 15 g，炒谷芽 15 g，炒麦芽 15 g。5 剂，水煎服，日 1 剂。

本案患者白血病高热，从其症状表现看，正气已严重损伤，患者精神萎靡，面色㿠白，乏力气短，不能坐立为气血亏虚之象；高热伴有寒战，系《伤寒论》所言寒热往来，头晕不寐，不欲饮食，乃邪热损伤脾胃之象。患者表现符合小柴胡汤的适应证，正气虽有损伤，仍有抗邪之机，因症见舌质紫暗，为热久已入血分之象，故以小柴胡汤加青蒿鳖甲汤加减治疗，用小柴胡汤和解少阳、扶正祛邪退热，青蒿鳖甲汤凉血退热，药后高热逐渐消退，后以益气养阴为法善后。

【解读赏析】小柴胡汤为和法之代表方，该方达表和里，宣通内外，升清降浊，调和肝脾，理气活血，降气止咳，为治疗内伤外感发热之通用方。清末名医血证大家唐容川就非常推崇小柴胡汤，认为该方为治疗"各种血证之活剂"。方中柴胡清轻升散，既可疏散表热，又可疏散半表半里之邪，专治寒热往来，其透泄之功又可解肝胆郁热、退虚热、清痰热、散热毒郁结。现代药理研究发现，该药具有解热、镇咳、消炎抑菌作用，还可提高体液和细胞免疫功能，并可分化白血病细胞，是治疗白血病高热的首选药物。

5. 补肾通络治疗肺纤维化方

【组成】西洋参10 g，虫草花12 g，蛤蚧3 g，全蝎3 g，地龙10 g，僵蚕10 g，浙贝母12 g，三七10 g，桃仁6 g。

【功用】补肾通络，化痰平喘。

【适应证】肾虚痰瘀阻络所致老年特发性肺纤维化。

【临证心得】黄某，男，70岁，主因咳嗽，活动后气喘10个月，于2006年6月20日初诊。曾在某医院诊断为肺纤维化，服用泼尼松等治疗，无显著疗效。查体：患者面色不华，咳嗽，咳吐白痰，气短，剧烈活动后益甚，疲乏无力，易感冒，纳呆，二便正常，睡眠可，口唇紫暗，舌质暗红，苔薄白，脉弦细。中医辨证：肺脾肾虚、痰瘀互结。治宜补肺健脾益肾，化痰活血通络。处方：竹节参15 g，生黄芪12 g，生白术12 g，生山药15 g，浙贝母15 g，苏子12 g，地龙10 g，炒枳实12 g，炒麦芽15 g，桃仁10 g，杏仁10 g，山萸肉12 g，补骨脂10 g。水煎服。另以虫草花、西洋参、文山三七、川贝母共为细末，装入胶囊，日3次，每次5粒，口服。治疗8个月后，患者咳嗽气短诸症消失，肺功能明显恢复，复查CT示肺纤维化已不明显。

本患者由于肺气虚，宗气不足，血运不畅，肺失宣降，痰浊内生，脾不健运，中气不足，后天失养，久病及肾，纳气失司，故见肺脾肾气虚，痰瘀互结之症。治以竹节参、生黄芪、生白术、虫草花、西洋参补肺健脾益气；炒枳实、炒麦芽健脾消食助运；桃仁、三七活血；川贝母、浙贝母、苏子、地龙、杏仁化痰散结通络；山萸肉、补骨脂补肾纳气。诸药融补肺脾肾之气、化痰散结、活血通络为一体。经治疗患者症状消失，肺纤维化成功逆转，收到满意效果。

【解读赏析】中医认为肺纤维化属于本虚标实，本虚主要在于肾，标实则是痰瘀阻于络脉，其治疗上治本应补肾，治标则应活血通络，即"补肾通络法"。老年特发性肺纤维化为临床疑难病证，治疗不求速愈，而应控制病情，改善症状，提高患者生存质量，延长生命是本病的治疗原则，也是本病的治疗目标。肺纤维化符合虚实夹杂及虚实转化的病机演变，虽病情复杂，但以肾气虚为本，痰瘀脉络瘀阻为标，标本互为因果。本着治病求本的原则，以补肾为主，但单补肾而不化痰通络，疗效不突出，故在补肾基础上加用化痰通络药物，标本兼治，相辅相成，能提高疗效，并缩短疗程。而老年特发性肺纤维化的最大特点在于患者年老体虚，肺肾两虚，疾病日久，入络化瘀，故拟补肾通络法治疗此病。

6. 癌痛方

【组成】炒白术 30 g，骨碎补 20 g，炒麦芽 20 g，川牛膝 20 g，透骨草 15 g，生地 15 g，女贞子 15 g，砂仁（后下）12 g，补骨脂 12 g，乌梢蛇 8 g，全蝎 5 g，蜈蚣 2 条，金钱白花蛇 1 条。

【功用】补肾通络，消癥止痛。

【适应证】恶性肿瘤后期骨转移疼痛。

【临证心得】赵某，女，50 岁，2018 年 4 月 10 日初诊。全身骨骼肌肉疼痛半年。患者 2013 年患卵巢癌，行手术、化疗、放疗治疗后，2017 年 10 月出现骨骼转移疼痛，影响睡眠，食欲减退，全身酸楚疼痛，有时怕冷，有时潮热出汗，面色白，大便干，舌苔白腻，脉弦细。西医诊断：卵巢癌骨转移，骨扫描可见胸肋骨、椎骨等多处骨转移。中医辨证：肝肾亏虚，脉络瘀阻。治以补肝肾，祛瘀通络。处方：生白术 60 g，骨碎补 20 g，炒麦芽 20 g，制附片（先煎 1 小时）12 g，川牛膝 15 g，透骨草 20 g，虎杖 15 g，生地黄 15 g，女贞子 15 g，砂仁（后下）12 g，补骨脂 12 g，芒硝（后下）10 g，乌梢蛇 8 g，全蝎 5 g，蜈蚣 1 条，金钱白花蛇 1 条。7 剂，日 1 剂，水煎服。

二诊：服药 7 天后，全身骨骼疼痛有减轻，大便通畅，怕冷出汗等症状有减轻，上方去芒硝，加土大黄 15 g，时至春季，但仍有倒春寒，上方制附片加量到 30 g，继服 14 剂。

三诊：药后疼痛续有减轻，疼痛能忍受，睡眠好转，食欲可，大便常，继以上法调理治疗 3 个月，患者全身疼痛几乎消失，纳寐可，二便调。半年后随访，情况良好。

本案患者肝肾亏虚为骨转移疼痛的根源，肝肾亏虚，筋骨失于荣养，易受寒湿之邪侵袭，气血运行不畅，日积月累致瘀毒凝滞，络脉阻塞，聚而成形，发为骨瘤。该案患者年至五十，症见全身酸楚疼痛，有时怕冷，有时潮热出汗，面色白，为肝肾不足、阴阳两虚的表现，故以川牛膝、骨碎补、女贞子、补骨脂、生地黄益肾精、补肝肾、强筋骨，以制附片温肾阳、散寒湿，以白术、砂仁、麦芽健脾祛湿，以虎杖、透骨草祛风利湿、散瘀定痛，患者大便偏干，以芒硝软坚化滞、荡涤肠胃，并配以虫类药组合及金钱白花蛇散瘀通络止痛。

【解读赏析】治疗肿瘤疼痛善用的虫类药有全蝎、乌梢蛇、蜈蚣，病情较重的则在此基础上加入金钱白花蛇。全蝎性味辛平，有毒，归肝经，具有息风止痉、攻毒散结、通络止痛的功效。现代药理研究表明全蝎具有抗肿瘤、镇痛、镇静、抗癫痫及抗凝血等多种药理活性。乌梢蛇性味甘平，归肝经，具有祛风、通络、止痉的功效。现代药理研究表明乌梢蛇具有抗炎、镇痛、消肿、解毒及升高白细胞等作用。蜈蚣性味辛温，有毒，归肝经，具有辛温走窜、通经逐邪的功效，为祛风镇痛、攻毒散结之要药。现代药理研究表明蜈蚣具有抗肿瘤、调节免疫、镇痛抗炎、改善心脑供血、抗菌等作用。金钱白花蛇性味甘咸温，头部有毒，入肝经，具有祛风湿、镇痉、攻毒止痛的功效。现代药理研究表明金钱白花蛇对呼吸肌、神经系统均有抑制作用，具有镇静、催眠、镇痛作用。临床治疗癌性疼痛时，在辨证基础上，根据患者病程长久、病情轻重、邪之深浅，配以上虫类药，常能事半功倍，疗效显增。

虫类药因其独特的治疗作用及临床疗效应用广泛，但较大剂量时，存在中毒风险，使其运用受到限制，故使用虫类药，常在准确辨证的基础上加味，不单一药物足量应用，而是采用2种或2种以上小剂量联合使用，根据患者病类差异、体质强弱、病程长短、感邪深浅遣方用药，灵活处置。

7. 健脾除湿止汗方

【组成】法半夏9 g，砂仁（后下）12 g，茯苓20 g，炒苍术12 g，厚朴12 g，藿香（后下）12 g，佩兰（后下）10 g，炒薏苡仁15 g，茵陈10 g，黄连6 g，生白术15 g，生麦芽20 g，车前草15 g。

【功用】健脾除湿止汗。

【适应证】脾虚湿胜所致的汗出。

【临证心得】见第三章"心病医案"下"芳香化湿、疏肝健脾补肾祛湿治疗汗证"案例。

【解读赏析】汗证是指由于阴阳失调、营卫不和、腠理不固而引起人体的津液外泄，致使的以全身或局部出汗异常过多为主要症状的一种病证，分为自汗、盗汗、头汗、腋汗、半身汗、手足汗、心胸汗、生理性汗出、病理性汗出。汗证的病因病机一般分为五类。肺气不足：肺与皮毛相表里，肺气不足之人，卫表不固，腠理开泄而致自汗。营卫不和：由于体内阴阳的偏盛偏衰，或表虚之人微受风邪，以致营卫不和，卫外失司，而致汗出。阴虚火旺：烦劳过度，亡血失精，或邪热耗阴，以致阴精亏虚，虚火内生，阴津被扰，不能自藏而外泄作汗。邪热郁蒸：由于情志不舒，肝气郁结，肝火偏旺，或嗜食辛辣厚味，或素体湿热偏盛等，以致肝火或湿热内盛，邪热郁蒸，津液外泄而致汗出增多。饮食不节：内以损伤脾胃，或外感湿邪，湿浊中阻，蕴久化热，湿热熏蒸肌表，则可为自汗；上蒸于头，则头汗出；旁达四末则为手足汗出；湿热蕴于肝胆，胆汁随汗液外渍肌肤，则见汗出色黄，而为黄汗；湿热久蕴，阴血已伤，则可为盗汗。临床上还多见湿邪引起的汗证，称为湿汗证。湿汗证的形成与脾胃肝胆活动失常有密切关系。脾属阴土而位居中央，既能运化水谷精微，又主人身之气机升降，所以脾虽属阴土但有生生不息健运之能，如七情内伤，或六淫外侵，或饮食不节，或劳逸过度，都会使脾土受伤，运化功能失常，人体气机的升降也会受到影响，以致湿邪停聚，湿热内停熏蒸继而汗出乃是湿热汗形成的主要原因。

8. 利湿化浊治口疮方

【组成】滑石 15 g，黄芩 10 g，茵陈 12 g，浙贝母 10 g，连翘 10 g，砂仁 10 g，木蝴蝶 12 g，炒栀子 8 g，厚朴 12 g，佛手 12 g，八月札 12 g，生白术 20 g，太子参 12 g。

【功用】健脾祛湿，清热敛疮。

【适应证】湿热内蕴型口疮。

【临证心得】郭某，女，30 岁，2016 年 9 月 23 日初诊。近 5 年来反复发作口腔溃疡，稍进食辛辣食物或工作压力大时或熬夜后发病，曾用抗生素、复合维生素、口腔溃疡贴、康复新液等治疗，一般需要 2 周左右愈合，发作频率为每月 1~2 次，有时此起彼伏，严重时影响进食，长期以来会因此而焦虑，害怕随时发病。诊时见口腔黏膜右侧近下唇有一红豆大小溃疡，舌面左侧有一米粒大小溃疡，疮面红赤、稍肿、灼痛，平素觉心率快，心烦闷，时气短，纳多易饥，食后又觉腹胀，眠不实、梦多，月经延迟 1 周，小便可，大便时干时稀、黏腻不爽，舌红边有齿痕，苔薄黄腻，脉弦细数。既往体健，无过敏史，平素易生痤疮。诊断：顽固性口疮。中医辨证：脾胃虚弱，湿热中阻。治以清热除湿为主，兼运脾胃。处方：滑石 15 g，黄芩 10 g，茵陈 12 g，浙贝母 10 g，通草 6 g，连翘 10 g，砂仁（后下）10 g，木蝴蝶 12 g，炒栀子 6 g，厚朴 12 g，佛手 12 g，八月札 15 g，生白术 20 g，太子参 12 g，茯神 20 g，合欢皮 15 g。7 剂，配方颗粒，日 1 剂，早晚分服。

二诊：患者诉服药 2 剂后疼痛减轻 90%，5 剂后口疮愈合，7 剂后疼痛消失，心烦减，仍梦多，气短，食后腹胀，上方去滑石、黄芩、连翘、木蝴蝶，加用茯苓 15 g，炙甘草 6 g，鸡内金 15 g，酸枣仁 20 g，丹参 12 g，7 剂，日 1 剂，早晚分服。

三诊：患者无新发溃疡，心情愉悦，食后腹胀明显减轻，纳可，时梦多，偶觉气短，大便偏稀，舌淡红，苔薄白，脉弦细。此时为溃疡间歇期，湿热之象已退，脾胃虚弱为主要矛盾，治当以健运脾胃为主。处方：党参 15 g，茯苓 15 g，白术 15 g，苍术 10 g，陈皮 10 g，厚朴 10 g，砂仁 6 g，炙甘草 6 g，八月札 12 g，香附 10 g，酸枣仁 15 g。7 剂，配方颗粒，早晚分服。随诊 6 个月，未再发溃疡。

该患者口腔溃疡反复发作多年，属于湿热内蕴型，日久化毒侵蚀口腔，加之平素失于调养、脾胃受损，导致溃疡反复。治疗当分轻重缓急，初治以清热除湿为主。口腔溃疡发作期以热甚为著者，选用连翘、木蝴蝶、滑石、黄芩等，《神农本草经》载连翘"主寒热……痈肿、恶疮、瘿瘤、结热、蛊毒"，为"疮家圣药"，善解疮毒、散痈肿。《本草纲目拾遗》载木蝴蝶"凡痈毒不收口，以此贴之"，木蝴蝶对于顽固性溃疡疮面难以愈合者，疗效颇佳。缓解期则以健脾利湿为主，以四君子汤合平胃散加减。又口腔溃疡反复发作患者，常有情志因素，病久多郁，用药时兼用疏肝解郁之品，如八月札、香附、佛手、素馨花、娑罗子、郁金、绿萼梅等。

【解读赏析】清代齐秉慧《齐氏医案·口疮》曰："口疮上焦实热，中焦虚寒，下焦阴火，各经传变所致，当分辨阴阳、虚实、寒热而治之。"口疮的治疗，当辨证求因、切合病机、随证治之。本案初发口疮为实证，当从火热入手治疗，但顽固性口疮多数已使用苦寒药物治疗，或有缓解，但反复发作，此时应审机求因，因多数患者伴有腹胀、大便不成形、舌苔白腻或黄腻等症状，故虑以脾胃虚弱为本，湿浊与寒、热、瘀、毒交杂为标。辨证多见脾胃虚弱、湿热中阻；脾肾阳虚、寒湿内停；脾胃虚弱、湿瘀互结等。始终不忘脾虚湿盛这一根本,则临床收效最佳。脾胃虚弱、湿浊内蕴者,治疗应健运脾胃、祛除湿邪,药用党参或太子参或红参、黄芪、茯苓、白术、五爪龙、藿梗、荷梗、苍术、陈皮、厚朴、砂仁、金雀根、甘草等;脾胃虚弱、湿热中阻者,表现为口舌糜烂,面红热,疼痛,进食热饮明显,时好时坏,稍食辛辣油腻之物即发作,口干口苦,或伴口臭,脘腹痞满,大便黏滞不爽,小便发黄,舌质红,苔黄腻,脉滑数,治疗当以清热利湿为主,药用滑石、黄芩、茵陈、石菖蒲、川贝母、通草、藿香、连翘、白蔻仁、薄荷、射干等;日久伤阴者,当兼顾滋阴,佐用银柴胡、沙参、麦冬等;脾肾阳虚、寒湿内停者,症见溃疡面暗淡、大而深,久不愈合,喜热饮,胃脘隐痛,喜温喜按,平素怕冷,舌淡红,苔薄白,脉沉细等,治疗当温补脾肾、散寒除湿,药用附子、干姜、党参、白术、甘草、泽泻、肉桂等;脾胃虚弱、湿瘀互结者,常见溃疡面色泽暗红,夜间痛甚,流血水,饮水不欲咽,面多暗斑或易患静脉曲张等,皮肤多粗糙,舌面瘀点瘀斑,舌下络脉瘀紫,脉细涩,治疗当健脾除湿、化瘀通络,药用桂枝、茯苓、牡丹皮、桃仁、赤芍、赤小豆、当归、丹参等;脾胃虚弱、浊毒内蕴者,表现为口疮数目多而广,疮面深入,疼痛持久,流水,平素易生痤疮,舌暗红,苔黄腻,脉弦滑,治疗以健脾除湿、解毒生肌,选方以升麻鳖甲汤加减,药用升麻、当归、生甘草、鳖甲、木蝴蝶、栀子、连翘等,另还常配以茶饮方,药用木蝴蝶 3 g、凤凰衣 3 g、荷叶 3 g 开水冲泡,当茶饮用,以清热解毒、化湿生肌止痛。

9. 肝咳方

【组成】素馨花 12 g,厚朴 12 g,半夏 10 g,菊花 10 g,胆南星 8 g,僵蚕 8 g,炒白芍 12 g,郁金 12 g,茯苓 30 g,黛蛤散(包煎)10 g,炒枳实 12 g,枇杷叶 12 g,杏仁 9 g。

【功用】疏肝解郁,降气止咳。

【适应证】肝气上逆所致咳嗽。

【临证心得】患者,女,34 岁,主因咽部不适,咳嗽,咳痰半年,于 2008 年 8 月 12 日初诊。患者半年前感冒后,出现咽部不适,咳嗽,咳痰稀白,经治疗感冒愈,而咳嗽、咳痰症状始终未能缓解,咳痰以晨起明显,吃辛辣、油腻食物,咳嗽加重,伴有心烦易怒,口苦,胸胁胀满疼痛,睡眠不佳,纳食可,大便正常,舌体胖,质紫暗,苔薄黄,脉弦细。患者 3 个月前查出甲状腺瘤,诊断为冷结节,欲中医疗法一起治疗,遂来诊。中医诊断:

咳嗽、瘿瘤。治以清肝解郁，健脾肃肺化痰。处方：素馨花 12 g，厚朴 12 g，炒薏苡仁 20 g，半夏 10 g，菊花 10 g，胆南星 8 g，僵蚕 8 g，当归 12 g，炒白芍 12 g，郁金 12 g，茜草 12 g，茯苓 30 g，黛蛤散（包煎）10 g，枳实 12 g，枇杷叶 15 g，桃仁 9 g，炒杏仁 10 g。14 剂，水煎服，日 1 剂。

二诊：药后患者咳嗽减轻，咳痰也减少，饮食正常，二便调，舌质淡暗，苔薄白，脉沉细小弦。治宗上方，疏肝解郁，宣肺化痰加散结软坚之品，上方去炒白芍、茜草，加海藻 15 g，山慈菇 12 g，醋莪术 10 g，14 剂，水煎服，日 1 剂。

三诊：药后咳嗽基本消失，自觉甲状腺瘤较前略有减小，饮食正常，心情不舒畅，二便调，舌质淡红，苔薄白。继以上法调理，以治疗甲状腺瘤为主。

本案患者咳嗽半年，伴有心烦易怒，口苦胸胁胀满疼痛，睡眠不佳，舌体胖，质紫暗，苔薄黄，脉弦细等症，并患有甲状腺瘤。证属肝气郁结，肝郁化火，木火刑金而咳嗽，故治以疏肝解郁，宣肺降逆止咳。药用素馨花、郁金疏肝解郁；菊花、黛蛤散清肝热；胆南星、僵蚕、枇杷叶清肺化痰；桃仁、当归、茜草活血清心肝之火；厚朴、炒薏苡仁、半夏、茯苓、枳实健脾渗湿以绝生痰之源；杏仁降肺气以止咳。诸药从肝、脾、肺入手，调肝气，降肺气，使气机升降顺畅，上下相宜，则咳嗽之证得以缓解，兼以健脾祛湿，以杜绝痰之来源。由于用药得法，患者咳嗽较快平息，继而遵上法加散结软坚之品治疗甲状腺瘤，也获得较好的效果。

【解读赏析】《素问·咳论》有云："五脏六腑皆令人咳，非独肺也"，指出咳嗽的治疗，不应单独治肺。肝咳在临床最为常见，凡肝气郁结、肝火犯肺、肝血不足、肝肾亏虚、肝经郁热、肝经受寒、肝气滞血瘀等因素，影响肺之宣发肃降而咳者，皆可依肝咳论治。肝咳的治疗，以宣肺化痰止咳治其标，疏肝养肝以治本。肝木条达，则肺气自能宣发肃降，气机调和，则咳嗽自愈，正如叶天士《临证指南医案》所说："人身左升属肝，右降属肺，当两和气血，使升降得宜。"此治肝咳之奥妙也，深悟其理，临证灵活变通，方可获得奇效。

10. 祛湿定眩方

【组成】砂仁 12 g，木香 12 g，生白术 15 g，炒枳实 15 g，茯苓 20 g，泽泻 20 g，荷叶 12 g，川芎 15 g，天麻 12 g，钩藤 12 g，川牛膝 20 g，炒苍术 12 g，山药 15 g，醋香附 9 g。

【功用】健脾祛湿，息风定眩。

【适应证】脾虚湿胜所致眩晕。

【临证心得】案例一：见第三章"肝胆病医案"下"健脾除湿、升清降浊治疗颈性眩晕"。

案例二：张某，女，40岁，2015年6月8日初诊。主诉眩晕6年。患者出现眩晕已6年，经中西药治疗，症状不减，今有加重趋势。症见头重如裹，头沉如物压状，甚时天旋地转而不能行走，阴雨天加重，伴心悸失眠，胸闷气短，善太息，神疲乏力，下肢沉重，口干不欲饮，纳食一般，大便时干时溏，月经正常，经前烦躁，乳房胀痛，经色紫暗，白带量多，质稀，或黄稠有味，面色晦暗，皮肤粗糙，舌质淡，苔白滑，脉弦细数。中医辨证：脾虚湿盛，湿蕴化热，湿浊上蒙清窍而眩晕，湿浊下注而白带量多。治以健脾渗湿，清热止带，调理冲任。处方：太子参12 g，炒苍术12 g，炒白术12 g，砂仁（后下）12 g，山药15 g，黄柏12 g，车前子（包煎）15 g，椿根皮12 g，鸡冠花12 g，醋香附9 g，茯苓30 g，煅牡蛎（先煎）20 g。7剂，水煎服，日1剂。

二诊：药后眩晕减轻，白带亦减少，唯腰痛酸楚，四肢乏力，舌淡，苔白，脉弦细。此中焦湿热已减，下焦湿热未尽，以上方加川牛膝12 g，14剂，水煎服，日1剂。

三诊：药后眩晕，白带量多继减，腰痛乏力，肢体沉重亦有好转，睡眠改善，精神状态转佳，皮肤细润，舌淡，苔白滑，脉沉滑。治以益气健脾，温阳补肾。处方：太子参12 g，生黄芪12 g，炒苍术12 g，炒白术12 g，茯苓20 g，川断12 g，桑寄生15 g，当归12 g，柴胡10 g，锁阳10 g，炒杜仲12 g，制乌药8 g，炒枳实12 g，黄柏8 g，14剂，水煎服，日1剂。药后眩晕除，白带正常。其他症状基本消失。

本案辨证要点为脾虚湿重，患者为女性，湿邪下注，以白带量多为突出症状，白带乃脾虚湿盛所化，与眩晕的病机是一致的，今下焦湿盛，故不治上而治下，先以健脾祛湿止带为主，湿祛则脑窍通利，眩晕亦随之而除。

【解读赏析】湿的代谢与转输是伴随着人体气机升降出入而转化的过程，人的气机升降运动以脾胃为枢纽，心肾的相交，肝气左旋上升，肺气右旋下降，都离不开脾胃的转输作用，若脾胃虚弱，枢机不利，清气不升，浊气不降，则各脏器的升降出入紊乱，水湿泛滥成灾，因此湿浊上逆而眩晕。临床可表现为如下证型。

脾虚湿盛：脾虚湿重，清阳不升，脑窍失养所致眩晕，可伴有肢体倦怠、乏力，脘腹胀满，喜温喜按，大便稀溏，厌油腻，舌苔薄腻，脉濡缓等。治以补气健脾，升阳祛湿通窍。方用益气聪明汤、补中益气汤加减。药选黄芪、太子参、炒白术、升麻、陈皮、荷叶、苏叶、葛根、川芎、茯苓等。

脾阳亏虚：脾虚湿重，进一步伤阳气，导致脾阳不足，寒饮上泛者，症见眩晕，视物昏花，面色㿠白，四肢逆冷，大便稀溏，神疲乏力，舌淡，苔白，脉沉细。治以温脾阳，祛湿化寒饮。方用苓桂术甘汤、泽术汤加减。药选茯苓、泽泻、白术、桂枝、车前子、附子、肉桂、干姜、高良姜等。

脾肾两虚：脾虚伤肾，脾肾阳虚而致眩晕者，可见眩晕，面色㿠白，肢体怕冷，倦怠乏力，腰酸，精神不振，舌苔薄白，脉沉细等。治以温脾肾驱寒湿。方选四神丸、金匮肾气丸、右归丸加减。药选附子、肉桂、补骨脂、鹿茸、山茱萸、枸杞子、干姜、吴茱萸、菟丝子、巴戟天、茯苓、白术等。

脾虚肝郁：湿郁脾胃，导致肝胆疏泄失调，胆胃不和，浊气上逆而致眩晕者，多见头晕恶心，视物旋转，胃脘及两胁疼痛，纳呆，嗳气频作，舌红，苔薄，脉弦滑。治以温胆和胃降逆。方用小柴胡汤、温胆汤、柴胡疏肝散加减。药用柴胡、竹节参、金雀根、法半夏、黄芩、胆南星、佛手、郁金、新会陈皮、炒白术、炒枳实、竹茹等。

脾虚肝旺：症见眩晕耳鸣、头胀痛，发作与情绪有关，伴有胁肋胀满，食欲不佳，睡眠多梦，舌红，苔薄黄，脉弦细。治以疏肝调脾，平肝潜阳。方用逍遥散、天麻钩藤饮加减。药用天麻、钩藤、炒白术、炒枳实、炒蒺藜、郁金、夏枯草、桑叶、生龙骨、生牡蛎、菊花、炒栀子、当归、泽泻等。

五脏功能失调而生湿，湿浊上犯而眩晕。临证当结合脏腑辨证，各司其属，审证求因，审因论治，运用调五脏祛湿法治疗。

11. 肝心痛方

【组成】瓜蒌 15 g，薤白 15 g，法半夏 10 g，钩藤 15 g，僵蚕 12 g，香附 12 g，郁金 12 g，川牛膝 15 g，茯神 15 g，地龙 10 g。

【功用】疏肝理气，宣通胸阳。

【适应证】肝功能失调所致的心痛。

【临证心得】蒋某，男，56 岁，主因发作性胸闷、疼痛 5 年，于 2014 年 11 月 8 日初诊。患者 5 年前诊断为冠心病，经常因心情不舒而诱发胸前区疼痛，伴头晕、头痛，左半身麻木，大便干燥，睡眠不宁，平时有痰，舌质红，苔稍黄，脉弦数。原有高血压病史10年。西医诊断：冠心病。中医诊断：肝心痛。中医辨证：肝阳上亢，肝肾阴虚，虚风内动。治以平肝潜阳，凉肝息风，宣痹止痛。处方：天麻12 g，钩藤15 g，僵蚕12 g，石决明15 g，珍珠母15 g，炒栀子10 g，天竺黄12 g，地龙10 g，瓜蒌20 g，薤白12 g，法半夏10 g，川牛膝15 g，生白术20 g，炒枳实12 g，茯神15 g，合欢皮12 g。7剂，水煎服，日1剂。

二诊：药后胸痛次数发作减少，半身麻木消失，上方去珍珠母，加石菖蒲12 g，14剂，水煎服。

三诊：药后心痛缓解，血压正常，自觉症状消失，心电图恢复正常，原方巩固1周。

本案患者素有高血压、冠心病病史，遇情绪变化而引发心绞痛，根据病史和诱发因素、症状特点，考虑为肝心痛，治以平肝潜阳，凉肝息风，宣通胸阳。以天麻、钩藤、珍珠母平肝潜阳息风；地龙、僵蚕、天竺黄、瓜蒌、法半夏清化痰热；川牛膝利水引血下行；薤白宽胸散结；炒栀子清心火；茯神、合欢皮安神；白术、枳实健脾理气和胃。诸药重在审因论治，平肝息风，清心安神，使肝风内息，肝阳下潜，心神安定，则心痛消失。

【解读赏析】当今社会生活节奏快，生活压力大，情志不畅，所思不遂者日增，抑郁症、焦虑症患者增多。肝心痛多有情志因素，忧思恼怒，惊恐焦虑，情绪不宁，导致气血不畅，气滞血瘀可诱发心绞痛，这种心绞痛，既有情绪诱发因素，又有气滞血瘀痰阻的表现。其病位在心，病本在肝，疼痛表现在心肝循行部位上，伴有急躁易怒、口苦、耳鸣、头晕、不寐、有痰等症状。治疗以疏肝、平肝、清肝为主，宣痹通阳而安心神。

12. 肺心痛方

【组成】瓜蒌15 g，薤白15 g，法半夏10 g，生白术15 g，浙贝母12 g，桑白皮12 g，地龙10 g，紫菀15 g，杏仁12 g，桃仁12 g，麦冬12 g，丹参12 g。

【功用】宣肺化痰，宣通胸阳，活血化瘀。

【适应证】肺功能失调所致的心痛。

【临证心得】梁某，男，60岁，主因阵发性胸闷、胸痛3个月，加重伴气短，咳嗽1个月，于2015年5月12日初诊。患者3个月前突发胸前区疼痛，伴胸闷气短，在当地医院诊断为冠心病，行抗凝血、扩张冠状动脉治疗后，病情尚稳定，1个月前感冒，复出现频繁胸闷痛，伴咳嗽，咳吐白痰，气短乏力，心烦不眠，大便干结，舌红，脉滑数。西医诊断：冠心病。中医诊断：肺心痛。中医辨证：肺气不足，感受外邪，肺失宣降，导致心脉不畅，心血瘀阻而致心痛。治以补肺气化痰，通心脉而止痛。处方：瓜蒌15 g，薤白12 g，法半夏10 g，太子参12 g，浙贝母12 g，桑白皮12 g，紫菀12 g，地龙10 g，麦冬12 g，丹参12 g，桃仁10 g，生白术20 g，炒枳实12 g，茯神15 g。7剂，水煎服，日1剂。

二诊：药后胸痛、胸闷次数减少，气短乏力、咳嗽明显减轻，痰减少，继以上法调理月余，诸症悉除，心电图改善，症状消失。

本案患者胸痛伴有气短，咳嗽，且于感冒后复发，从症状特点和病机分析看属于肺心痛范畴，故以补肺化痰，活血化瘀法治疗。药用太子参、生白术补肺气；浙贝母、桑白皮、瓜蒌、地龙、紫菀、法半夏宽胸化痰散结止咳；白术、枳实健脾益气，降气化浊；丹参、桃仁活血化瘀。全方补肺气，健脾益气，宣肺化痰，降肺通腑，活血化瘀，使肺得以补益，肺气得以宣降，心气条达，心脉通畅，则心痛得以缓解。

【解读赏析】心与肺经脉相连，功能相依，肺朝百脉，通过呼吸，宣发肃降，朝会百脉，促进心血运行，故有气为血之帅的说法。肺心痛乃肺的功能失调，导致心血运行不畅，心脉瘀阻引起的心痛。其病在心，根源于肺，其症状可见阵发性心前区疼痛，气短乏力，劳累后疼痛加重，咳喘时作，自汗，舌体胖大，舌边有瘀斑，脉细滑等，相当于冠心病心绞痛兼有肺的证候。治疗当立足于肺，心肺同治，方可取效。

13. 湿疹方

【组成】炒苍术12 g，荷叶12 g，地骨皮15 g，丹皮12 g，海桐皮15 g，白鲜皮20 g，地肤子15 g，海风藤12 g，首乌藤12 g，茯苓15 g，干姜10 g，蒲公英6 g，川牛膝12 g，当归12 g。

【功用】祛湿通络，疏风止痒。

【适应证】湿疹及炎性渗出性皮肤病。

【临证心得】王某，男，61岁，主因患湿疹10余年，于2018年10月28日初诊。刻下症见全身湿疹，秋后加重，换季明显，夜间三四点痒甚，大便不成形，日2~3次，睡眠可，舌质红边有齿痕，脉弦细。中医诊断：湿疹。中医辨证：脾虚湿盛，湿淫皮肤而致湿疹。治以健脾益气，升阳除湿，解毒止痒。处方：炒苍术12 g，荷叶12 g，茯苓15 g，地骨皮15 g，丹皮 12 g，海桐皮 15 g，白鲜皮 20 g，地肤子 15 g，海风藤 12 g，首乌藤 12 g，生黄芪 15 g，干姜 10 g，蒲公英 6 g，川牛膝 12 g，当归 12 g。7 剂，水煎服，日 1 剂。

二诊：药后夜间身痒减轻，大便改善，有时成形，继以上法调理，1 个月后湿疹缓解，身痒消失。

本案患者湿疹 10 余年，反复发作，换季明显，大便不成形，结合舌脉，系脾虚湿盛，湿邪侵于肌肤日久而成。方中苍术燥湿健脾，荷叶助胃中阳气上升，茯苓淡渗利湿，三味药共去湿邪；运用五藤五皮饮加减，地骨皮、丹皮、海桐皮、白鲜皮、海风藤、首乌藤，以皮达皮，以藤通络，清热利湿，祛风止痒；生黄芪、干姜益气温脾除湿；蒲公英清热解毒；川牛膝、当归活血以助功。全方健脾益气，温脾升阳，化湿通络，清热止痒，清热解毒，故湿疹顽疾得以缓解。

【解读赏析】湿疹是由多种原因引起的炎性渗出性皮肤病，中医称为"湿疮""浸淫疮"，由内外湿相合，郁积肌肤日久而发。《内经》指出："诸湿肿满，皆属于脾。"脾失健运，水液代谢失常，水湿内停，泛于肌肤，发为湿疹。治以祛湿为主，湿在于内，宜燥湿、利湿；湿在于外，宜芳化、宣透；湿渗于内，当祛湿加通络之品治之。

14. 祛湿散火治干眼症方

【组成】太子参 12 g，荷叶 12 g，茯苓 15 g，炒白术 12 g，菊花 12 g，桑葚 12 g，丹皮 12 g，密蒙花 15 g，钩藤 15 g，石斛 12 g，桑叶 12 g，干姜 6 g，川牛膝 12 g。

【功用】健脾益气，清肝明目，养阴生津。

【适应证】脾虚肝旺所致干眼症、眼模糊等。

【临证心得】张某，女，60 岁，主因眼干涩、模糊 1 年，于 2018 年 10 月 13 日初诊。刻下症：眼干涩不适，视物模糊，大便不成形多年，有时大便黏滞，日 2~3 次，睡眠不实，急躁易怒，舌红，苔少，脉沉细。诊断：干眼症。中医辨证：脾虚湿盛，清阳不升，肝气旺，肝阴不荣于目。治以健脾除湿而升阳，清肝降火而养阴。处方：太子参 12 g，荷叶 12 g，茯苓 15 g，炒白术 12 g，干姜 6 g，菊花 12 g，桑葚 12 g，丹皮 12 g，密蒙花 15 g，钩藤 15 g，石斛 12 g，桑叶 12 g，川牛膝 12 g。7 剂，水煎服，日 1 剂。

二诊：药后眼干涩、模糊症减轻，大便有改善，急躁症减，睡眠一般，上方去钩藤、桑叶，加山药12 g，茯神20 g，14剂，水煎服，日1剂。

三诊：药后眼干涩续有减轻，大便成形，睡眠有改善，上方继用2周，诸症得以缓解。

患者眼干涩伴有大便不成形，急躁易怒，系脾虚肝旺之象。方中太子参、茯苓、白术健脾益气除湿；荷叶升阳除湿；干姜温脾除湿；桑叶、菊花、密蒙花、钩藤清肝明目；丹皮、石斛凉血养阴，川牛膝引血下行。全方体现健脾益气除湿，润燥养阴，清肝明目，故使干眼症缓解。

【解读赏析】干眼症是多种原因导致的以眼干涩、眼部不适等为症状的一类疾病。《内经》曰："燥胜则干"，故干眼症属于干燥证。燥证发生的原因，一是阴血不足，肝阴失养；二是脾胃功能失调，脾不能为胃行其津液，肺津匮乏，化燥生热。故治疗干眼症，当以补脾益气，补肺气，补肝养阴为法，治法关键在于调脾胃以资化源。

15. 祛湿化浊降尿酸方

【组成】藿香（后下）12 g，荷叶（后下）12 g，荷梗（后下）12 g，虎杖15 g，土茯苓15 g，萆薢12 g，晚蚕沙（包煎）20 g，石见穿15 g，五爪龙20 g，鸡矢藤15 g，鸡骨草12 g，乌梢蛇6 g，泽兰15 g。

【功用】健脾祛湿，化浊降尿酸。

【适应证】脾虚湿浊内盛所致高尿酸血症。

【临证心得】张某，男，43岁，主因高尿酸血症2年，于2019年8月21日初诊。患者2年前化验发现尿酸增高，近2个月来发生痛风性关节炎，左脚趾跖关节痛，伴有渴不多饮，纳呆，头身困重，胸脘痞满，大便黏滞，舌红，苔黄腻，脉滑数。诊断：高尿酸血症，痛风。中医辨证：脾虚湿热蕴结。治以健脾祛湿，化浊降酸止痛。处方：藿香（后下）12 g，荷叶（后下）12 g，荷梗（后下）12 g，虎杖15 g，土茯苓15 g，萆薢12 g，晚蚕沙（包煎）20 g，石见穿15 g，水蛭3 g，五爪龙20 g，鸡矢藤15 g，鸡骨草12 g，乌梢蛇6 g，泽兰15 g。7剂，水煎服，日1剂。

二诊：药后左脚趾跖疼痛减轻，大便黏改善，仍睡眠多梦，乏力，舌脉同前。上方去泽兰、鸡骨草，加茯神20 g，合欢皮15 g，太子参12 g。14剂，水煎服，日1剂。

三诊：药后关节痛消失，胃纳可，睡眠也有改善，身重乏力好转，继以上方调理14剂，医嘱饮食节制，禁酒、海鲜、生冷寒凉之物，醋泡姜晨起服用，随访1年并未复发。

【解读赏析】高尿酸血症、痛风是由嘌呤代谢紊乱所致的疾病，历代医家从邪正相争、本虚标实来认识本病，认为先天禀赋不足，后天失养，脾肾不足，饮食失于节制，膏粱厚味，酗酒无度，脾胃运化失常，湿热流于筋骨而发病。其病位主要在脾肾，由于膏粱厚味，困阻脾胃，脾失健运，湿浊内生，湿郁化热，湿热互结，壅遏气机，生痰成瘀，"湿、浊、瘀、毒"是本病的病机。因此，祛湿化浊法对湿热蕴结型高尿酸血症有临床意义。在自拟的祛湿化浊方中，荷叶、藿香为君药。荷叶清热解暑，升发阳气，健脾宽中，除湿化浊。《本草纲目》谓荷叶能"发元气，裨助脾胃，涩精浊，散瘀血，清水肿"。藿香芳香化湿，解表散寒，既能疏散表邪，又能治湿阻中焦。荷叶、藿香两药，既可发表，又能清里，可清化周身表里各部湿浊之邪。晚蚕沙燥湿祛风，和胃化浊，活血通经，其除湿之性缓柔，又善祛风，故凡风湿为患，无论风重，还是湿重，均可用之。草薢祛风利湿，晚蚕沙与草薢均为性平无毒之物，柔而不刚，且久用无伤正之弊，故两者相伍辅君为用，作为臣药。病湿浊为患，湿壅日久常易化热而成湿热之候，故方中以土茯苓、虎杖清热利湿为佐药。鸡骨草清热利湿，健脾开胃，散瘀解毒，鸡矢藤祛风活血，除湿消肿，和胃消食，两药合用具有除湿邪、强筋骨、降尿酸、预防痛风发生的作用。五爪龙益气补虚，行气解郁，健脾化湿。泽兰活血化瘀，利水消肿，《日华子本草》说："通九窍，利关脉，养血气，破宿血。"临床多用于妇科及产后疾病，在方中主要用于行水利湿兼以活血，以助君臣之药，消除湿浊。石见穿活血化瘀，清热解毒，化痰散结。水蛭为活血化瘀之要药，能活血破瘀，搜剔祛邪，方中小量使用以防湿滞成瘀。乌梢蛇疏风通络，除湿毒、利关节，辅助方中诸药祛除湿邪，预防痰湿凝结于关节形成尿酸结石。全方药物组成谨守病机，围绕健脾除湿、清热化浊为法而设，同时因湿邪阻滞易生瘀血，配以活血除瘀；湿性黏滞易于阻遏气机，佐以疏风通络之品，以防未然。全方共奏化湿浊、清郁热、活血通脉之效，以达到治疗高尿酸血症的目的。

参考文献

[1] 路志正. 中医湿病证治学 [M]. 北京：科学出版社, 2015.
[2] 苏凤哲. 中国中医科学院著名中医药专家学术经验传承实录：路志正 [M]. 北京：中国医药科技出版社, 2014.
[3] 苏凤哲. 苏凤哲中医湿病证治精华 [M]. 北京：科学技术文献出版社, 2021.
[4] 苏凤哲. 中医湿病辨证思维及案例分析 [M]. 北京：科学技术文献出版社, 2023.
[5] 盛增秀. 中医湿热病证治 [M]. 北京：人民卫生出版社, 2003.
[6] 王彦晖. 中医湿病学 [M]. 北京：人民卫生出版社, 1997.
[7] 田代华. 黄帝内经素问 [M]. 北京：人民卫生出版社, 2005.
[8] 张玉萍. 黄帝内经：灵枢 [M]. 福州：福建科技出版社, 2013.
[9] 张仲景. 金匮要略 [M]. 北京：人民卫生出版社, 2005.
[10] 张仲景. 伤寒论 [M]. 北京：人民卫生出版社, 2005.
[11] 叶天士. 温热论 [M]. 北京：人民卫生出版社, 2007.
[12] 薛雪. 湿热论 [M]. 北京：人民卫生出版社, 2007.
[13] 叶天士. 临证指南医案 [M]. 北京：中国中医药出版社, 2008.
[14] 吴鞠通. 温病条辨 [M]. 北京：人民卫生出版社, 2005.
[15] 余国佩. 医理 [M]. 北京：中医古籍出版社, 1987.
[16] 石寿棠. 医原 [M]. 南京：江苏科学技术出版社, 1983.
[17] 傅山. 傅青主女科 [M]. 北京：人民卫生出版社, 2006.
[18] 田思胜. 朱丹溪医学全书 [M]. 北京：中国中医药出版社, 2015.
[19] 张年顺. 李东垣医学全书 [M]. 北京：中国中医药出版社, 2006.
[20] 郑洪新. 张元素医学全书 [M]. 北京：中国中医药出版社, 2015.
[21] 张景岳. 景岳全书 [M]. 太原：山西科学技术出版社, 2006.
[22] 严用和. 重辑严氏济生方 [M]. 北京：中国中医药出版社, 2007.
[23] 张璐. 张氏医通 [M]. 北京：中国中医药出版社, 2021.
[24] 王肯堂. 证治准绳 [M]. 上海：上海科技出版社, 1957.
[25] 孙思邈. 备急千金要方 [M]. 北京：中国中医药出版社, 2014.
[26] 巢元方. 诸病源候论 [M]. 北京：中国医药科技出版社, 2011.
[27] 李用粹. 证治汇补 [M]. 北京：人民卫生出版社, 2006.

[28] 程磐基. 此事难知 [M]. 北京：中国医药科技出版社，2018.
[29] 王卫. 医宗必读 [M]. 天津：天津科技出版社，2012.
[30] 唐宗海. 血证论 [M]. 北京：人民卫生出版社，2003.
[31] 虞抟. 医学正传 [M]. 北京：中国医药科技出版社，2011.
[32] 何梦瑶. 医碥 [M] 北京：中国中医药出版社，2009.
[33] 沈金鳌. 杂病源流犀烛 [M]. 北京：人民卫生出版社，2006.
[34] 王振国. 圣济总录 [M]. 北京：中国中医药出版社，2018.
[35] 徐春甫. 古今医统大全 [M]. 沈阳：辽宁科技出版社，2007.
[36] 赵学敏. 本草纲目拾遗 [M]. 北京：中国中医药出版社，2007.
[37] 李东垣. 脾胃论 [M]. 北京：中国中医药出版社，2007.
[38] 雷丰. 时病论 [M]. 北京：中国中医药出版社，2011.
[39] 龚信. 古今医鉴 [M]. 北京：中国中医药出版社，2007.
[40] 陈无择. 三因极一病证方论 [M]. 北京：中国中医药出版社，2007.
[41] 戴天章. 广瘟疫论 [M]. 北京：中国中医药出版社，2009.
[42] 张锡纯. 医学衷中参西录 [M]. 北京：人民卫生出版社，2006.
[43] 危亦林. 世医得效方 [M]. 北京：中国中医药出版社，2009.
[44] 沈啸谷. 温病全书 [M]. 上海：上海大众书局，1936.
[45] 吴谦. 医宗金鉴 [M]. 北京：人民卫生出版社，2006.
[46] 章楠. 医门棒喝 [M]. 北京：中国医药科技出版社，2019.
[47] 林慧光. 杨士瀛医学全书 [M]. 北京：中国中医药出版社，2006.
[48] 李梴. 医学入门 [M]. 天津：天津科技出版社，1999.
[49] 俞根初. 重订通俗伤寒论 [M]. 北京：人民卫生出版社，2011.
[50] 汪昂. 医方集解 [M]. 北京：中国中医药出版社，2009.
[51] 张元素. 医学启源 [M]. 北京：人民军医出版社，2011.
[52] 黄元御. 长沙药解 [M]. 北京：中国医药科技出版社，2016.
[53] 林佩琴. 类证治裁 [M]. 上海：上海科学技术出版社，1959.
[54] 李时珍. 本草纲目 [M]. 北京：人民卫生出版社，2005.